基于情景构建下的公共卫生应急演练实务

袁 俊 谢朝军 主编

SPM 南方传媒 | 广东经济出版社

·广州·

图书在版编目（CIP）数据

基于情景构建下的公共卫生应急演练实务 / 袁俊，谢朝军主编 .
—广州：广东经济出版社，2023. 4
ISBN 978-7-5454-8615-5

Ⅰ. ①基… Ⅱ. ①袁… ②谢… Ⅲ. ①公共卫生—突发事件—卫生管理—中国
Ⅳ. ① R199.2

中国版本图书馆 CIP 数据核字（2022）第 237563 号

责任编辑：周伊凌
责任技编：陆俊帆

基于情景构建下的公共卫生应急演练实务
JIYU QINGJING GOUJIAN XIA DE GONGGONG WEISHENG YINGJI YANLIAN SHIWU
出版发行：广东经济出版社（广州市水荫路 11 号 11 ～ 12 楼）
印　　刷：佛山市迎高彩印有限公司
（佛山市顺德区陈村镇广隆工业区兴业七路 9 号）

开　　本：787 毫米 ×1092 毫米　1/16　　**印　　张**：22.25
版　　次：2023 年 4 月第 1 版　　**印　　次**：2023 年 4 月第 1 次
书　　号：ISBN 978-7-5454-8615-5　　**字　　数**：438 千字
定　　价：72.00 元

发行电话：（020）87393830　　编辑邮箱：gdjjcbstg@163.com
广东经济出版社常年法律顾问：胡志海律师　　法务电话：（020）37603025
如发现印装质量问题，请与本社联系，本社负责调换。

编　委　会

本书为以下项目的研究成果：
1.广州市国门生物安全防控科技协同创新中心建设
（科目编码：2060404）
2.基于循证的新发突发传染病疫情应急处置情景构建及防控效果研究
（项目批准号：20181A011050）
3.基于MLST方法的人感染猪链球菌分子流行病学特征与传播风险研究
（项目批准号：202002030216）
4.新型冠状病毒等病原微生物在排污管网污水系统中多点触发预警技术研究
（项目批准号：2021A1515012539）
5.基于污水流行病学的新型冠状病毒等病原微生物学监测预警研究
（项目编号：202102080295）
6.椰毒假单胞菌酵米面亚种食物中毒关键风险点控制技术研究
（项目编号：2021A1515012193）
7.基于新媒体的新发传染病知识现状及相关影响因素研究
（项目编号：20221A011072）
8.新冠肺炎输入病例（确诊病例、无症状感染者）与境外入境隔离人员鼻咽部菌群感染研究
（项目编号：20221A011065）

目　　录

contents

第一章　应急演练概述

应急演练是将应急工作人员置身于模拟的突发事件场景中，要求他们依据各自职责，按照真实事件发生时应履行职能而采取行动的一种实践性活动。其中，公共卫生应急演练通过检验卫生应急预案、实施方案、防控指南、操作规程及人员培训效果来推动公共卫生应急准备工作的开展，评价医疗卫生机构履行应急预案或实施方案赋予的一个或多个公共卫生应急职能，最终达到疫情防控的目的。

第一节 演练目的

公共卫生应急演练的主要目的可概括为以下三个方面。

一是培训人员、锻炼队伍。公共卫生应急演练可锻炼参与人员，帮助其获得更多技能和经验，熟悉有关预案和方案，甚至可为培训人员匹配相应应急职能和角色，在集体层面提升卫生应急队伍的应急处置能力。因此，可将公共卫生应急演练看作一种特殊的培训方式。国际上也常将培训和演练同时列入工作计划并加以实施。

二是检验预案、磨合机制。公共卫生应急演练可检验、评价现有的应急预案、实施方案、防控指南、操作规程等文件的科学性、实用性和可操作性，推动相关预案及时更新或优化，完善卫生应急管理体系，为处理突发公共卫生事件提供文件支持。面对各类疫情挑战，多部门、跨行业联防联动的合作需求日益上升，通过演练，多机构、单位的协调合作机制进一步完善，职责分工进一步明确，协调沟通能力进一步提高，从而促进公共卫生应急管理水平的整体提升。

三是宣传教育。公共卫生应急演练的适用对象包括参与机构、参与人员和观摩人员等。演练可宣传、普及应急管理知识，提高参与人员和观摩人员的风险防范意识、自救互救能力，让公共卫生应急理念深入人心，在群众层面推广公共卫生应急管理工作。

为实现上述演练目的，周密的准备、深入细节的演练、演练后的评估，以及依据评估建议采取改进措施都是极为重要的环节。只有促进公共卫生应急队伍能力的提高、联防联动机制的磨合和有关方案的完善，演练才能真正实现其价值。

第二节　演练基本要求

演练的基本要求主要有五点。

一是遵纪守法，应急演练应当遵守相关法律法规、标准、应急预案等。

二是结合实际，突出重点。开展应急演练，应根据实际公共卫生应急工作需求，明确演练目的，结合演练目标、资源条件确定演练主题、方式和规模，以提高公共卫生应急队伍实战能力、完善有关机构协调合作机制、检验预案指南科学性为重点，及时补齐公共卫生应急管理工作的短板，并总结推广优秀经验，整体提高公共卫生应急管理水平。

三是周密组织，确保安全。围绕演练目的，精心制订演练方案，统筹推进，督促演练参与人员严格遵守相关安全准则，确保演练过程的安全性，同时避免对其他工作或生产的正常、安全运行造成阻碍。

四是注重实效，厉行节约。简化工作程序，充分利用现有资源，厉行节约，确保演练内容实用有效，避免形式主义安排，以取得实效为检验演习质量的标准。

五是由浅入深，分步实施。应急演练应遵循由浅入深、先简后繁、分步实施的原则，循序渐进地推进演练工作，最终达到演练目的。

第三节　演练参与人员

依据职能和角色，演练参与人员主要可分为控制人员、参演人员、模拟人员、评价人员、后勤保障人员和观摩人员。这六类人员在演练中同等重要，可通过佩戴不同身份识别证来区分。各类人员的具体描述如下。

一、控制人员

控制人员是指根据演练方案和现场实况，通过发布控制消息和指令，引导参演人员按方案开展行动的人员。其主要任务为控制应急演练进程，确保演练项目按计划开展、演练任务安全顺利完成、参演人员得到充分的锻炼并顺利过渡至开展评价阶段。

二、参演人员

参演人员是指在演练中依据职责分工和角色设定，承担具体演练任务，并在模拟事件中根据真实情景采取行动的人员，相当于“演员”。参演人员是演练的主要行动人，是演练的主体。参演人员承担的任务可能包括救助伤员或被困人员、保护公众安全、管理各类应急资源，与其他应急人员协同处理突发公共卫生事件或其他紧急事件以降低事件的危害性等。

三、模拟人员

模拟人员是指在演练过程中模拟某些机构人员，或扮演事件受害/受影响人员的人员。出于各种原因，并非所有相关部门或单位都会参与演练，此时就需要模拟人员扮演，代替正常情况下或紧急事件响应时参与处置工作的机构或单位的工作人员。

四、评价人员

评价人员是指在不干预演练进展的情况下，观察参演人员行动和演练进程，客观记录观察结果，对演练开展评价的专家或专业人员。依据评估建议落实改进措施是发挥演练作用的重要环节。

五、后勤保障人员

后勤保障人员是指在演练准备或开展过程中负责设置安全警戒，提供物资装备、生活用品等后勤保障工作的人员。

六、观摩人员

观摩人员是指不参与演练，只观摩演练的人员。根据演练的受众不同，观摩人员可能是普通群众，也可能是有关机构或单位的工作人员等。

第四节　演练工作规划

从宏观角度而言，演练工作理论上应是一个长期的、连贯的活动，由多个具有连续性的阶段性任务组成。这些阶段性任务可以理解为一个个相对小型的演练活动，虽演练类型和内容有所不同，但都有一个清晰的起点和终点，而最终由这些阶段性任务组成的综合性演练工作则可能具有无限的延展性和发展空间。每个演练活动均应围绕长期计划和当前任务，明确目标，制订演练规划。

一、规划的要求

（一）取得领导支持，达成广泛共识

演练可能涉及多个部门，甚至跨行业。因此演练规划首先需取得有关领导的重视和相应支持，必要时可邀请有关领导参与演练并担任与其职责相当的角色。其次，牵头演练规划的机构需充分考虑参与机构、单位的态度和建议，与各机构、单位达成共识，鼓励多方参与，共同完成演练任务。

（二）周密规划，确保安全

为顺利达成每次演练活动目的，有序推进长期的、系统的卫生应急工作，应有计划地仔细规划每次演练活动，同时将安全意识纳入演练规划，保障生命财产安全，确保演练活动能最大限度发挥应有的作用。

（三）循序渐进，逐步提高

长期的演练规划应由一系列演练活动组成，由浅入深，由简入繁，循序渐进，逐渐提高复杂程度和演练难度。每次演练都应建立在前期演练获得的能力、经验和信心的基础上，进行更复杂的场景设定，提出难度更高的问题假设，要求更真实的现场模拟技术，投入相应的时间和人力。通过复杂性和成本均较低的低难度演练针对性优化薄弱环节后，再进入更高阶段的综合性演练，有效降低演练失败的可能性，避免因工作难度落差过高而打击演练参与人员的积极性。

二、规划的参与人员

根据演练目的和演练主题，结合各单位的职责分工，初步确定演练参与单位。根据演练属性和规模，进一步明确各单位参与人员的范围，如某单位某部门。根据演练方案最终敲定各单位的具体参与人数和人员组成。在后续的演练彩排等环节可根据实际情况再次整合和增减参与人员，确保以最好的状态完成演练任务。

三、规划的制订

长期的综合演练规划常被纳入单位或部门年度工作计划，成为“年度需完成的任务”之一，而非作为一个独立的、系统的工作规划，未能凸显长期连贯的演练规划的重要性，有碍最大限度发挥综合演练的作用，这就需要有关单位从宏观角度对此项工作进行规划。

相比之下，日常工作中常提及的演练规划更多的是指针对单个演练活动，作为该项演练活动的指导性纲领，引导演练活动的组建、准备、开展和总结，对演练活动的顺利开展起到决定性作用。规划的制订涉及多项内容，包括但不限于能力分析、开支测算、工作进度编排、长期计划制订、演练内容设定等。为顺利完成单个演练规划，应开展以下工作。

（一）组建规划制订团队

在明确演练目的和原则、敲定演练主题的前提下，参考现有的应急预案和实施方案，结合各单位的职责分工，组建规划制订团队。在牵头单位的领导下，共同制订演练规划。在实际工作中，牵头单位和参与单位并非固定的，可依据演练的长期规划，由多个单位来领导不同阶段的演练活动，一次演练活动亦可由不同单位引导完成其中的一个或多个任务。

（二）确定进程安排

演练的属性和规模不同，演练规划制订的工作强度也不同。一次演练可能需要数月方能完全敲定。设置阶段性工作目标或制订进程计划能有效协助推进规划制订工作，避免因缺乏目标性和持续性而导致规划制订工作效率低下。

（三）开展起草工作

做好了上述前期准备，即可着手起草演练规划。结合演练目的，在充分考虑各参与单位的需求和建议的情况下，安排具体的演练内容，列出合理的演练顺序并制订时间表。

四、规划的模板

目前，演练规划没有统一的模板或格式要求，但单个演练活动应包含以下要素：演练目的、演练依据和原则、演练时间和地点、组织构架和参与单位、演练具体内容（如演练类型、剧情介绍、演练脚本等）、演练流程安排（如时间表）。长期的演练规划可进一步描述规划时限（如五年/十年规划）、需求分析（如背景、问题、需求等）、长期和阶段性目标等。

（龙佳丽）

【参考文献】

1. 中国疾病预防控制中心. 卫生应急演练技术指南（2013版）［Z］. 2013.
2. 吴群红，郝艳华，宁宁. 卫生应急演练的理论与实践指南［M］. 北京：人民卫生出版社，2014.
3. 国务院应急管理办公室. 突发事件应急演练指南（应急办函〔2009〕62号）［Z］.2009.

第二章　演练的基本类型

根据组织形式和演练规模，公共卫生应急演练主要可分为主题研讨、桌面演练、操练、功能性演练和全方位演练五种类型。每种类型各有特点和适用范围，实践中可根据实际情况选择某一类型或综合多个类型开展演练活动。

第一节　演练的分类

应急演练作为一种旨在促进应急准备工作和提升应急能力的实践性活动，在世界各国的各种行业领域中广泛开展，有较多的分类方式。2009年，我国国务院应急办印发了《突发事件应急演练指南》（以下简称“国务院指南”），对应急演练进行了分类：按组织形式可划分为桌面演练和实战演练；按内容可划分为单项演练和综合演练；按目的与作用可划分为检验性演练、示范性演练和研究性演练。不同类型的演练相互组合，又可形成单项桌面演练、综合桌面演练，单项实战演练、综合实战演练，示范性单项演练、示范性综合演练等。

公共卫生应急领域的演练工作主要参照国际卫生领域的相关分类方法，同时与国务院指南的分类方法保持一致。[1]公共卫生应急演练根据组织形式和演练规模可分为两种：讨论型演练和实战型演练。

一、讨论型演练

讨论型演练是通过提出理论假设的方式使参与人员熟悉现有预案、政策、协定和操作规程，或用来制订新的预案、政策、协定和操作规程。其主要包括以下两种类型。

主题研讨（Orientation）：指在较低压力环境下相关人员聚集在一起，引导参与人员熟悉新制订或更新的预案、政策或操作规程的一种非正式讨论型演练。

桌面演练（Table-top Exercise，TTX）：由主要参与人员在非正式环境下围绕模拟场景进行讨论。可用于评估预案、政策和操作规程。这是较为常用的一种讨论型演练。

[1] 参考世界卫生组织*Emergency Exercise Development*（2009）*WHO Simulation Exercise Manual*（2017）。

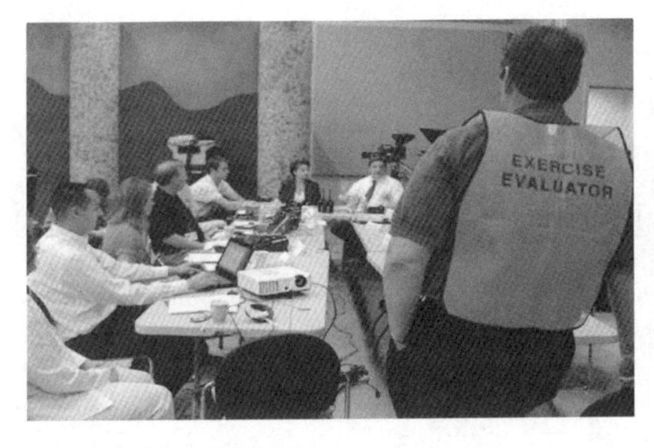

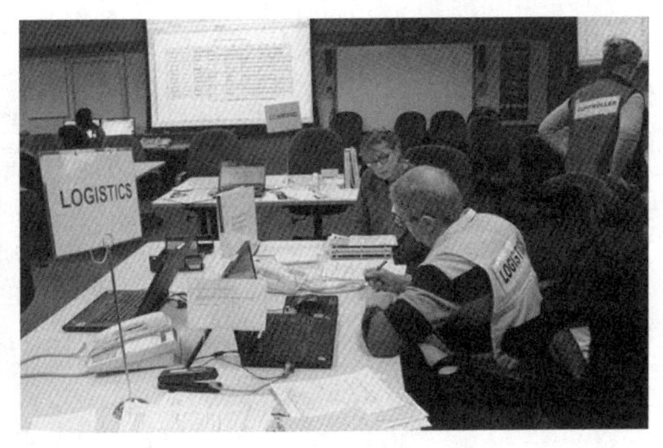

（图片来源：网络）

图 2-1　讨论型演练

二、实战型演练

实战型演练是指通过模拟真实场景，检验预案、政策、协定、规程的有效性和适用性，明确角色和职责，发现应急响应资源分配中存在的问题。其主要包括以下三种类型。

操练（Drill）：通过指导和协调来对某一单位内部的某项卫生应急功能或作业进行练习或测试（例如消防部门的灭火演习）。

功能性演练（Functional Exercise）：是一种近乎完全模拟仿真的互动式演练，它可以测试某个机构作业计划中的多项功能，是在时间压力下应对模拟场景的协调性响应活动。参与人员一般不包括一线响应人员。

全方位演练（Full scale Exercise）：尽可能地模拟真实事件情形，主要用于评价应急管理系统在高压、模拟真实响应环境下的实际作业能力。其针对应急功能和现场一线响应作业的多部门、多地区、多专业演练活动和一线应急响应作业开展。

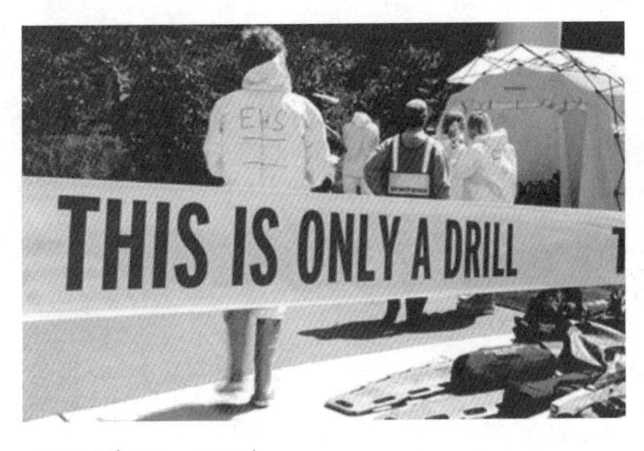

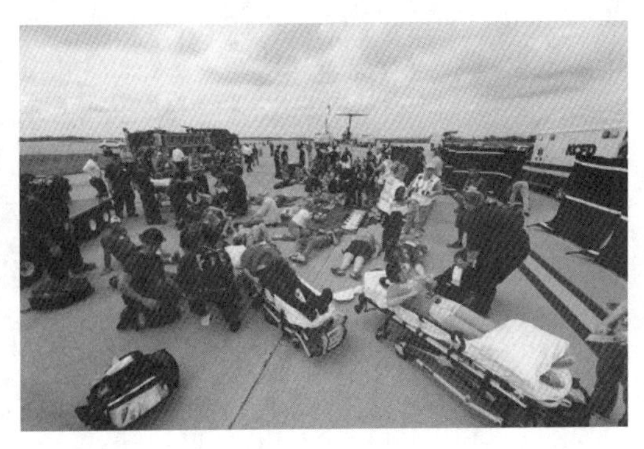

（图片来源：网络）

图 2-2　实战型演练

三、选择演练类型

主题研讨、桌面演练、操练、功能性演练和全方位演练有不同的特点和适用范围，总体来说，这五种不同类型的演练复杂程度由简到繁，演练的职能从局限到广泛，实施成本从低到高。从理论假设到模拟实际发生，每种演练的实施都建立在前一种演练的基础之上，直至开展全方位演练，在场景模拟和应对行动两方面才最接近实际情况。

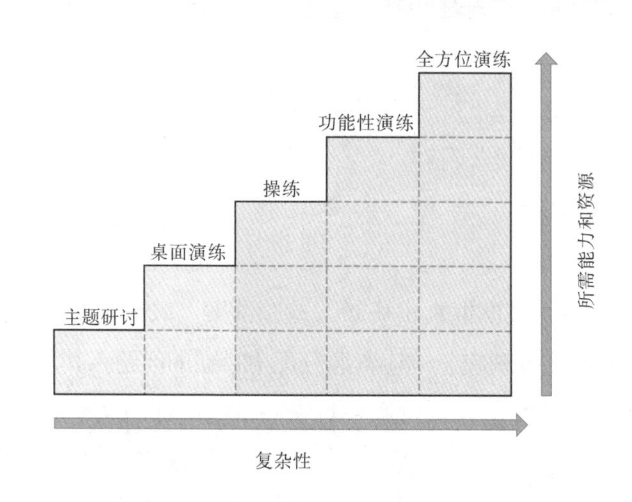

图 2-3　不同类型的公共卫生应急演练

要想达成演练目标，选择合适的演练类型非常重要。不同的演练类型可用于不同的目的，这些演练之间不一定互斥，在某些情况下可以是互补的关系。此外，一些演练可能成为其他演练的构成部分。例如，全方位演练可能包括一系列操练，并包含功能性演练中的许多要素。在实践中，可根据实际情况选择某一类型或综合多个类型开展演练活动。

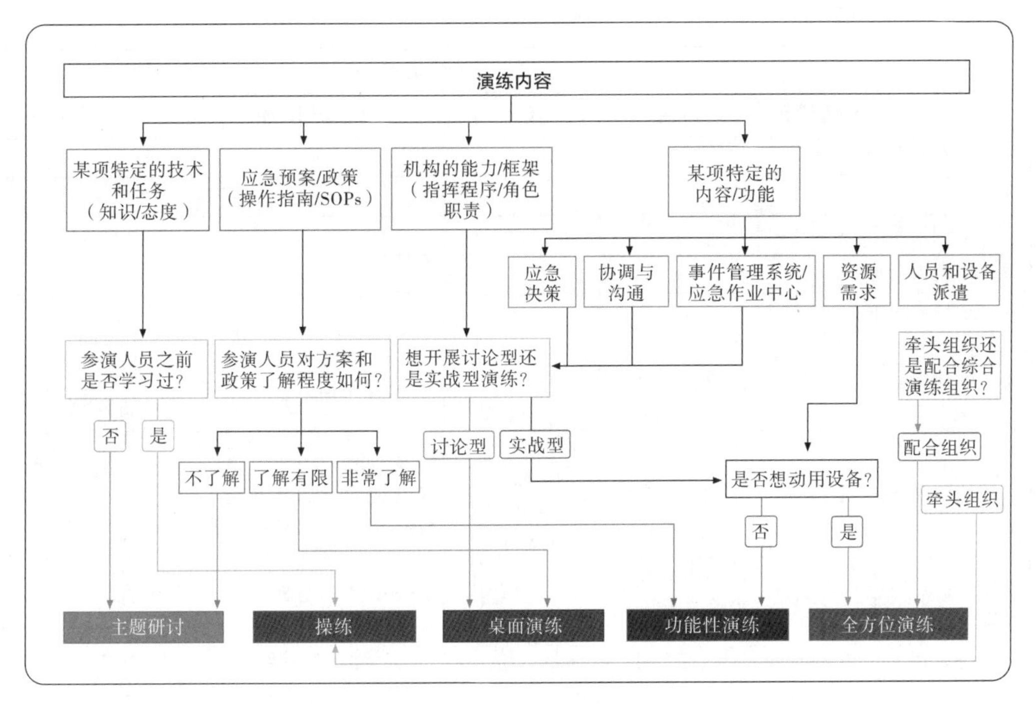

图 2-4　演练决策流程图

四、不同类型演练特征的比较

上述五种演练活动的主要特征比较可参考表2-1。

表 2-1　五种演练活动的主要特征比较

主要特征	演练类型				
	主题研讨	桌面演练	操练	功能性演练	全方位演练
演练形式	非正式的 集体讨论 多种信息展示方式	场景介绍 展示问题或模拟事件信息 集体讨论	真实的现场或响应场所 真实的应急装备或设备	互动性强，较复杂模拟 人员传递事件场景信息 受练人员作出响应 真实但不实际动用装备资源 模拟实际应对时间	真实发布模拟事件信息 参演人员在指定地点集结 通过可视化方式展现事件场景 使用现场行动场景来启动应急指挥中心（EOC）的模拟作业活动
时间压力（时限性）	–	–	–	+	++
模拟难度	–	++	+	+++	+++++
控制人员	1名主持人	1名主持人	1名指挥人员	1名指挥人员	1名或数名指挥人员

续表

主要特征		演练类型				
		主题研讨	桌面演练	操练	功能性演练	全方位演练
受练人员	管理人员	+		+	+	+
	决策人员	+		+	+	+
	协调人员	+	+		+	+
	实施人员	+	+		+	+
	现场人员	+	+			+
其他参演人员			评估人员		评估人员 模拟人员	评估人员 模拟人员 安全人员
演练场所		会议室	会议室	固定场所、事件现场或应急指挥中心（EOC）	应急指挥中心（EOC）或其他应急作业场所，可在多个地点同时开展	真实的应急场所：应急指挥中心(EOC)或其他作业场所
演练时长		1～2小时	1～4小时或更长	0.5～2小时	3～8小时或更长	2小时至1天或数天
准备时间		2周	1～2个月	一个月到一个半月	数月至半年	数月至一年
准备工作		简单准备	正式演练前进行主题研讨和一次或多次操练	易于设计，但参演人员需要提前进行主题研讨	复杂，正式演练之前进行较简单的演练 需要大量的资源分配	需要大量的时间、精力和资源进行设计 正式演练之前需开展桌面演练、操练和功能性演练

（温韵菁）

第二节　主题研讨

主题研讨（Orientation）是基于讨论的演练，可以说是一切演练活动的起点和出发点。讨论的实施有助于帮助参演人员不断完善各种复杂演练方案和活动的设计。此类型的演练通常针对战略及政策导向性问题，强调现有计划、政策、机构间（或）跨辖区的协议和程序等内容，有助于相关机构和个人熟悉和掌握其应具备的各种应急能力。一般由主持人和/或报告人引导整个讨论过程，确保所有参演人员按照既定的演练目标要求积极参与并达成预期演练目标。

一、演练形式

主题研讨是在较低压力环境下进行的活动，常表现为相关人员聚集在一起进行非正式的讨论，可分为主题讲座（Seminar）和专题研讨（Workshop）两种，具体可采用多种方式，例如主题讲座、专家研讨、集体讨论、小组讨论、幻灯片放映、视频展示或计算机演示等。

（一）主题讲座

主题讲座主要是向与会者介绍或讲解最新制订或更新的应急规划、战略、政策、协议等，目的在于让参演人员熟悉与讨论主题相关的应急角色、计划、步骤、设备应用等。主题讲座无须事前准备，内容简单且时间有限，可在多种情况下展开，如开展合作、启动新计划、任用新员工、加入新设备等，同时可运用各类培训技术，如讲座、影片、幻灯片和录像带等。

（二）专题研讨

专题研讨专业性更强，主要用于讨论和构建具体的演练政策。与会人员分成不同小组，在主持人的引导下进行分组讨论。讨论的最后结果往往在全体会议中提出并讨论。专题研讨在两个方面不同于主题讲座：①参与人员互动性强；②关注工作成果（如计划或政策草案等）。通常专题研讨在设计演练的具体方案方面尤为重要，如确定方案或演练目标，制订行动方案和关键事件清单，设定演练假设情景，决定演练的内容并设定评价标准等。此外，专题研讨也可用于制订新的标准操作程序、应急行动计划、互助协议、长期规划或改进计划。为提高效率，专题研讨必须高度集中于讨论某一具体问题，且必须明确期望取得的结果或实现的目标。

由于几乎不需要动用装备资源去实际模拟真实情景，因此主题研讨常被认为不属于演练，而只是演练规划的一项准备工作，在设计大规模演练的方案时普遍采用。

二、演练目的

主题研讨的目的是使受练人员熟悉预案和方案，了解角色职责及与该角色相关的程序或装备；也可用来解决职责划分和协调的问题。

三、应用范围

主题研讨应用范围广泛，可实现以下多种目的。

- 聚集起来讨论一个话题或问题。
- 向现有成员介绍新的信息（比如新的公共卫生应急预案、实施方案或资源）。
- 向新成员介绍现有的信息（新加入的公共卫生应急技术人员或应急管理人员需要了解和熟悉的现有应急实施方案和应急指挥中心的职责）。
- 介绍演练顺序，或为参与人员在更加复杂的演练中取得成功做准备。
- 激励、动员相关组织或人员参与随后的演练。

四、演练场所

主题研讨主要在会议场所开展。根据目的不同，可使用会议室或其他固定场所。

五、演练时长

一般以1～2个小时较为适宜。

六、准备工作

主题研讨易于准备和实施，一般两周时间即可准备充分，参演人员不需要提前培训。

七、参演人员

主题研讨的参演人员包括控制人员和受练人员两类。

（一）控制人员

主题研讨的控制人员常称为主持人（或主讲人），占有极为重要的地位，研讨在主持人（通常为一名）的带领下进行。主持人负责展示信息、控制和协调讨论的进程。主持人需具备良好的沟通技巧和应急知识，并具有一定的组织协调能力和领导才能。

（二）受练人员

主题研讨的受练人员主要依据所研讨的主题筛选。如果研讨涉及多种职能，每种职能所对应的单位都应有1～2名人员参加；如果研讨只涉及一个单位，则该单位内部的各个部门均应派人员参与。

真实突发事件应对中参与公共卫生应急工作的所有人员都可以作为受练人员参与演练，包括卫生行政部门和医疗卫生机构的公共卫生应急管理人员，疾病预防控制中心、卫生监督、医疗救治机构等单位分管公共卫生应急工作的负责人以及各类公共卫生应急专业队伍和相关技术人员。

（苏碧慧）

第三节　桌面演练

桌面演练（Table-top Exercise，TTX），又称桌面推演，是指参与人员针对事先预设的演练情景，利用图纸、沙盘、流程图、计算机模拟、视频会议等工具，进行交互式讨论得出应急决策和现场处置方案的应急演练活动。与功能性演练不同，桌面演练更像在压力较小或毫无压力的情况下进行头脑风暴会议，受练人员聚集在一起讨论一个个问题并得出解决方案。桌面演练的魅力在于交互性讨论，既有专业理论知识的宣讲，也有实战经验的总结和跨部门的思维碰撞，受练人员多因有高度的参与感而乐在其中。桌面演练是较为常用的演练方法，可用于评估预案、政策和操作规程。

一、演练形式

桌面演练从简短地叙述背景开始，接着概括事件发生场景，随后引导者通过以下两种方式推进演练活动。

（一）提出问题

引导者既可以向参与演练的个人提问，也可向参与组织或机构提问。被提问者经过讨论后给出需要采取的措施和响应行动。

（二）给予“事件进展信息”

引导者将事件进展信息分步传递给其他参与人员。这比直接提出问题更加合理，参与人员针对所需信息提出要求，同时讨论出采取的响应行动。收到信息的参与人员可独自处理，代表其组织或机构作出决定，然后与其他参与人员一起讨论出决策性信息。

二、演练目的

通过对问题的讨论和事件的演练，使受练人员熟悉各自的岗位、职责和处置事件的流程，了解现有的实施方案并用以解决问题，同时在讨论中不断弥补方案中的不足。

桌面演练的成效取决于受练人员的反馈以及该反馈在政策、计划和程序的评估和修订中的影响。

三、适用范围

桌面演练是一种非常有效的应急演练活动，主要解决“需要做什么？由谁来做？”的问题，即着力于受练人员的岗位和职责、如何制订计划、协调采取措施和响应行为。但这毕竟只是“纸上谈兵”，并不涉及具体的操作，因此桌面演练也有一定缺点。

（一）桌面演练的优点

1. 无须复杂的场景布置，操作简单，成本低，节约时间和资源。

2. 帮助受练人员尽快熟悉各部门的岗位职责，了解处置事件的流程。

3. 常用于新编写/修订的应急预案，或对某种灾害的全面理性分析，以及评估方案、程序和政策是否可行。

（二）桌面演练的缺点

1. 缺乏现实性，无法对应急管理系统的实际能力进行测试，更无法检测系统的过载能力。

2. 没有具体的操作，仅是对方案、程序和政策的浅表化测试。

3. 受练人员综合能力得不到锻炼。

四、演练场所

桌面演练无须复杂的场景布置和仪器操作，受练人员聚集在一起参与讨论即可，因此演练场所通常为室内大型会议室或会谈场所。

五、演练时长

桌面演练的时间易于控制，因为演练具有理想化的特点，不需要考虑人、车的行进距离，设备设施的铺排和收整等因素，时间可由引导者提前规划，视情况掌握演练进度。

桌面演练一般持续1～4个小时，也可根据实际需求延长时间。引导者要合理安排每个问题的讨论时间，鼓励受练人员在没有时间压力的情况下展开深入的讨论，最后得出结论，避免为刻意追求演练成功而强制性完成所有的预设任务。

六、准备工作

桌面演练一般需要1～2个月的准备时间。准备工作通常应至少包括一次主题研讨，以及必要时一次或多次的操练。

要想取得桌面演练的成功，准备环节不容马虎。主要的准备工作包括以下六点。

（一）成立演练管理组

确定控制人员（必须参与设计）、技术专家、演练专家、后勤人员，尽早确定人员分工，列出人员名单。

（二）确定演练的要素

演练的事件类型与内容、参演人员、演练类型与地点。

（三）完成演练文件撰写

桌面演练事件背景、有待讨论的问题、事件进展信息、参演人员指南、过程信息监测工具、演练评估工具和演练辅助信息（如邀请信、日常安排等）。

（四）确定日程

根据各方的准备情况确定日程，并及时通知各方人员。

器材和工具的准备：投影仪、电脑、话筒、激光笔等，演练用的课件、相关地图、应急软件、沙盘等，打印资料、参演人员名单、签到表等。

（五）场地准备

提前申请会议室。

（六）后勤保障

准备引导参演人员的路标、桌椅、纸笔、水等。

七、参演人员

桌面演练的参演人员包括控制人员、受练人员和评估人员三类。

（一）控制人员

桌面演练通常有1～2名控制人员，控制人员又称主持人，主持人负责引导讨论的方向和控制演练的进度。由主持人确定向谁提出问题，给予“事件进展信息”，呼吁受练人员积极参与，引导受练人员作出正确的决定。

（二）受练人员

桌面演练的受练人员通常是相对较高层级的卫生应急人员，如应急管理决策人员、辅助决策人员。受练人员的具体选择范围主要依据演练的目的来确定。受练人员包括应急管理决策人员、辅助决策人员、现场应急人员、协调人员和实施人员（指各部门的工作人员）。总的来说，只要受练人员能够在演练中有所提高，或是对讨论主题有益处（如促进了预案的完善），桌面演练受练人员可以包括许多单位和个人，其来源范围可包括与预案或方案制订及与应急响应有关的所有单位。

（三）评估人员

桌面演练需要1～2名评估人员全程观察并记录演练过程。评估人员负责演练评估工作，通常由行业专家、应急专家担任。

（王志萍）

第四节　操练

操练（Drill）是指通过指导和协调来对某一单位内部的某项卫生应急功能或作业进行测试或练习，例如消防部门的灭火演习、应急指挥中心（Emergency Operations Centre，EOC）的启用程序、疾控机构的现场评估和采样、院前急救中的心脏复苏、卫生应急队伍的人员集结等。

一、演练形式

2009年，世卫组织将操练定义为：一种协调的、有监督的锻炼活动，通常用于以重复的方式测试单项特定操作或功能。操练能帮助开发、评估和测试应急系统、程序和机制的功能，以应对疫情和突发公共卫生事件。操练包含真实的现场工作和装备使用，是对应急指挥中心启动的响应。操练应尽量接近真实情况，使用与真实事件应对时相同的设备和仪器。

操练在整个演练规划中的作用是，实践和完善应急预案的部分内容，为大规模的演练做好准备工作。

二、演练目的

操练常用于测试与应急相关的某种特定的操作或规程，无须启动应急指挥中心（但可测试应急指挥中心的某项操作或规程）。操练的目的是让个人或团队练习特定的技能、操作或功能。操练实践应完善响应计划的一小部分，并尽可能真实，使用任何必要的设备或仪器来执行正在演练的任务。

操练可用于训练个人/团队熟练掌握并使用设备工具和整体流程；测试特定操作（例如应急指挥中心电话网络）；锻炼和保持现有技能；综合整个操练的过程以制订新的政策或程序，完善现有的流程；等等。

三、适用范围

操练常用于测试与应急活动相关的某项操作，练习和保持现有技能，也常用于练习新装备的使用或学习新的操作。操练应处于真实的现场或响应场所，使用真实的应急装备或设备。操练是指在突发事件现场、固定场所（如办公室、实验室等）或应急指挥中心发生的常规应急工作或有组织的培训，其有效性在于专注于整个应急管理体系中单一的、相对局限的部分。

四、演练场所

根据演练的内容，操练既可在固定场所、突发事件现场或应急指挥中心中进行，也可以在真实发生过突发事件的现场或响应场所进行。通常情况下，操练在响应期间执行演练任务的实际位置进行，例如卫生机构、现场或应急指挥中心，也可在功能教室或其他适当的指定场所进行。

五、演练时长

操练全过程的时间不宜过长，以免操练人员的精神不集中及注意力下降，持续时间一般以30分钟到2小时较为合适。

六、准备工作

操练是最易设计的演练活动之一，准备时间约为一个月到一个半月，事先仅需向受练人员简单介绍即可。操练全过程中至少需要两名经验丰富的组织人员或评估者来构建和运行此演练，组织人员或评估者通常由技术专家和当地政府以及所需的管理和后勤支持人员担任。操练人员的数量根据正在测试的功能设备以及评估和培训预期结果所需的人数来决定。

操练作为一种基于操作的演练，旨在测试对特定的功能、流程或程序的熟悉程度。多次重复操练，可提升对预定任务的熟悉度，有助于掌握知识和技能。操练过程中由操练控制员领导模拟实际事件场景，被测试领域的主题专家作为评估人员。

操练如果是在公共场所举行，可能因自身的真实性而引起周边居民的恐慌情绪。因此，需要事先与当地相关负责人员进行充分沟通，以获取支持。

为成功开展操练活动，应对操练参演人员进行相关测试的功能或技能的培训；参演人员应由经验丰富的控制员领导，控制员应在相关测试领域具备专业知识和经验；操练目的需足够明确且切合实际的练习场景和目标，并且有足够的计划时间和资源。

七、参演人员

操练的参演人员包括控制人员和受练人员两类。但不同场所操练的参演人员会有些许不同，例如，在应急指挥中心或其他运营中心，通常需要决策者、协调员和运营人员参演。操练现场需要熟悉现场操作并具有现场决策权的人员，例如现场流行病学家、后勤人员和其他参与管理工作的人员。参演人员通常为参与应急响应并被要求执行特定且定义明确的职能或任务的运营团队的成员。

（一）控制人员

操练中的控制人员一般称为指挥人员，可由应急管理者、部门领导或者演练设计者来担任。

（二）受练人员

操练中的受练人员主要为相对低层级的卫生应急人员，包括协调人员、实施人员和现场人员，其数量由所测试的职能决定。进行操练前，必须对受练人员进行相关培训，确保其对测试的职能有较透彻的理解。

（杜广泓）

第五节　功能性演练

功能性演练（Functional Exercise）在国内极少开展，“功能”是指应急管理系统的主要功能和整体表现。应急指挥和控制功能作为应急管理系统的核心功能，是功能性演练的优先和主要测试对象，针对的主要是应急管理系统的整体表现。前篇介绍的主题研讨、桌面演练和操练均无时间压力和时限性要求，属于“静态测试”，而功能性演练具有“时间”和“程序”的要求，属于“动态测试”，测试应急管理系统真正的应对能力和应急职能的发挥程度。

一、演练形式

功能性演练不会真正动用人员以及运送装备到突发事件现场，但要求最大限度地模拟突发事件，因此与真实的应对类似，受练人员面临的问题具有真实性，行动具有实时性，演练气氛是紧张的。功能性演练主要依靠事件进展信息反映一系列正在发生和发展的事件以及出现的问题，受练人员所有的决定和行动都有时限要求，并从其他受练人员处得到真实的响应和结果反馈。

因此，功能性演练类似于没有人员部署和装备使用的全方位演练，是一种几乎完全模拟仿真的互动型演练，是在时间压力下应对模拟真实场景的协调性响应活动。

二、演练目的

功能性演练的目的是测试某个机构或组织对模拟事件的整体响应能力。

三、适用范围

功能性演练适用于评价和测试应急管理系统的整体表现，包括应急管理系统的指挥和控制功能，应急预案、实施方案和规程、个体的角色职责，组织机构间的沟通和信息分享，应急人员和应急资源的配置，等等。

四、演练场所

功能性演练的场所通常为应急指挥中心或类似的指挥场所（如多功能厅）等可用于在真实紧急情况下进行决策、协调、控制和总体规划的中心区域。

五、演练时长

时间不定，一般为3～8个小时。

六、准备工作

确定需要进行功能演练后，应急演练项目协调员应与功能性演练设计小组合作，共同设计功能性演练活动。该小组由熟悉计划内容的人员组成，加快演练设计的进程。根据演练的复杂程度，功能性演练通常至少要在预期实施日期前几个月就开始进行设计。

设计小组应明确行使应急演练计划的总体目标，明确演练中要涉及的主题领域。演练的主题取决于演练是针对整个计划还是计划的具体某个方面。涉及整个计划的主题领域包括但不限于验证计划的程序，评估一个组织实施计划的能力，以及评估负责实施计划的组织和人员的相互依赖性。活动设计完成后，演练主管应该给设计小组组员分配角色和任务，并撰写功能性演练材料，包括简报、情景、主情景事件列表（MSEL）、事件进展信息、控制人员、数据采集员和模拟人员手册等。

七、参演人员

功能性演练的参演人员包括控制人员、模拟人员、受练人员和评估人员四类。其中受练人员主要包括管理和决策人员、辅助决策人员、协调人员、实施人员，不需现场人员参与。

（一）控制人员

控制人员即指挥人员，负责管理模拟人员、评估人员及整个演练实施过程，确保演练按照计划进行并最终达成目标。功能性演练本身的复杂性和实时性决定了指挥人员必须对演练过程有整体性把握，同时具备快速思考和反应的能力。

（二）模拟人员

模拟人员应熟悉自己所模拟的机构或组织、突发事件以及事件进展信息的顺序，并具备在职责范围内临场发挥的能力，具体人员可从演练设计小组中挑选。

（三）受练人员

受练人员主要包括日常就在应急指挥中心工作，处于关键性的决策和协调位置的应急人员，即在真实事件发生时须参与响应的人员，包括管理和决策人员、辅助决策人员、协调人员和实施人员，具体可根据应急相关方案进行选择。

（四）评估人员

评估人员的主要职责为观察演练中所有受练人员的行动和决定情况，因此评估人员需要熟悉演练目标、演练场景以及参演机构或组织。他们的具体工作包括观察演练进程并做好记录（对所观察到的正面、负面的内容都应进行记录）；发现演练过程出现问题时，应及时报告指挥人员，并在结束后撰写评估报告。

（邹启）

第六节　全方位演练

全方位演练（Full-scale Exercise）是需要动用大量应急人员、装备和资源，尽可能接近真实事件应对的一种实战型演练。它结合了功能性演练所具备的互动特点和操练所具备的现场元素，是一种耗时较长的演练，需到现场进行演练，尽可能多地动用真实事件时使用的装备和人员。“全方位”的含义包括以下几个方面：在模拟工作方面，最大限度模拟真实的突发事件；在整体性方面，测试整个应急管理系统；在演练内容方面，测试和评估应急预案或方案的大部分应急职能；在演练规模方面，需协调多个机构或组织之间的工作并启用应急指挥中心；在受练人员方面：从最核心的管理和决策人员到突发事件现场的人员，所有应急人员均需参与；在演练场所方面，包括应急指挥中心和突发事件现场。

一、演练形式

全方位演练中，事件进展信息既可以用语言和文字表达，也可以通过视觉直接进行传递，例如事件场景、扮演受害者、道具等。

二、演练目的

模拟真实事件和应对的高压环境下，考验整个应急管理系统，测试和评估应急管理系统的运转能力。

三、适用范围

全方位演练的适用范围包括：检验总体协调性，评价应急管理系统同时履行多项职能的能力，了解资源和人员能力现状，发现缺陷和不足，以及扩展演练规划整体的知名度和直观性，提高公众信任度，等等。

四、演练场所

全方位演练需同时在应急指挥中心（或其他指挥场所）和突发事件现场开展：事件在真实地点进行展示（人口密集区域内的传染病暴发、聚餐场所的食物中毒、灾害中的临时安置点等），启动应急指挥中心（或其他指挥场所），必要时还应建立现场指挥部。

五、演练时长

演练时长视演练科目数量及参与范围而定，一般为半天至两天。

六、演练准备

细节决定全方位演练的成败，因此需要在前期投入大量的时间、经费、人力、技术和物资，并进行桌面演练和预演。以下是开展全方位演练最基本的前提要求。

- 操练、桌面演练和功能性演练等各种预备演练已积累了相应经验。
- 有能力动用所有应急相关资源。
- 得到主要负责人和（或）主管官员的支持。
- 充足的场地和设施，包括应急指挥中心和现场指挥部。
- 充足的通信设备（如电话、电台、对讲机等）。
- 充足的预算（包括直接的和隐性的花费），比如劳务费和时间成本。
- 完善的突发事件演练脚本和仔细筹备的后勤保障。

七、参演人员

全方位演练的参演人员主要包括一个或多个控制人员，模拟人员、受练人员、评估人员和安全人员。

（马晓薇）

【参考文献】

1．吴群红，郝艳华，宁宁．卫生应急演练的理论与实践指南［M］．北京：人民卫生出版社，2014.

2．中国疾病预防控制中心．卫生应急演练技术指南（2013版）［Z］.2013.

3．Development World Health Organization．Regional Office for the Western Pacific（2009）．Emergency exercise development．WHO Regional Office for the Western Pacific.

4．World Health Organization．WHO simulation exercise manual：a practical guide and tool for planning，conducting and evaluating simulation exercises for outbreaks and public health emergency preparedness and response（2017）.

5．国务院应急管理办公室．突发事件应急演练指南（应急办函〔2009〕62号）［Z］.2009.

6．万素萍，钱洪伟．突发事件应急桌面推演基本操作程序与方法［J］．中国应急救援，2020（4）：34-40.

7．李跃光，刘世保．卫生监督应急演练工作的实践和思考［J］．中国卫生监督杂志，2014，21（05）：498-500.

8．陈淑贤，朱晨，王娟，等．医院视角下新发传染病卫生应急演练工作探讨［J］．广州医药，2020，51（05）：96-99.

9．李纯．应急演练的难点与解决方案［J］．劳动保护，2018（11）：43.

10．马英涛，张小平，马跃，等．应急演练方案动态推演系统［J］．计算机系统应用，2013，22（02）：64-67.

11．丁玎，吴群红，郝艳华，等．应急演练方案核心框架设计及问题成因探析［J］．中国卫生资源，2013，16（01）：15-17.

第三章　演练的准备与保障

演练组织单位应根据实际情况，依据相关法律法规和应急预案的规定制订年度应急演练规划，按照“先单项后综合、先桌面后实战、循序渐进、时空有序”等原则合理设计应急演练活动。

第一节　应急演练组织机构

演练应在相关预案确定的应急领导机构或指挥机构领导下组织开展。演练组织单位要成立由相关单位领导组成的演练领导小组，通常应下设策划部、保障部和评估组；对于不同类型和规模的演练活动，其组织机构和职能可作适当调整。根据需要，也可成立现场指挥部。

一、演练领导小组

演练领导小组负责应急演练活动全过程的组织和领导，审批决定演练的重大事项。演练领导小组组长一般由演练组织单位或其上级单位的负责人担任；副组长一般由演练组织单位或主要协办单位的负责人担任；小组其他成员一般是各演练参与单位的相关负责人。在演练实施阶段，演练领导小组组长、副组长通常分别担任演练总指挥、副总指挥。

二、策划部

策划部负责应急演练策划、演练方案设计、演练实施的组织协调、演练评估总结等工作。

策划部由总策划、副总策划组成，下设文案组、协调组、控制组、宣传组等。

（一）总策划和副总策划

总策划是演练准备、演练实施、演练总结等阶段各项工作的主要组织人员，一般由演练组织单位的具有应急演练组织经验和突发事件应急处置经验的人员担任；副总策划协助总策划开展工作，一般由演练组织单位或参与单位的有关人员担任。

（二）文案组

文案组由总策划直接领导，负责制订演练计划、设计演练方案、编写演练总结报告以及演练文档归档与备案等工作。文案组成员应具有一定的演练组织经验和突发事件应急处置经验。

（三）协调组

协调组负责与本单位有关部门以及演练涉及的相关单位进行沟通协调，其成员一般为演练组织单位及参与单位的行政、外事等部门的人员。

（四）控制组

在演练实施过程中，控制组在总策划的直接指挥下负责向参演人员传送各类控制消息，促使应急演练按计划进行。其成员需要有一定的演练经验，可以从文案组和协调组抽调，常被称为演练控制人员。

（五）宣传组

宣传组负责编制演练宣传文案、整理演练信息、组织新闻媒体和进行新闻发布等。其成员一般是演练组织单位及参与单位宣传部门的人员。

三、保障部

保障部负责调集演练所需物资和装备，购置和制作演练模型、道具、场景，准备演练场地， 维持演练现场秩序，保障运输车辆通行，保障参演人员正常生活，保护参演人员安全，等等。其成员一般是演练组织单位及参与单位的后勤、财务、办公室等部门的人员，常被称为后勤保障人员。

四、评估组

评估组负责设计演练评估方案和编写演练评估报告，对演练准备、组织、实施及其安全事项等进行全过程、全方位评估，及时向演练领导小组、策划部和保障部提出意见或建议。其成员一般是应急管理专家或具有一定演练评估经验和突发事件应急处置经验的专业人员，常被称为演练评估人员。评估组可由上级部门组织，也可由演练单位自行组织。

五、参演人员

参演人员包括应急预案规定的有关应急管理部门（单位）工作人员、各类专兼职应急救援人员以及志愿者等。

参演人员承担具体演练任务，针对模拟事件场景做出应急响应行动。有时也可由模拟人员代替不便现场参加演练的单位人员，或模拟事故的发生过程，如释放烟雾、模拟泄漏等。

第二节　演练准备

演练准备工作主要分为制订演练计划、设计演练方案、演练动员与培训三个部分。

一、制订演练计划

演练计划由文案组编制，经策划部审查后报演练领导小组审批。其主要内容包括以下五点。

· 确定演练目的，明确开展应急演练的原因、演练要解决的问题和期望达成的目标等。

· 分析演练需求，在对事先设定事件的风险及应急预案进行认真分析的基础上，确定需调整的演练人员、需锻炼的技能、需检验的设备、需完善的应急处置流程和需进一步明确的职责等。

· 确定演练范围，根据演练需求、经费、资源和时间等条件，确定演练事件类型、等级、地点、参演机构及人数、演练方式等。演练需求和演练范围往往互相影响。

· 安排演练准备与实施的日程计划，包括各种演练文件编写与审定的期限、物资和器材准备的期限、演练实施的日期等。

· 编制演练经费预算，明确筹措演练经费的渠道。

二、设计演练方案

演练方案由文案组编写，经策划部审查后由演练领导小组审批，必要时还需上报有关主管单位并备案。其主要内容包括以下五点。

（一）确定演练目标

演练目标是演练需完成的主要任务及期望达到的效果，一般表述为“由谁在什么条件下完成什么任务，依据什么标准，取得什么效果”。演练目标应简单具体、可量化、可实现。一次演练一般有多个演练目标，每个演练目标都应在演练方案中有相应的事件和演练活动，并在演练评估中有相应的评估项目，以判断该目标的达成情况。

（二）设计演练情景与实施步骤

演练情景要为演练活动提供初始条件，还要通过一系列情景事件引导演练活动继续，直至演练完成。演练情景包括演练场景概述和演练场景清单。

1. 演练场景概述

演练场景概述要对每一处演练场景进行概要说明，主要说明事件类别，发生的时间和地点，发展速度、强度与危险性，以及受影响范围、人员和物资分布、造成的损失、后续发展预测、气象及其他环境条件等。

2. 演练场景清单

演练场景清单要明确演练过程中各场景的时间顺序列表和空间分布情况。演练场景之间的逻辑关联依赖于事件发展规律、控制消息和演练人员收到控制消息后所采取的行动。

（三）设计评估标准与方法

演练评估是指通过观察、体验和记录演练活动，比较演练实际效果与目标之间的差异，总结演练成效和不足的过程。演练评估应以演练目标为基础。每项演练目标都要设计合理的项目评估标准与方法。根据演练目标的不同，可以用选择项（如是/否判断或多项选择）、主观评分（如1——差、3——合格、5——优秀）、定量测量（如响应时间、被困人数、获救人数）等方法进行评估。

为便于操作，通常事先设计好演练评估表格，其内容包括演练目标、评估方法、评价标准和相关记录等。有条件的还可以利用专业评估软件等工具。

（四）编写演练方案文件

演练方案文件是指导演练实施的详细工作文件。根据演练类别和规模的不同，演练方案可以编写为一个或多个文件。编写为多个文件时可包括演练人员手册、演练控制指南、演练评估指南、演练宣传方案、演练脚本等，分别发放给相关人员。对于涉密应急预案的演练或不宜公开的演练内容，还应采取保密措施。

1. 演练人员手册

演练人员手册主要包括演练概述、组织机构、时间、地点、参演单位、演练目的、演练情境概述、演练现场标识、演练后勤保障、演练规则、安全注意事项、联系方式等，一般不包括演练细节。演练人员手册可发放给所有参与演练的人员。

2. 演练控制指南

演练控制指南主要包括演练情境概述、演练事件清单、演练场景说明、参演人员及其位置、演练控制规则，以及控制人员组织结构与职责、联系方式等。演练控制指南主要供演练控制人员使用。

3. 演练评估指南

演练评估指南的内容主要包括演练情景概述、演练事件清单、演练目标、演练场景说明、参演人员及其位置、评估人员组织结构与职责、评估人员及其位置、评估表格及相关工具、联系方式等。演练评估指南主要供演练评估人员使用。

4. 演练宣传方案

演练宣传方案的内容主要包括宣传目标、宣传方式、传播途径、主要任务及分工、技术支持、联系方式等。

5. 演练脚本

对于重大综合性示范演练，演练组织单位要编写演练脚本，描述演练事件场景、处置行动、执行人员、指令与对白、视频背景与字幕、解说词等。

（五）演练方案评审

对于综合性较强、风险较大的应急演练，评估组要对文案组制订的演练方案进行评审，确保演练方案科学可行，以确保应急演练工作能够顺利进行。

三、演练动员与培训

在演练开始前要进行演练动员和培训，确保所有演练参与人员掌握演练规则，了解演练情景，明确各自在演练中的任务。

所有演练参与人员都要接受应急基本知识、演练基本概念、演练现场规则等方面的培训。对控制人员要进行岗位职责、演练过程控制和管理等方面的培训；对评估人员要进行岗位职责、演练评估方法、工具使用等方面的培训；对参演人员要进行应急预案、应急技能及个体防护装备使用等方面的培训。

第三节 演练保障

一、人员保障

演练参与人员一般包括演练领导小组、演练总指挥、总策划、文案撰写人员、控制人员、评估人员、保障人员、参演人员、模拟人员等，有时还会有观摩人员等其他人员。在演练的准备过程中，演练组织单位和参与单位应合理安排好相关人员参与演练活动的时间；通过组织观摩学习和培训，提高和锻炼演练人员的素质和技能。

二、经费保障

演练组织单位每年要根据应急演练规划编制应急演练经费预算表，将其纳入本单位的年度财政（财务）预算，并根据演练需要及时拨付经费。此外还应对经费使用情况进行监督检查，确保演练经费专款专用，节约、高效利用。

三、场地保障

根据演练方式和内容，经现场勘察后选择合适的演练场地。桌面演练一般可选择会议室或应急指挥中心等；实战型演练应选择与实际情况相似的地点，并根据需要设置指挥部、集结点、接待站、供应站、救护站、停车场等。演练场地应有足够的空间，良好的交通、生活、卫生和安全条件，尽量避免干扰公众正常生产、生活。

四、物资和器材保障

根据需要，准备必要的演练材料、物资和器材，制作必要的模型设施等。

（一）信息材料

信息材料主要包括应急预案和演练方案的纸质文本、演示文档、图表、地图、软件等。

（二）物资设备

物资准备主要包括各种应急抢险物资、特种装备、办公设备、录音录像设备、信息显示设备等。

（三）通信器材

通信器材主要包括固定电话、移动电话、对讲机、海事电话、传真机、计算机、无线局域网、视频通信器材和其他配套器材，应尽可能使用现有通信器材。

（四）演练情景模型

需搭建模拟场景的，应准备装置设施。

五、通信保障

应急演练过程中，应急指挥机构、总策划、控制人员、参演人员、模拟人员等相互之间要有及时可靠的信息传递渠道。根据演练需要，可以建立多种公用或专用通信系统，必要时可组建演练专用通信与信息网络，确保演练控制信息的快速传递。

六、安全保障

演练组织单位要高度重视演练组织与实施全过程的安全保障工作。大型或高风险演练活动要按规定制订专门应急预案，采取合理预防措施，并对关键部位和环节可能出现的突发事件进行针对性演练。根据需要为演练人员配备个人防护装备、购买商业保险等。对可能影响公众生活、易于引起公众误解或产生恐慌的应急演练，应提前向社会发布公告，告知演练内容、时间、地点和组织单位，并制订好应对方案，避免造成负面影响。演练现场要有必要的安保措施，必要时可对演练现场进行封闭或管制，保证演练安全进行。演练出现意外情况时，演练总指挥与其他领导小组成员会商后可提前终止演练。

（甄若楠、庞新莉）

【参考文献】

1. 国务院应急管理办公室. 突发事件应急演练指南（应急办函〔2009〕62号）［Z］. 2009.
2. 中国疾病预防控制中心. 卫生应急演练技术指南（2013版）［Z］. 2013.
3. 吴群红，郝艳华，宁宁. 卫生应急演练的理论与实践指南［M］. 北京：人民卫生出版社，2014.

第四章　演练的实施

整个公共卫生应急演练过程有明确产出的5个主要环节为演练准备、演练设计、演练实施、演练评估和改进追踪，每个环节均以前一个环节为基础，环环相扣。应急演练的实施阶段是以优质的演练设计为基础，是整个演练循环过程中最受关注的环节，也是演练活动的最外在表现。

第一节　主题研讨

主题研讨的实施没有特定规则，由研讨的目的决定其具体演练形式。主题研讨实施的原则性指导建议如下。

第一，具有创造性。可以使用各种各样的展示和讨论方法。设计人员可以回想曾参加过的有吸引力的课程，借鉴授课者或报告者的技巧。例如，可以要求受练人员依次发表看法，组织小组讨论，展示解决问题的案例，或者开展主题讲座。

第二，事先做好组织和计划。尽管主题研讨相对简单，但也不能仅依靠主持人的临场发挥，需要事先做好准备工作。

第三，鼓励时间长的讨论，应保证信息交流简明扼要，现场氛围轻松。

一、场地的选择

主题研讨对场地的要求相对比较宽松。根据演练目的和规模的不同，可使用会议室或多功能厅等可容纳一定人员和桌椅的场所或其他固定场所。

二、场地的布局

主题研讨中会议桌的数量和摆放形式主要由受练人员的数量和场景来决定，与桌面演练类似，需提供演练所需的设备设施。

不同主题的研讨场地布局如下所述。

（一）主题讲座

根据受练人员的数量选择不同大小的有主席台的会议室。该类布局有利于主持人介绍演练内容、新讯息、新事物（如政策、计划）等。

（二）专题研讨

应采用U形桌的布局。该类布局便于受练人员相互交流、参与讨论。最好不要将受练人员安排在成列的单向场地，统一面朝主持人，因为这样不利于大家沟通与互动。

专题研讨的场地布置需要重视室内声学，地毯和较低的房顶能降低受练人员共同讨论时对彼此的影响。可以通过控制场地的人数来避免拥挤和降低噪声，在检查布局时尤其应注意到这一点。在场人员应确保移动电话关机或静音，不私下谈话，不做出打扰或中断演练的行为。

三、场景布置与检查

担任会场布置任务的演练策划小组成员应在演练前一天到达演练现场，将必要的演练资料和设备运送至演练现场，根据演练的规模和目的布置和检查演练会场。按要求摆放好桌椅，将视听设备、演练资料、桌牌标识等材料布置到相应位置，并在演练前将相应材料提供给参演人员。演练当天，演练策划小组成员应提前几个小时抵达现场，确保后勤或管理事项处理妥当，完成整个演练前的会场布置和检查工作并安排人员签到，确保演练顺利实施。

四、主题研讨的执行

（一）开幕词

演练启动时一般由演练总指挥致辞并宣布开始，以阐明演练的指导思想、宗旨、重要意义，向参演人员提出演练的任务和要求。开幕词要简洁明了，快速切入主题，切忌重复、啰唆。一般由开头、正文和结语三部分组成。开头部分一般开门见山地宣布演练启动，也可以对演练的规模与参演人员、观摩人员等的身份作简要介绍。正文是开幕词的核心部分，一般应阐明演练的意义，通过对以往演练情况的概况总结和当前形势的分析，说明此次演练是在什么形势下，为了解决什么问题和达到什么目的而举行的；阐明演练的指导思想，提出演练任务并说明演练主要议程和安排；为保证演练顺利进行，向参演人员及观摩人员提出要求。结尾部分以鼓励性和号召性言辞提出对演练的总体要求与期望。

（二）演练情况说明

总指挥宣布演练启动后，通常由控制人员（主持人）在演练现场或各集结地介绍本次演练的基本情况。相对于开幕词，演练情况说明应具体详细，包括演练时长、场地布置、演练目的、演练形式、演练背景、演练内容、参演人员等；同时强调演练实施过程中的规则，包括强调参演人员尽量不要因个人问题走动、交谈或接听电话，避免干扰演练的正常进行，等等。

（三）讨论的引发

1. 主题讲座

主持人通过幻灯片或视频演示，向受练人员介绍新讯息、新事物，如政策、计划等；向新人介绍演练计划、演练顺序，或为使参与人员在更加复杂的演练中取得成功做准备等。演练过程中，主持人的作用尤为重要，因此主持人应掌握丰富的专业知识、具有领导协调能力，演练结束后，可通过问卷的形式考核受练人员是否已掌握相关内容。

2. 专题研讨

主持人宣读简短的叙述性文稿（背景故事），随后提出本次演练需要解决的问题，如草拟或完善一个新的预案、方案或政策文件等，从而引发讨论。受练人员畅所欲言，主持人负责进行整理和总结，以及推动会议的进展。

五、演练的主持

主题研讨营造了一个轻松的环境，有利于通过开展团队合作来解决问题，由主持人管理整个演练。 主题研讨的目的是解决问题，所选主持人应掌握良好的主持技巧，以促进问题的深入讨论并提出解决办法。

（一）主持人的职责

主持人的具体职责包括以下四点。

- 介绍背景故事。
- 控制演练进程。
- 引导和调度研讨直至问题解决。
- 鼓励讨论并从讨论中提炼出答案和解决办法。

（二）主持技巧

主持人必须掌握良好的主持技巧，熟知相关应急方案以及各机构或组织的职能分工。主持人应充分调动每位受练人员，尽可能避免由个人或组织支配讨论。需要强调的是，主题研讨的主持人虽然是整个讨论的领导者，但就讨论的具体问题而言，其不是领导者，出现争论时其不具有评判权，仅能作为引导者。主持人在受练人员之间发生争论时需保持克制，避免直接提供正确答案，阻碍讨论的进行。正确的做法是努力从受练人员的回答中提炼信息，以感谢和评价等方式来鼓励受练人员。主题研讨中，受练人员有时倾向于跳过一些较难的问题。此时，主持人应该清楚地意识到，相对于急匆匆地从一个提问或事件进展信息跳到下一个，花时间去真正解决问题才是正确的做法。

（三）深入解决问题

主题研讨的目的是解决问题或完善方案，这意味着其追求真正解决问题，而不是做表面文章。正因为主题研讨的目的是解决问题而非完成任务，故急于达成演练所有目标和读完所有事件进展信息，进而完成演练的做法是错误的。即便一次主题讨论将所有时间都花在了一个大的问题上，但能保持受练人员的兴趣直至达成一致意见，那么这次演练也是成功的。为了避免受练人员满足于表浅的解决办法，主持人应仔细选择和提出开放式问题，以使讨论能够保持下去，直至得出符合逻辑的结论。

（苏碧慧）

第二节　桌面演练

桌面演练是在充分的前期准备的基础上实施的，根据演练目的，由控制人员引导受练人员在一个会议室内针对事先预设的演练情景聚集在一起讨论问题并得出解决方案。

一、演练准备

演练实施前的准备包括场地准备、物资准备和人员准备。

（一）场地准备

演练场地一般选择会议室，推荐使用应急指挥中心或其他指挥场所（如多功能厅）来开展桌面演练。桌面演练中会议桌的数量和摆放形式主要由受练人员的数量和场景来决定。如果受练人员较多，可以将桌子间隔布置，形成独立的小组，并成立多个指挥部，由各指挥部内部协商指挥长和成员的角色安排。常见的有回字形布局和U形布局。

（二）物资准备

向桌面演练受练人员提供的参考材料包括应急预案、实施方案、地图和应急指挥中心日常的其他参考材料。

（三）人员准备

确定控制人员、技术专家、演练人员、后勤人员，尽早确定人员分工，列出工作人员表，参演人员组织确认、演练前需要对控制人员进行培训。

二、桌面演练的启动

桌面演练组织方通过多媒体向受练人员简短致辞，介绍控制人员和评估人员的职责。

控制人员用文字或视频等形式发布初始场景，向受练人员简要介绍演练事件背景、本次演练的目的和预期目标、演练基本规则和程序以及注意事项等。

三、桌面演练的推进

控制人员用简短的叙述性文稿发布初始场景，随后通过提出问题和给予事件进展信息的方式来引发讨论。如果开始讨论前背景故事已完整地介绍了突发事件的情况，可直接采取提问的方式。与直接提问相比，事件进展信息对受练人员选择行动方式的提示性较弱，仅包含对突发事件发展变化情况的客观描述；直接提问更有利于将演练往预设的方向进行引导，但会削弱对受练人员在“分析信息—提炼问题—作出决策”过程中能力的测试和训练。最好由受练人员对一个初始场景进行集体讨论，然后在此基础上作出全面周密的决策。

桌面演练分为四个阶段。

第一阶段：分析问题。

第二阶段：各组受练人员代表分析讨论结果。

第三阶段：受练人员讨论需要采取的措施和响应行为。

第四阶段：各组代表介绍讨论结果。

其中，第一、三阶段的讨论最为重要，是沟通、协调和作出决策的过程，通过讨论找到解决突发事件的最佳办法。演练时各部门要进行充分的沟通，实现信息共享和交流，指挥部门要集思广益，以作出集体决策。现场讨论有两种情况，一种是控制人员组织讨论，另一种是自主讨论。

（一）控制人员组织讨论

控制人员主要围绕提出问题和输入事件进展信息进行讨论。

1. 提出问题

提出问题的方式有多种，包括口头介绍全部问题后由各小组逐一讨论；把事件详细信息和问题打印出来，分组从组织和职责角度讨论，各组派代表回答；向不同的受练人员提出不同问题，受练人员独自处理信息并代表其所属机构作出决定，随后其他受练人员进一步分析信息并协调彼此的决定，提出集体决策意见等。

2. 输入事件进展信息

（1）控制人员向受练人员逐步展示事件进展信息，全体受练人员一起决定补充哪些信息，然后按照应急实施方案的规定，讨论这些事件进展信息可能引发的问题以及可以采取的适宜行动。

（2）获得事件进展信息的受练人员代表自己所属的机构或组织先作出决定，然后与代表其他机构或组织的受练人员交流需要的信息并协调各自的决定。

3. 混合使用

（1）向所有受练人员同时提供事件进展信息和需讨论的相关问题，要求其站在自己机构或组织的立场并从职责角度回答，然后集体讨论。

（2）在演练开始时向关键受练人员提出共性问题，然后逐条向其余受练人员提供事件进展信息。桌面演练中，受练人员有时倾向于跳过一些较难的问题。此时主持人应该清楚地认识到，相对于急匆匆地从一个提问或事件进展信息跳到下一个，花点时间去真正解决问题才是正确的做法。

一个好的控制人员应当具备以下条件。

• 随时监控事态进展，控制讨论，使其不偏离主题。

•控制演练速度，把握时间。

•充分调动受练人员的积极性，给予适当的指导。

•能控制演练小组中表现欲过强的人，纠正错误理解、引导回归。

•对相关的预案和程序了如指掌。

•能够认真聆听和总结。

（二）自主讨论

自主讨论一般安排在分组讨论中，由各组组长或指挥人员组织受练人员展开讨论。在自主讨论前，各组应选出小组代表，结束讨论后，由小组代表向全体参演人员总结讨论内容。

四、演练监控

演练的重中之重是对预期行动的监控，演练中要有专人负责记录，并由评估人员和控制人员向演练管理组展示事先设计的预期行动列表，并接受评估。

五、演练结束

达到预定时间后即可正式宣布演练结束。

理想的桌面演练完成情况为所有输入信息发送完毕、获得受练人员的所有预期反应和行动反馈。

（王志萍）

第三节　操练

操练实施的难易程度取决于操练的具体内容，可以先进行简单的单项操作规程的操练，再进行复杂的通信和现场指挥的操练。一个完整的操练项目可分为三个主要阶段：一是操练前的计划准备、物资和设备的准备和放置；二是操练的实施；三是操练后的总结汇报和反馈。

一、操练前的计划准备、物资和设备的准备和放置

（一）确定操练的范围

应在预期活动进行前一到两个月确定操练项目范围。范围确定通常通过各种会议（例如电话会议）进行，必要时，操练项目负责人也可通过讨论作出决策。确定操练范围的主要目的是讨论和决策演练的目的、范围和具体目标。理想情况下还应该明确操练的目标受众、预期结果、模拟演练场景、所需要的资源、项目领导（操练总负责人）、操练时间表和预算。这些协议包含在概念说明中，并由主要利益相关人员签署。例如，一个以现场指挥为主题的操练要求受练人员向操练现场的指挥人员进行报告，可能需要使用到车辆、命令布告板等。操练所涉及的职能多种多样，难以形成一定的规则，其原则性的指导性建议如下。

1. 提前准备

如果操作规程尚未通过测试，则需事先复习相关内容或开展培训，同时强调安全保障措施。

2. 展示场景

操练虽然对模拟突发事件的要求很低，但适当展现模拟事件能提升操练效果。指挥人员可从常规的任务简报开始，使用幻灯片或录像等手段展示背景和回顾操练目的和目标。

（二）组建操练管理团队

确定操练项目领导人或领导团队后，就可以组建操练管理团队来计划、筹备和进行操练。但是操练管理团队成员不参加操练。操练管理团队的选择应该基于操练项目所需要掌握或学习的技能，充分了解操练流程和概念说明。

（三）定义项目管理计划

组建操练管理团队之后，操练领导人就需要定义、建立和实施操练项目的计划和任务。操练计划需要考虑到计划概念说明中的所有活动细节和可用资源（包括操练的预算；可用的时间、资金、人员和场地；以及现有材料）。为了确保操练管理团队的所有成员可以轻松地共享最新的消息、数据和计划，操练领导团队通常会设置一个共享驱动器来存放关键文档。操练领导人应与领导团队一起审查和调整项目计划和操练前期准备工作中的后勤核对表。同时应分配好各团队的任务，确保所需的场地、参与人员、主持人、材料和设备在演习当天可用且准备就绪。

（四）确定参与人员

根据活动的目的、范围和目标，确定操练项目中合适的参与人员。在确定与会者人数和邀请人员时，应审查计划说明、场地设置以及可用的主持人和评估人员。有合适的参与人员是实现预期目标的关键因素。为了帮助确定参与操练的人员，项目总负责人可以查看计划响应、程序和组织结构；或者与当地专家共同商讨合作，制定目标规模的行动中通常涉及的响应系统、机构、职能和人员列表。

（五）确定评估策略和方法

评估是操练计划阶段的关键组成部分，根据操练的项目需要，评估可以大致分为两个方面：一是评估正在测试的特定操作或功能的性能；二是评估操练的组织情况，定义将要在实际操练中使用的评估策略和方法。这包括操练过程中监测和评价指标、评估标准、参与人员反馈计划和报告程序。

（六）管理行政和后勤物资准备

尽管在定义项目管理计划规划阶段的第三步中已经确定了行政和后勤要求并分配了任务，但重要的是要确保操练管理团队在操练项目计划阶段对这些要素持续进行审查和管理。每日或每周审查行政和后勤任务清单，并跟踪每一项活动，确保分配的任务得以完成。

（七）审查演练目的、目标和预期结果

成功的演练有赖于制订详细、现实和全面的演练计划。其中包括总体方案、注入矩阵、注入简报和评估工具。操练管理团队应留出充足的时间，充分了解当地背景和操作环境，包括审查现有的应对系统、利益相关方、协调和沟通机制、可用于应对的资源、应急计划、标准作业程序以及以往的演练报告和审查、以往的经验教训总结。与主要利益相关方和当地专家的面谈可以增进对现有应对系统的了解，并且有助于为这项工作编写切合实际的适当的材料。

（八）编写主方案

主情境包括所有计划的事件、预期的行动和其他情境信息，也称“主要情境”，因为它概述了操练的完整故事，包括从操练开始之前直到操练结束之后的所有事件。为了确保实现操练目标，建议从研讨会议开始，描述将触发预期行动并满足操练特定目标的现实紧急情况。需要确定故事中的所有关键事件，包括帮助参与人员沉浸在演练中并制订操练计划要素的时间表。

（九）建立互动反馈矩阵

在演练中，互动反馈的主要目的是唤起参与人员的反应，并根据反应和规定的程序触发决策或行动。操练可以是基于触发程序或过程的单个反馈，也可以由按时间顺序编译在反馈矩阵中的多个反馈组成。每一次反馈都经过仔细的计划、编码、计时、起草，并以交付给参与人员所需的格式分配给操练主持人或者评估人员。

（十）编写评估材料

在操练过程中，每位评估人员都会收到一个评估操练整体过程的材料包，其中包含评估指南和评估核对表（表格）。评估人员的职责是完成这项工作的所有流程，记录突发情况、反馈和建议。在大多数情况下可以使用评估观察模板进行评估，其中列明预期结果或行动，评估人员可以在演练期间跟踪这些结果或行动。此外，参与人员反馈表通常用于帮助操练管理团队更好地了解参与人员在设计和实施操练时的表现。

（十一）制订操练手册或简报

根据操练目的制订操练手册或简报，确保操练领导团队了解操练的整体流程和规则，操练将如何进行，参与人员及其扮演的角色。

（十二）准备操练所需完成的工作

操练任务的企划起草、审查和定稿材料准备完成后，就可以设置操练场地和控制室，并由操练管理团队进行设备、流程、功能设置。

1. 操练场地设置

操练可以在许多类型的场景中进行。一般选择在受控的、低压力的培训环境，例如教室或酒店会议室中，操练测试材料和设备能够得到很好的调整，也可以在实际响应地点进行，例如医疗机构、远程现场、EOC或其他位置。操练的目标不同，其场景设置要素会有所不同。如果操练选择在公共场所进行，需要提前向当地负责人说明事件，以降低风险并减少公众关注。如果操练地点是医疗机构或EOC等机构，则应预先安排以尽量减少对设备正常运营的干扰。此类安排包括对即将进行的操练进行简短通知，以确保操练场地的可用性和可及性。若操练地点在事件现场，建议用障碍胶带清楚地标记该位置。

2. 设置演练控制室

演练控制室是一个与演练参与人员使用的空间分开的空间（办公室、房间、帐篷或其他合适的场所）。演练控制室可以设置为操练管理团队便于管理和安排演练的空间。操练地点不止一个的情况下特别适用，演练控制室应该支持团队有效地管理演练。

3. 检查所有设备

在操练前一天检查所有设备，保证所有系统都已启动并正常运行。注意测试参与人员和操练管理团队的沟通联系，包括操练控制者、促进者和评估者之间的沟通联系。

4. 操练管理团队的演练前简报

操练管理团队评估人员务必确保每个参与人员都了解操练期间自己的角色和责任。简报的目的是审查操练流程，贯穿操练当天的议程和流程。会议的性质和时长取决于团队的经验和技能。评估人员的简报是确保减小观察到的行动与预期结果之间的差距的关键。协助者和评估者也应该清楚自己的位置、相关安全注意事项，以及自己应该在什么时候干预操练。除认为某项行动不安全外，操练管理团队通常不会在操练结束前给出反馈。

二、操练的实施

操练当天应完成所有的计划和准备工作，操练实施的重点为进行模拟操练。操练的具体步骤如下。

（一）发布演练简报

简报应在演练开始前发布，由演练控制人员负责，应涵盖成功演练所需的所有信息和说明。

（二）下达操练开始命令

操练命令用于设置场景，提供有关情况的背景信息以及在操练开始之前采取的任何行动。开始命令应该包括一个具体的指令，该指令应该触发参与人员根据他们的SOP或响应计划采取行动。下达操练开始命令之后，操练通常会自行运行，因为命令会激活响应或动作。命令可以采取多种形式，包括但不限于参演人员的行动、广播、电视广播、现场情况报告或电话、电子邮件。

（三）操练进行

第一次开始命令应激活正在测试和评估的功能或操作。操练参与辅导人员在这个过程中发挥着关键作用，因为他们可以与参与人员直接沟通，并且扮演设定的角色。辅导人员还与演练控制人员直接联系，让参与人员随时了解演练的进展情况。如果操练领导人员决定有必要重新指导演练，则辅导人员或参与人员应按照指示发布必要的临时命令。演练控制人员和评估人员将使用命令矩阵来指导命令的发布并跟踪参与人员的反应。评估人员应处于操练战略位置，以观察和获取汇报会议的反馈，并且在必要时充当安全辅导人员。演练控制人员有责任管理演练并指导演练管理团队。演练指挥人员将保持对演练的战略和操作控制，与协调人员和评估人员核对，并根据需要与操练领导人员讨论在操练过程中出现的突发情况。

（四）获取操练结果

在操练过程中，由一名或多名评估人员来记录操练过程中所有行动、决定、结果、关键命令和状况。在大多数情况下，使用评估观察模板完成评估，其中需列明预期的结果或行动。

（五）结束演练

操练控制人员将在以下情况下宣布演练结束：发布终止命令、达成任务目标、超过操练规定的时间或突发意外。

（六）操练即时汇报

每次操练都应以立即汇报结束，让参与人员有机会表达他们对操练的直接感受。这种汇报通常由首席评估人员协助完成。如果有需要，评估人员可以在多个地点同时进行评估。汇报的目的和方法将根据规划阶段的操练目标确定。理想情况下，操练汇报过程包括参与人员和评估人员的反馈以及前进方向或行动计划过程。

（七）结束操练响应

汇报结束后完成整个流程，可以由操练负责人以非正式的方式完成，也可以在与各方商定的情况下正式完成。可根据操练结果举行颁发证书的仪式和召开新闻发布会。

三、操练后的总结汇报和反馈

操练结束后，操练主管、首席评估人员和操练控制人员负责起草演练报告并关闭或恢复所有项目设施。

（一）向操练管理团队汇报

举行操练管理团队汇报会的目的是评判演练计划和实施的全流程，并确定完成操练报告的职责和时间表，为类似的未来项目积累经验和教训。

（二）对上级的初步报告

向领导汇报的目的是向高级管理层报告演练的结果，分享演练的初步成果，包括挑战、成就和建议，为操练提出建议或行动计划，以获得高层支持。

（三）操练报告

该报告将由首席评估人员和操练控制人员共同完成，参考来自协调人员和观察人员的汇报记录和报告。操练的记录提供了对操练的概述，以及重要的关键成就、挑战和对领导层的建议。操练报告旨在确保将经验教训纳入工作计划，并根据关键建议采取行动。如果演练得到外部支持，演练管理团队还应编写一份简短的任务报告。该报告应涵盖项目实施的经验教训和未来有机会开展的演练活动。

（四）关闭操练项目

演练完成后应确保所有操练场景道具和后勤工作都完成并关闭操练项目。

（杜广泓）

第四节　功能性演练

功能性演练可测试应急管理系统的主要功能和整体表现，大致分为演练准备、演练实施和演练结束后汇报三个环节。

一、演练准备

起草、审查并最终确定好演练材料后，就需要布置演练场地和控制室，并由演练管理小组做好演练的布置工作。

（一）演练场地设置

由于大多数功能性演练是对当前协调安排的测试，所以应使用指定的应急场地。如果需要，也可以根据应对计划设立一个替代场地。

如果需要的话，可以将酒店的宴会厅或会议场所改造成适宜演练的场所，以确保指定区域复制办公地点和会议室。

（二）演练控制室设置

每次演练都应为演练管理小组提供一个专门的空间。为了使演练管理团队能够有效地管理演练，这个空间（办公室、房间、帐篷或其他合适的场所）要与演练参与人员分开。它应该包含演练管理团队为实施演练所准备的所有设备、材料和资源。

（三）检查所有设备

所有设备（电话、笔记本电脑、打印机、互联网、Wi-Fi等）应在演练前一天检查信息传递所需的材料、系统和耗材，以确保它们正常运行。必须测试参与人员之间以及演练管理团队内部的通信连接，包括演练控制人员、主持人和评估人员之间的通信连接。

（四）向演练管理小组进行演练前汇报

由演练管理团队举行演练前的简报会，以回顾演练材料，理清实施日的议程和设置，并确保每个人都清楚自己在演练过程中的角色和责任。会议的性质和时长取决于团队的经验和技能。主持人和评估人员还应该清楚自己在演练中的位置、相关的安全问题以及他们应该在何时介入。演练管理团队可能需要穿戴明显的身份标识以表明身份。

二、演练实施

在演练当天，所有的计划和准备工作结束后重点进行模拟演练。功能性演练的关键步骤如下。

（一）欢迎和开场

主持人或首席引导员浏览当天的日程计划，介绍演练管理团队，并要求参与人员进行自我介绍。演练负责人员或主办组织的高级官员可简要概述演练的目的及背景或战略。

经合作伙伴同意，可以举行正式的开幕式。这一决定因具体情况而异，需要与合作伙伴和管理团队进行讨论。

（二）召开简报会

主持人或演练管理人员必须在演练开始前向所有参与人员简要说明，确保每个人都了解演练目的、目标、结构、时间表（议程）、指南和程序。演练手册可以提前分发，也可以在简报会上分发。

（三）演练开始

演练通常从第一次发送事件进展信息（背景故事、当前情况或紧急事件）开始。这是给所有参与人员的一条信息，用于设置场景和模拟点。这可以通过多种形式进行，如幻灯片、电台或电视广播等。

演练小组应该尝试以尽可能接近现实的方式呈现事件信息，使演练参与人员建立对场景的认同，并鼓励从演练一开始就作出真实的反应。

（四）演练的运行/控制

命令表格是演练实施过程中的关键文件。在最初发送事件进展信息后，参与人员将收到更多的事件进展信息，并根据这些内容来采取行动。演练控制人员将释放计划中的事件进展信息，以控制演练的节奏。事件进展信息可分配给特定的演练主持人，随着演练的展开，他们根据指示向参与人员传递和作出回应。根据演练的规模和通信设置的复杂性，可以设立一个指定的通信小组，负责传递、监测和分配参与人员的通信和请求，以便采取进一步行动。演练控制人员的任务是运行和管理演练并指导演练管理团队。控制人员应保持对演练战略和操作的控制，与主持人团队进行核对，并根据需要与演练主管和首席评估人员讨论重大挑战。评估小组观察和监测参与人员的行动、互动和对事件进展信息的反应，以便在汇报研讨会上提出建议。

（五）获取成果

在演练过程中，指派一名或多名评估人员记录所有行动、结果、决策、关键意见和挑战。在大多数情况下，评估是通过对照评估观察模板进行的。该模板列出了预期的成果或行动。

（六）宣布演练结束

当出现以下情况时，主持人（通过命令）将宣布演练结束。

- 他/她对目标已经实现感到满意。
- 已经超过了允许的演练时间。
- 发生了意外中断。

（七）演练汇报

每次演练结束后都要立即进行汇报，这被称为“Hot Wash”，这个过程由首席评估人员主持。第一次汇报的重点是让大家减压，让参与人员有机会对演练作出初步反馈。初步反馈不包括对演练结果的评估。

（八）主要演练汇报

汇报的目的是与参与人员一起回顾演练目标，并收集关于计划、程序、系统和培训方面的成就、挑战和关键差距的反馈。汇报的目的和方法根据计划阶段的演练目标来确定。理想情况下，演练汇报过程包括参与人员和评估人员的反馈，以及未来的方向或行动规划过程。

（九）演练正式结束

汇报结束后演练即刻结束，可以由演练主管非正式地宣布，也可以根据与合作伙伴的约定正式宣布。可以在这个环节为参与人员举行颁发证书仪式和（或）新闻发布会。

三、演练结束后汇报

演练主管、首席评估人员和演练控制人员应负责起草演练报告，并关闭所有的项目管理部门。

（一）演练管理团队的汇报

举行演练管理团队汇报会的目的是反思演练计划和实施，并确认责任和完成演练报告的时间安排。这种非正式的讨论通常由演练主管、首席评估人员或演练控制人员主持，为未来类似的项目积累经验和教训。

（二）向高级官员的初步报告

举行领导汇报会的目的是向高级管理层汇报演练的结果，分享演练的初步结果，包括挑战、成就和建议，也包括获得高层对建议的支持或更好的行动计划工具。

（三）演练报告

报告将由首席评估人员和演练控制人员根据汇报记录以及主持人和观察人员的报告完成。作为演练的记录，报告要对演练进行概述，重点是列出主要成就、挑战和对领导层的建议。做演练报告的目的是确保所总结的经验教训被纳入工作计划，并对主要建议采取落实行动。

（四）结束项目管理

在项目的演练后阶段，务必确保所有演练管理和后勤工作都已完成且所有设备均已关停。

如果演练是在外部资助下进行的，演练管理团队还应向资助组织提供一份简短的任务后报告，该报告需涵盖项目实施的经验教训和演练活动未来的发展方向。

（邹启）

第五节　全方位演练

一、演练开始

选择提前公开宣布开展演练还是开展突击性演练，取决于演练的目的。演练设计人员决定采用何种形式以及何时开始演练后，每位参演人员，都应尽量以真实反应开始，例如，所有受练人员应该通过常规的途径得到告知。

二、输入背景故事

参加现场工作的卫生应急人员必须及时赶赴指定地点，该地点应已构建好一个模拟突发事件的场景（视觉表现的背景故事），以待他们进行响应。通常情况下，突发事件发生时应急管理人员和决策人员很可能不在应急指挥中心或其他指挥场所，管理人员和决策人员在事件发生时应及时赶赴应急指挥中心履行职责。在事件应对有需要时应成立现场指挥部。

三、演练实施

全方位演练的行动发生地点包括应急指挥中心、一个或多个现场和相关现场指挥部。发生在事件现场和现场指挥部的行动就是应急指挥中心所需响应工作的输入。可以通过多种方式保持行动的持续，包括控制人员输入提前编写好的事件进展信息、从现场发回需要应急指挥中心行动的事件进展信息和行动、对各种事件进展信息和行动的预料外响应等。虽然卫生应急相关的行动并不总需要启动应急指挥中心来统一指挥，但应急管理人员和决策人员必须和现场指挥部的指挥人员进行协作。现场指挥部既可以按照场景要求，通过电台或电话传递事件进展信息，也可以监控事件的发展，传递自主性事件进展信息。

四、注意事项

全方位演练是对逻辑思考的极大考验，很容易忽视细节。设计人员亲赴现场或在大脑中进行 “现场考察”，有助于设计思维过程清晰又富有创造性。通过实地考察，设计人员可以确定潜在的问题并制订出更贴近实际的计划。在大脑中评价场景时应考虑诸多因素，包括场地的选择、场景的管理、人力和资源配置、应急能力、安全保障、赔偿、紧急终止以及媒体利用等。

（马晓薇）

【参考文献】

1. 吴群红， 郝艳华，宁宁. 卫生应急演练的理论与实践指南［M］. 北京：人民卫生出版社，2014.

2. 国务院应急管理办公室. 突发事件应急演练指南（应急办函〔2009〕62号）［Z］. 2009.

3. World Health Organization. WHO simulation exercise manual：a practical guide and tool for planning，conducting and evaluating simulation exercises for outbreaks and public health emergency preparedness and response（2017）.

4. WHO Regional Office for the Western Pacific. Regional Office for the Western Pacific（2009）. Emergency exercise development.

5. 马英涛，张小平，马跃，等. 应急演练方案动态推演系统［J］. 计算机系统应用，2013，22（02）：64-67.

6. 陈瑜平. 浅谈应急演练方案的编写和演练［J］. 安防科技，2012（03）：26-29.

7. 阿拉坦. 捕鼠记——内蒙古防疫运动中的秩序操练与社会展演（1949—1952）［J］. 社会学研究，2017，32（03）：216-241.

8. 唐和平. 企业应急演练的组织与实施［J］. 现代职业安全，2020（12）：20-23.

9. 中国疾病预防控制中心. 卫生应急演练技术指南（2013版）［Z］. 2013.

第五章　演练的评估

应急演练评估主要是根据应急管理能力的要求与应急演练的目标，对参演人员完成关键任务的表现进行评估并提出改进建议，是提高应急能力和水平、实现应急演练目的的重要环节。所有应急演练活动都应进行演练评估。

第一节　关于评估

一、评估的含义

演练评估是应急演练中的重要环节，是对演练活动进行评判、对改进工作提出建议的过程。演练评估的过程是由评估人员在认真准备的基础上，细致观察演练行为、全面分析演练记录及相关资料，通过对比参演人员表现与演练目标要求，对演练活动及其组织过程进行全面分析和反思，作出客观评价，并撰写应急演练评估报告的过程。

二、评估的任务

应急演练活动是一个持续的过程，在演练正式实施前很长时间就已经开始并一直延续到演练结束后，直到需要的改进都已经落实或提出的建议被采纳才宣告结束。同样，评估工作也不是演练行动结束时才启动，而是在演练目标确定后就已经启动了。

演练评估工作包括对演练活动的评估和对演练组织活动的评估。对演练活动的评估是演练评估的主要任务，对参演人员演练活动的评估是演练评估的核心。在应急演练的不同阶段，评估工作有不同的任务目标。完整的演练评估工作应包括表5-1中所列的主要任务，实际评估工作中可根据演练具体情况予以调整。

表 5-1　演练评估的主要任务

演练过程	演练前		演练中	演练后	
	演练设计阶段	演练准备阶段	演练实施阶段	演练评估与改进阶段	
演练评估工作	①确立评估组 ②选出评估组组长	①制订评估计划 ②编写评估文件（评估手册、评估表） ③组建评估团队（招募、分配和培训评估人员）	①观察：记录参演人员的行动 ②判断：对参演人员的行为作出初步判断 ③讨论：参加热反馈	①研讨：参加演练后研讨会 ②分析：分析演练问题、反思不足 ③报告：撰写和提交评估报告	跟踪改进工作（可不作为评估组的任务）

三、评估的意义

应急演练评估是一个从获取事实到评价事实，再到提出建议的过程。为了保持应急管理系统的有效性，不断提升应急管理能力，演练组织部门通过演练对应急预案、应急响应机制、人员、方案、程序、装备和设施进行测试检验。完整的评估有助于了解以下内容。

- 演练是否达成目标。
- 应急预案和处置规程需改进的环节。
- 应急管理系统需完善的方面。
- 应急装备与物资配置需加强的部分。
- 应急培训与人员配置的不足。
- 后续需开展的针对性培训和演练。

演练评估的根本意义在于帮助演练的组织人员和参演人员提升相关工作能力。组织人员通过反思演练组织过程中存在的问题、可改进的环节，不断完善应急演练的流程与方法，提高应急演练的实用性和适用性，提升应急管理能力和应急演练组织能力。参演人员通过发现演练过程中存在的问题，触发对自身应急工作和应急能力发展的反思，促进形成准确的实际行动需求，从而不断积累应急处置经验，提高解决实际问题的能力。

第二节 评估方法

演练评估方法是开展演练评估工作的基础，是确保应急演练评估顺利完成的第一步。建立演练评估方法包括制订评估方案、组建评估组、开发评估工具以及开展评估行动等内容。

一、制订评估方案

为提高应急演练工作质量，应提前编制应急演练评估方案，为应急演练评估工作确立行动指南。评估方案以演练方案为主要依据，由预订的评估组组长组织评估人员制订。

演练评估方案包括以下几点要素。

• 演练信息：概述此次演练目的和目标、演练情境，应急响应行动与处置措施等。

• 评估内容：对照演练目标，制订包括应急演练指挥、决策和执行，信息沟通与媒体应对，以及演练组织行为等方面的评估内容。

• 评估标准：根据我国突发事件处置相关法律法规，参考国内外处置突发事件标准程序，对照应急预案要求及演练方案建立评估标准。

• 评估程序：针对评估过程所作的程序性规定，保证评估结果的准确性。

• 评估人员：确立评估团队组织架构与工作职责。

• 附件：演练评估需要用到的表格及工具、通讯录等。

二、组建评估组

组建评估组主要是为了确立评估组负责人与评估人员，明确各自任务与责任，为评估工作提供组织与人员保障。

演练设计阶段应先成立设计团队，演练设计团队组建后尽快组建演练评估团队。可任命设计团队中的一员为评估组负责人或首席评估人员，由其负责筛选评估组的成员。

（一）评估组

1. 评估组的组成

应急演练评估组可由上级部门组建，也可由演练组织人员自行组建，还可邀请第三方专家或机构负责组建。评估组的规模和人员组成根据演练类型、演练目的、演练规模、演练复杂性和人员可获得性确定。演练评估组规模需与演练规模匹配，从而对演练目标的实现情况、参演组织和参演人员的表现作出全面评估。

小规模演练中，演练目标、参与机构及参演人员较少，评估人员的观察位置数量有限，评估组规模可以较小，仅需要1名评估组组长和3～6名评估人员即可。评估人员直接向评估组组长汇报。大规模演练中，演练目标、参与机构及参演人员较多，通常需要规模较大的评估队伍，并配置评估队伍总负责人和多名评估小组组长，评估队伍总负责人通过指导评估小组组长和评估人员完成演练评估任务。此时，制作一个评估工作组织结构图有助于评估工作的开展。

2. 评估组的组织构架

评估组的组织构架对评估的过程影响极大，在确定评估组的组织构架时需要考虑以下内容。

（1）评估人员的数量。

（2）评估人员是否具备相关评估经验和知识。

（3）是否需要在多个演练场地配置评估人员（即评估小组）。

（4）具体组织构架（评估组总负责人、评估小组负责人、评估人员）。

（5）评估人员间如何进行沟通和交流。

（二）评估组组长

评估组组长是演练评估工作的关键角色。启动演练设计后应尽早选择和确定评估组组长，这有助于保证评估工作顺利完成，有助于保持评估的完整性，确保至少有一个人能为评估工作投入时间和精力。

评估组组长需要熟悉应急预案、政策、程序和目标，熟悉突发事件指挥系统以及应急决策制订过程，熟悉与演练相关部门间的沟通协调方式方法，同时需具备管理能力和一定的分析技能，能够督查指导评估人员完成评估工作，也能对演练目标进行充分客观的分析。其基本职责是：建立评估方法；组建、培训和管理评估小组；领导和组织演练评估工作；组织撰写和提交评估报告。

评估组组长应该由应急管理评估专家，或者具有演练评估、管理、演练设计或实施、培训或教育等方面经验的专业技术人员担任。评估组组长可以从演练设计团队成员中选择，也可以从演练设计团队外选择。

（三）评估人员

1. 评估人员的选择

评估组组长负责组建评估团队和选择评估人员。评估人员应拥有特定的技能和个人特质，基本要求如下。

（1）熟悉应急演练评估方式和方法，具有相关专业知识。

（2）熟悉待评估的相关专业和领域。

（3）熟悉应急预案、国家有关应急管理方针、政策、法律法规和应急响应标准。

（4）具有突发事件应急处置经验。

（5）洞察力敏锐，具有诚实、客观、公正和专注的工作态度。

（6）了解应急演练活动实施过程并熟悉演练活动文件内容。

（7）服从评估工作安排并能够对本人的评估结论负责。

除安排指定的评估人员外，通常还可以考虑从本单位不参加演练的应急人员、职业评估人员、政府官员、大学教职人员、公益组织人员以及其他人员（如社区工作人员）中选取评估人员。

评估人员的基本职责包括：理解演练的概念和熟悉演练场景；掌握收集信息的方式方法；观察参演人员的讨论、决策与行动；参加热反馈和事后评估会议；分析演练行动，撰写演练后评估报告。

2. 评估人员的培训

针对评估人员的培训通常可通过研讨会的方式进行，会议的安排和时长取决于评估员的经验和技能。大部分评估人员在培训时应掌握演练场景、实施原则、演练目标、评估的要求和程序、评估表格等信息或内容。非相关机构或组织的评估人员还需了解该机构或组织的基本信息。

3. 评估人员的评估技巧

评估人员的存在可能会影响参与人员的行为，进而影响数据和信息的准确性，评估人员应尽量不惹人注意和保持低调，并运用一定评估技巧完成评估任务。通常可采用以下技巧来进行有效评估。

（1）演练前即到达指定位置，但直到参演人员完全进入状态再开始记录。

（2）根据演练评估表来评价演练目标是否实现。

（3）对观察到的关键行动进行详细记录。

（4）如果在某一场地指派多名评估人员，需要合理分工，确保所有参演人员的行动都能得到详细记录和评估。

（5）靠近参演人员中的决策者。

（6）把观察和评估的重点放在关键行动上。

三、开发评估工具

（一）评估标准

开发演练评估工具的第一步是建立评估标准。评估标准与演练目标以及预期行动密切相关。演练设计启动时就应确定演练目的。在演练设计阶段，演练目的在各个演练场景中被拆分为更小的单元， 即演练目标和预期行动。将演练目标清晰和准确地表述为可观察和测量的行为，同时基于预期行动的角度制订特定的观察要点和评估措施，从而形成评估标准。

（二）评估工具包

1. 评估工具的类型

评估工具包是评估方案的重要组成部分，包括演练目标与观察要点列表、演练评估表等。演练目标与观察要点列表一般用于明确演练评估的标准。演练评估表是为评估工作提供观察、收集数据和捕捉行动表现的统一标准化工具，能够为演练评估提供指导方针和标准流程，是评估人员观察演练的指南。合格的评估表既要有是否达到某项要求的判断，也要有对参演人员行为的描述性记录。

常用的评估表包括评估人员记录表、关键事件响应记录表、问题日志、演练后简报日志、演练设计和实施评价表等。

（1）关键事件监控：演练场景中可能包含强调应急预案、实施方案中某一特定内容的事件，这些事件被称为关键事件，评估人员应特别关注这些事件。当关键事件信息被输入后，评估人员应仔细监控受练人员对该事件的所有响应，并记录在关键事件响应记录表中。

（2）问题日志：问题日志用于控制人员、受练人员、评估人员和模拟人员记录观察到的可能导致出现问题的行动。当观察到这类问题时，各类人员应时刻意识到：有些看起来像是方案和程序本身不足导致的问题，实际上可能是受练人员或模拟人员的失误造成的。

2. 评估工具的使用

评估所需的数据可通过各种工具来收集，不同的评估阶段对评估任务和工作要求有所差异，因此评估工具的使用应结合演练阶段的具体情况来考虑（见表5–2）。

表 5–2 评估工具的使用

时间	演练前	演练中	演练后	
评估步骤	演练评估准备	观察收集数据	汇总分析数据	起草评估报告 召开评估会议 提出改进建议 完成评估报告 跟踪督导改进
评估工具	演练目标 演练计划和相关应急预案 观察要点列表	评估人员记录表或日志 关键事件响应记录表	演练评估表	评估报告数据表 参演人员反馈表 演练后简报日志 演练设计和实施评价表

四、开展评估行动

评估的具体行动就是观察和记录，评估组组长可通过以下步骤指导评估人员开展工作。

- 共同回顾演练目标、细节事件和预期行动。
- 强调将参演人员的响应行动和决策看作被观察对象，不要关注参演人员本身。
- 明确评估人员应处的观察位置。
- 向评估人员介绍负责观察的预期行动。
- 必要时提供观察要点。
- 提供评估表。

第三节　总结报告

演练结束后应立即召开会议，对演练过程进行回顾总结，并形成相应总结报告。

一、演练后会议

演练后会议有两种形式：热反馈和评估组会议。

（一）热反馈

演练结束后，趁大家对演练有清晰的记忆时征集大家对演练的评价，应立即组织参演人员进行一个非正式的简短口头报告会议——“热反馈”，对演练活动进行评估反思。在热反馈中，讨论的重点是参演人员反思在演练过程中展示的长处和需要改进的地方。热反馈过程一般如下。

• 会议主持人简单回顾和总结演练过程，内容包括对演练目标的回顾，以及总体评价演练的情况。

• 会议主持人要求每个参演人员作简要汇报（每人约2分钟，人数较多时可分组汇报）。

• 当参演人员评论自身及他人的表现时，会议主持人应尽力在正面评价和负面评价之间保持平衡，鼓励每个人都发表有贡献性的观点。

• 评估人员应记录简报时的评论（演练后简报日志），作为演练总结报告的一部分。

• 准备一个简单的问卷，供不愿发言和参加集体讨论的参演人员演练后填写。该问卷应包括只需勾选答案的客观性问题，辅以一些关于总体表现的开放式问题，例如，“在紧急集结这个环节，你觉得哪些方面做得好，哪些方面做得不好？”。

• 时刻注意让参演人员的简报围绕主题。简报的目的是参演人员自我评价表现情况，应尽可能引导参演人员专注于自己的表现，并向参演人员解释他们在稍后将有机会参与演练设计的评价，然后在简报结束时提供演练设计和实施评价表。

• 简报主要由参演人员完成，如果评估人员想表达观点，应着重突出演练中积极的方面。

热反馈为评估人员提供澄清某些问题和收集缺失资料和信息的机会，为完成演练组织人员笔记和评估人员填写评估表提供帮助，同时可用于演练后的分析和评估报告的撰写。

（二）评估组会议

召开评估组会议的主要目的是分析演练过程，并准备演练总结报告。

- 演练结束后立即召开评估组会议交换意见。
- 大约一周后召开正式的评估组会议，分析各种信息，编写关于成功和不足的细致描述，分析各项响应数据，讨论每个目标的达成程度。
- 必要时可组织更多会议，分析数据和准备报告。

演练设计团队成员也可参与评估组会议，提供反馈和建议。总体来说，应及时在演练结束后1～4周内准备好演练总结报告（小规模的演练应在1周内，较大规模的演练应在1个月内）。

二、演练总结报告

评估组组长需带领评估组成员一起完成演练后报告。评估组成员的所有发现都应列入演练总结报告。该报告记录了演练的有效性，也将成为设计后续演练、完善应急预案、实施方案和采取改进行动的基础。应将演练总结报告主动提交给各部门的主要负责人和每个参演的机构或组织机构。

（一）报告的形式

总结报告可以采取各种形式。例如，一次小规模的演练可以仅列出参演人员热反馈记录的摘要，后面附一些建议。有时备忘录也可以作为演练总结报告。一次大规模的演练，特别是功能性演练或全方位演练，其报告应该是具体、明确和综合的。

（二）报告的格式

演练总结报告没有固定的报告格式，但一般应按照基本框架来写。报告提纲通常应该包含以下所列主题。

1. 摘要

用1～2页总体概述本报告的主要目的、编写原因、主要内容、使用的评估方法、主要问题和建议。有些人可能只看评估报告的“摘要”部分，因此摘要力求简洁、清楚，一目了然。

2. 背景描述

介绍演练的原因和目的。

3. 演练概述

介绍演练的基本信息，包括演练目的和目标、演练前的准备、参演人员、机构和组织、演练过程等。这部分信息可以是“结构清晰的数据”，也可以用图表的形式展示演练数据。

4. 演练总结

对参演人员热反馈摘要和评估组的发现进行总结，包括演练表现出的能力、得到的经验教训，主要建议等内容。评估组提出的建议应包括应急预案或实施方案需要改进的地方，参演机构需要改进的方面，以及后续培训和演练需求等主要内容。

5. 附录

根据具体情况，可在附录中列出正文没有详细列举的内容，如演练数据分析表、应急处置能力信息展示图表等。

第四节　改进追踪

开展公共卫生应急演练的目的之一是通过演练获得对未来应急工作的改进建议。演练评估的最终目的是改进应急预案和方案，以及改进实施这些方案的行动和程序，同时加强对卫生应急人员的培训和优化资源配置。

一、形成改进工作方案

评估组提出的改进建议内容较多、涉及面较广，可在演练总结报告中概要提及，随后专门撰写改进工作方案。该方案应明确、具体且具有可操作性，要素包括改进工作的目标（短期目标、长期目标）、需要调动的资源或投入的成本及获取途径、具体的改进措施、责任机构（或责任人）和完成日期等。需要强调的是，改进工作目标与演练目标类似，也应该明确改进行动实施的时间和完成的标准。

二、跟踪督促改进

只有改进建议被贯彻落实后，演练才能真正达到目的。跟踪督促改进是演练组织人员在应急演练结束和评估报告完成之后，安排相应人员督促参演人员（或机构）继续解决其中尚未解决的问题或事项，落实整改措施的过程。其主要是监督检查评估报告和改进措施的实施。

（一）跟踪改进

为了确保参演人员（或机构）从演练中获取最大成效，在应急演练评估报告完成之后，演练组织人员、参演人员（或机构）和相关机构应针对演练中暴露出来的问题，按照规定的责任和时限要求予以改进。改进内容可能包括应急预案的修改、卫生应急人员教育和培训的强化、应急装备和物资的更新等。

（二）发布进展

根据跟踪评估报告和改进措施的实施情况，撰写改进措施落实进展的阶段性报告，并将阶段性报告向参演单位定期发布，可以起到了解情况、督促整改的作用。

（钟贤武）

【参考文献】

1. 李雪峰. 应急演练评估指南［M］. 北京：中国人民大学出版社，2018.

2. 李群，代德军. 突发事件应急演练评估方法、技术及系统研究［J］. 中国安全生产科学技术，2016，12（7）：49–54.

3. 朱慧. 重大突发事件应急演练评估方法改进研究——KPI和模糊综合评价法的结合［D］. 北京：首都经济贸易大学，2016.

4. 全国安全生产标准化技术委员会. 生产安全事故应急演练评估规范，AQ/T 9009–2015［S］. 2015.

5. 中国疾病预防控制中心. 卫生应急演练技术指南（2013版）［Z］. 2013.

6. U. S. Department of Homeland Security. Homeland Security Exercise and Evaluation Program（HSEEP）［R］. 2013.

7. 北京市突发事件应急委员会. 关于印发北京市突发事件应急演练实施指南的通知［Z］. 2011.

8. 国务院应急管理办公室. 关于印发突发事件应急演练指南的通知［Z］. 2010.

9. 吴群红，郝艳华，宁宁. 卫生应急演练的理论与实践指南［M］. 北京：人民卫生出版社，2014.

第六章　公共卫生情景构建演练实例

本章节选取了共计15个演练案例：饮用水污染、空气污染、自然灾害疫情和核事故处置等公共卫生类演练案例，新冠病毒感染、登革热、禽流感、诺如病毒感染、埃博拉病毒病、中东呼吸综合征等疾病控制类演练案例，以及生物安全等其他演练案例。读者可切实了解基于情景构建下的公共卫生应急演练，对于各级各类公共卫生演练执行具有指导作用。

本书所有实例均为虚拟案例，其中地名或人名均为虚构，如有雷同纯属巧合。

第一节　卫生防疫类

实例一：饮用水污染突发公共卫生事件联合应急演练

（一）演练概述

近年来，国内饮用水突发公共卫生事件时有发生，全方位提高饮用水污染突发事件的应急处置能力，确保居民生活饮用水卫生与生命安全，亟须开展此项应急演练。本实例演练以载有镉原料的重型槽罐车侧翻，引起水源水污染为背景，结合全市居民实际用水情况，联合卫生健康委员会、水务局等多部门跨区域开展应急演练，通过信息报告、水厂及水泵站卫生学调查、小区末梢管网水调查及采样、会议讨论与总结等各场景模拟实操演练，考查应急队伍应急响应、现场调查、事故处理和个人防护的综合能力。

（二）演练方案

1. 背景

近年来，A市频发饮用水污染突发公共卫生事件。为妥善处置A市饮用水污染突发公共卫生事件，全方位提高饮用水污染突发公共卫生事件的应急处置能力，确保居民生活饮用水卫生与生命安全，根据《中华人民共和国传染病防治法》《A市突发公共卫生事件应急预案》和《A市供水突发事件应急预案》等有关法律法规，结合A市居民实际用水情况，A市卫生健康委员会、水务局等部门拟开展一次饮用水污染突发公共卫生事件联合应急演练。

2. 演练目的

（1）检验饮用水污染突发公共卫生事件发生时，需多部门联动、跨区域协调配合情况下，应急队伍的启动、组织、协调和应变能力。

（2）考查A市应急队伍在饮用水污染突发公共卫生事件应急处置工作中的应急响应、现场调查、事故处理和个人防护四个方面的综合能力。

（3）对此次应急演练进行全方位综合评估，发现不足并及时予以调整，进一步完善联动机制，切实提高应急队伍的组织协调能力和应急处置能力。

（4）强化应急队伍的实战意识，确保同类事件发生时能够迅速、准确、高效、有序地进行应急救援工作，从而保障人民群众身心健康，维护社会稳定。

3. 演练依据

《A市突发公共事件总体应急预案》《A市突发公共卫生事件应急预案》《A市供水突发事件应急预案》《A市突发公共事件医疗卫生救援应急预案》《生活饮用水卫生标准》（GB 5749-2006）和《地表水环境质量标准》（GB 3838-2002）。

4. 演练时间和地点

9月下旬，具体时间、地点待定。

5. 组织与职责

（1）领导小组

①总指挥：A市卫生健康委员会主任。

②副总指挥：A市卫生健康委员会应急办主任、A市疾病预防控制中心主任。

（2）导演组

导演组由4～6人组成，包括A市疾控中心、A市卫生监督所、A市自来水公司的相关人员等，负责与各参演队伍衔接，协调各参演队伍，制订详细的工作流程与演练脚本，合理规划设计演练场地。

（3）演练执行组

演练执行组由4～6人组成，包括A市疾控中心、A市自来水公司的相关人员等，负责演练诸环节参演人员的组织和安排，以及演练程序设定、排练，演练效果评估。

（4）综合保障组

综合保障组由3～5人组成，包括A市疾控中心的相关人员等，负责准备演练相关物资、耗材，搭建场景等。

（5）评估单位与点评专家

①评估单位

评估单位的职责是对演练准备、组织和实施等方面进行全程和全方位的技术点评。

②点评专家

点评专家负责拟定应急演练评估方案；现场演练的评估、技术支持，并及时向领导小组、组织和策划小组反馈意见和建议；撰写演练总结报告等。

6. 观摩单位和人员

A市政府应急办、环保局、水务局、自来水公司相关领导，各区卫生健康局、疾控中心分管领导与具体业务负责人，A市疾控中心及市卫生监督所相关人员邀请兄弟疾控中心前来观摩。

7. 演练内容

（1）事件设定

A市自来水厂X村水厂、Y村一厂、Y村二厂及Z村水厂均以江水为水源，主要供水范围为C区、D区及F区。其中，X村水厂监测发现水源水中镉浓度超标，其他三个水厂均出现类似情况，各水厂立即上报A市自来水公司，自来水公司立即向水投集团报告并逐级上报。市政府要求市卫健委对相关情况展开调查，市卫健委对使用同一水源水的各水厂供水范围进行水质监测，同时调查居民用水和不良反应情况。市政府启动供水突发事件应急预案，市卫健委、水务局等相关部门成立联合应急处置小组，根据各部门的监测结果、采取的措施及效果进行评估，确定下一步的应急措施。

①市卫健委接到应急办指示，立即通知委属相关单位前往现场处理。市疾控中心接到上级指示，召开紧急会议，安排处理水源镉污染事件。市卫生应急小组分成三支小分队，分别对使用四大水厂的出厂水和水源水、取水口的原水及四大水厂所供给居民的管网末梢水进行卫生学调查采样，对事发水厂应对公共卫生突发事件的卫生处置流程进行监督。

自来水公司根据水源水和出厂水镉浓度监测结果启动应急预案，加强应急检测，通过应急投加对水中的镉进行消除。

②经多部门联合运作，水源水中镉浓度已经符合《地表水环境质量标准》（GB 3838-2002）Ⅲ类水质标准。各水厂水源水、出厂水及管网末梢水的镉含量均符合国家标准，其他指标都符合《生活饮用水卫生标准》（GB 5749-2006）中的相关标准。未对居民生活饮用水的正常使用造成影响。

（2）参演单位集结

受练队伍于10时集结完毕，演练现场指挥向演练总指挥报告，请示启动演练。演练总指挥宣布演练开始。之后，各集结队伍解散，按演练情境需求更换服装和防护装备，进入演练场景。

8. 情境设计

（1）演练启动

地点：演练现场。

时间：10：00—10：20，共20分钟。

内容：各队准备完毕，演练总指挥宣布演练开始。

（2）现场演练

表 6–1　现场演练情景

项目	情景1	情景2	情景3	情景4	情景5	情景6
演练地点	模拟自来水公司办公室	模拟市疾控中心	模拟现场	模拟现场	模拟居民区	模拟会议室
演练内容	水厂监测发现镉超标，自来水公司、水投集团向上级报告自来水公司	市疾控中心接到上级指示，召开紧急会议，处理水源镉污染	市应急小组第一分队奔赴水厂现场进行卫生学调查	市疾控中心、市卫监所等部门前往水泵站调查	市疾控中心、区疾控中心前往居民区进行管网水调查与采样	召开各部门的讨论会议，宣布污染事件应急处置结束
演练人员	自来水公司	市疾控中心	市疾控中心、市卫生监督所、自来水公司	市疾控中心、市卫监所	市疾控中心、辖区疾控中心	市疾控中心、卫监所，区疾控中心，自来水公司
演练时间	5分钟	5分钟	20分钟	10分钟	10分钟	5分钟
备注	模拟	模拟	模拟、操作	模拟、操作	模拟、操作	模拟

（3）演练结束

时间：11：15—11：40，共25分钟。

内容：宣布演练结束，请专家点评和领导指示。

9. 演练流程

表 6–2　A 市饮用水污染突发公共卫生事件联合应急演练脚本

序号	场景	场景内容	解说词
1	队伍集结（10分钟）	队伍按方案设定列队在主席台前，领导讲话	主持人介绍演练背景、参演队伍和观摩嘉宾
2	总指挥宣布演练开始（5分钟）	总指挥宣布演练开始 （退场时播放背景音乐）	演练现场指挥：报告总指挥，A市饮用水污染突发公共卫生事件联合应急演练准备工作就绪，队伍集合完毕，请指示！ 总指挥：演练开始！ 演练现场指挥：是！ 演练现场指挥面向参演队伍：请各参演单位按方案进行演练。 各演练组组员有序退场，准备演练。

续表

序号	场景	场景内容	解说词
3	主持人介绍情景设计（5分钟）	主持人介绍情景设计	A市自来水公司取水泵站为取水能力达到350万立方米每日的大型取水泵站，所取水源水分别供给A市自来水公司下属的X村水厂、Y村一厂、Y村二厂及Z村水厂使用，自来水的供应范围覆盖了C区、D区及F区的大部分区域。 9月18日4时，一辆载有40吨镉原料的重型槽罐车行驶至水源水流域时，突然侧翻，倾倒出大量镉原料。 9月18日8时，取水泵站实时监测发现水源水中镉浓度达到0.045mg/L，超过地表水国家Ⅱ类标准8倍。上午8：30，X村水厂首次检测到入厂水源水镉浓度达0.038mg/L，超过Ⅱ类标准6倍多；出厂水暂未出现镉超标的情况，镉浓度仍小于检出限值，符合国家标准要求。Y村一厂、Y村二厂及Z村水厂均出现类似X村水厂的情况。 根据《卫生部突发中毒事件卫生应急预案》《A市供水突发事件应急预案》规定，突发事件监测机构、有关单位发现中毒事件后，应当在2小时内向所在地县级人民政府以及行政主管部门报告；接到报告的部门应当在2小时内向本级人民政府和上级行政主管部门报告。 发现污染后，各水厂第一时间向市自来水公司报告，市自来水公司立即启动了供水水质突发事件应急预案。
4	市水务系统接报（3分钟）背景板：接报室	市自来水公司收到X村等水厂关于水源水镉污染的情况报告后，向上级主管部门进行污染情况报告，并组织各水厂按照应急预案开展污染应急处置工作	市自来水公司：喂，你好，我是市自来水公司应急办的，现在有突发水质污染情况向你们报告。今天上午8：30，我公司X村水厂、Y村一厂和Y村二厂、Z村水厂监测到入厂水源水出现镉浓度超标现象，其中X村水厂水源水的镉浓度达到0.038mg/L，超过国家标准6.6倍，出厂水暂未出现镉超标的情况，镉浓度仍小于检出限值，符合国家标准要求。目前我公司已经启动供水水质突发事件应急预案，正在组织各水厂按照预案要求开展应急处置工作。特此报告，请指示。 市水务投资集团有限公司：好的，请你们做好污染应急处置和水质监测工作，并随时向我们报告事件进展情况。我们会马上向市水务局报告这次事件的情况。 市自来水公司：好的。

续表

序号	场景	场景内容	解说词
5	市水务系统接报（2分钟） 背景板：接报室	市水投集团向市水务局报告	市水务投资集团有限公司：喂，你好，我是市水务投资集团有限公司应急办的。我们刚刚接到市自来水公司的报告，今天上午8：30X村水厂、Y村一厂和Y村二厂、Z村水厂出现原水镉超标现象，其中X村水厂原水的镉浓度达到0.038mg/L，超过国家标准6.6倍，出厂水暂未出现镉超标的情况，镉浓度仍小于检出限值，符合国家标准要求。市自来水公司已经启动供水水质突发事件应急预案，正在组织各水厂按照预案要求开展应急处置工作。特此报告，请指示。 市水务局：好的，请你们指导市自来水公司尽力尽快做好污染应急处置工作，保障市民饮水安全，并随时向我们报告事件进展情况。 市水务投资集团有限公司：好的。
6	市疾控中心接到上级指示，召开紧急会议，紧急处理水源镉污染事件（5分钟） 背景板：接报室	A市疾控中心负责人：应急部，水源水受到镉污染，致使X村水厂、Y村一厂和Y村二厂、Z村水厂出现镉超标。请你们部门启动水污染应急处理措施，结合实际事件特征，组织环境卫生、流行病学调查，与实验室专业人员开展应急监测、调查与评估，并对公众进行饮用水健康教育。 A市疾控中心应急处理组组长：收到指示。我处将与区疾控中心相关部门组成三个应急小分队，具体如下：第一，A市应急小组联合相邻市疾控中心、市卫生监督所兵分三路进行调查，第一小分队，联合市卫生监督所负责对使用水源水的水厂开展调查和采样；第二小分队，联合相邻市疾控中心负责水源水和取水泵站的现场调查，采集水源水水样；第三小分队，负责C区、D区及F区的居民现场调查和管网末梢水及二次供水的调查与采样。第二，在应急处置期间，各应急小分队对X村水厂、Y村一厂、Y村二厂和Z村水厂四个水厂的水源水、出厂水、管网末梢水及取水口的水每小时进行一次镉监测。 A市疾控中心负责人：好，同时结合事件的性质、受累人数、事件原因、已采取的措施、事件的发展变化、事态评估等形成初步报告、进程报告上报应急办。最后在确认事件终止后2周内，对事件的发生和处置情况进行总结，上报给应急办。 A市疾控中心应急处理组组长：好的。	【对白开始前】 与此同时，市卫健委通知市疾控中心立刻对水源水污染事件展开调查，并向邻近市卫健委通报有关情况，A市疾控中心接到指示后，中心的主管领导、应急部门与饮用水卫生部制定处置方案，并将相应的情况通知C区、D区及F区工作人员，督促其做好监测调查工作。

续表

序号	场景	场景内容	解说词
7	市政府应急办紧急召开应急工作会议，成立应急工作小组（5分钟）背景板：应急指挥部	市政府水污染应急指挥部：各位，上午好，18日凌晨某流域发生镉污染事件，今天上午，市自来水公司下属X村水厂、Y村一厂和Y村二厂、Z村水厂四个水厂出现原水镉含量严重超标的情况。现根据《A市供水突发事件应急预案》成立应急指挥部，副市长任应急总指挥，水务部门和市政府应急办负责人任副总指挥。现各部门汇报处理方案及下一步建议。 市水务局：根据化学物的性质，结合泄漏所在地的气温、风向、风速、气压、潮汐时间以及水体深度、宽度等，估测该泄漏污染物在8点左右进入取水口。市自来水公司下属X村水厂、Y村一厂和Y村二厂、Z村水厂分别于今天上午8：30左右检测出水源水镉超标，其他指标未出现超标情况。9：30，X村水厂最新的检测数据显示原水镉浓度为0.035mg/L，出厂水镉浓度小于检出限值，其他指标未发现超标。目前水厂化验人员正在采用快速检测方法每15分钟对原水、待滤水和出厂水进行一次镉项目的检测。应急处置方面，水厂正在采用碱性沉淀法对原水进行强化混凝处理，通过减少原水管上水量来延长混凝时间，投加氢氧化钠将原水pH值调至9.0以上，增大混凝剂和助凝剂的投加量，强化混凝效果、尽量降低待滤水的浊度。通过强化混凝方法可以在水厂现有的净水处理工艺基础上去除大部分的镉，目前出厂水未出现镉超标的情况。 市卫健委：市卫健委将组成三支应急分队联合市与邻近市疾控中心对受影响的水厂、可能被污染的小区管网末梢水、取水口水中的镉每小时监测一次，由于自来水公司采取了除镉措施，我们将对出厂水中的铁和铝每小时监测一次，同时，我们已与医院、街道建立监测系统，若居民因饮用自来水出现身体不适或发现自来水出现异常，立即向我部汇报。我们将对水厂包括“二证”持证情况；各类净水剂产品卫生许可资料以及供水管理单位卫生管理规章制度及执行情况；水质净化工艺流程、管网布局以及供水管线、供水设备、设施的卫生防护情况进行检查。 市环保局：会后，我局将采取以下措施：（1）立即成立应急工作小组；（2）立即与邻近市环保部门联系，了解	下面这个场景为市政府应急办召开紧急会议，介绍事件起因，听取各部门的处置意见，并对此次事件的处置作出指示。根据《A市人民政府办公厅关于印发A市供水突发事件应急预案的通知》要求，当发生饮用水污染突发事件时，市政府成立市供水应急指挥部，下设办公室在水务局，市政府应急办、市水务局、市卫健委、市环保局、水投集团、各供水企业、市交委和市城管委等作为成员单位参与水污染事件的应对工作。

续表

序号	场景	场景内容	解说词
		与核实是否发生了相关污染事件，并进一步追踪有关处理处置情况；（3）立即组织开展水源地的加密监测工作，直至水源水不再出现镉超标的情况；（4）有关情况及时报告市政府应急工作小组。 市政府水污染应急指挥部：好，第一，水务局务必要求自来水公司根据水源水镉含量，采取相应的措施，消除水中的镉，确保出厂水的安全卫生，同时确保居民的正常用水。卫生健康委员会加强对沿岸居民与渔民的宣传教育，切勿捕捞河中被污染的鱼虾并食用，勿饮用河水。第二，市卫生健康委员会加强对水源水、出厂水和管网末梢水中的镉实施监测，确保出厂水的卫生安全，及时发现卫生隐患。第三，环保局要加强对类似高污染企业的排查，避免此类事件再次发生。	
8	市应急小组第一分队奔赴现场进行卫生学调查（5分钟） 背景板：水厂	A市应急小组第一分队：你好！我们是A市疾控中心和A市卫生监督所的工作人员，这是我们的工作证，请问您是X村水厂负责人吗? X村水厂负责人：你好，我是负责人。 A市应急小组第一分队：据通报，因江水受到镉污染，导致你厂水源水镉严重超标，我中心与卫生监督所须对水厂水源水和出厂水水质情况进行调查。 X村水厂负责人：好的。 A市应急小组第一分队：我们想了解一下你们水厂所波及的人口分布信息，包括暴露人群的分布与数量。 X村水厂负责人：好的，这是你们需要的资料信息。 A市应急小组第一分队：你们的设计供水能力是多少? X村水厂负责人：设计供水能力为100万立方米每日。 A市应急小组第一分队：处理工艺流程是怎样的? X村水厂负责人：采用常规处理工艺，包括混凝、沉淀、过滤、消毒四个步骤。 A市应急小组第一分队：用什么消毒剂? X村水厂负责人：液态氯。 （A市应急小组第一分队做看资料状）	下面我们将看到的场景是：上午10：30，A市应急小组兵分三路到达现场调查采样点，进行卫生学调查采样。 对白前解说：现在我们看到的是A市应急小组第一分队，他们已经到达X村水厂，正在向X村水厂的负责人了解情况，并计划对X村水厂的水源水和出厂水进行调查采样。X村水厂位于A市D区，全厂占地面积为18万平方米，其中厂内占地8万平方米，是A市第一间水厂。

续表

序号	场景	场景内容	解说词
		A市应急小组第一分队：请问这次污染发生在什么时间？ X村水厂负责人：我们于8：30首次检测出水源镉超标。 A市应急小组第一分队：现在原水的镉浓度有多高？出厂水有没有出现镉超标情况？ X村水厂负责人：目前最新的检测数据是9：30测得的，原水的镉浓度为0.035mg/L，出厂水小于检出限值。 A市应急小组第一分队：其他指标有没有异常？ X村水厂负责人：其他指标暂未发现超标。 A市应急小组第一分队：你们已经采取了什么措施？ X村水厂负责人：化验人员采用快速检测方法每15分钟对原水、待滤水和出厂水进行一次镉项目的检测。根据自来水公司的应急处置技术指引和公司应急办制订的处置方案，我厂正在采用碱性沉淀法对原水进行强化混凝处理，具体做法是减少原水管上水量，延长混凝时间，投加氢氧化钠，将原水pH值调至9.0以上，并增大混凝剂和助凝剂的投加量来强化混凝效果，尽量降低待滤水的浊度。通过强化混凝方法，以我们现有的净水处理工艺就可以去除原水中大部分的镉，保证出厂水镉含量达标。 市卫生监督所：我们想察看水厂工艺流程、水质检测、卫生管理档案，还有涉水产品的使用及索证情况。 X村水厂负责人：好的，这是我们的相关材料。 市卫生监督所（演示看材料的过程）：谢谢配合，请你们按要求加强水质检测的强度，对敏感指标进行实时监测，一旦发现异常立即采取应急措施。 X村水厂责人：好的。 A市应急小组第一分队：请带我们前往现场看看应急检测和应急处置的情况，并配合我们对原水和出厂水进行采样监测。 X村水厂负责人：好的，请问采样有什么要求？ A市应急小组第一分队：我们需要在二级泵房或距送水泵房最近的水龙头采样。 X村水厂负责人：好的，请跟我来。 X村水厂负责人：现在你们看到的是应急检测和应急投加的现场。	

续表

序号	场景	场景内容	解说词
9	市自来水公司应急检测和应急投加的现场操作（5分钟） 背景板：水厂	市自来水公司应急检测和应急投加的现场操作。	我们看到市自来水公司正在开展水质应急检测工作。他们派出了水质应急监测车和应急小组第一分队来到事故现场，应急小组第一分队成员以应急监测车为检测平台，使用便携式镉检测仪对水样进行快速检测，8分钟就可以完成对水样的检测。除镉项目，应急监测车还可以检测农药残留、生物毒性、苯、甲苯、锰、铁、铝等共28个应急检测项目，全部项目可以在1个小时内完成检测。 应急投加工作采用碱性沉淀法对原水进行强化混凝处理。水厂调度值班人员已经根据公司调度中心的指令将本厂的取水量降低了30%，运行值班人员正在指挥投加人员投加氢氧化钠，从而将原水的pH值调至9.0以上，并将混凝剂三氯化铁和助凝剂聚丙烯酰胺的投加量比正常情况加大一倍投加。通过强化混凝，水厂可以大幅度降低待滤水的浊度，并将原水中大部分的镉通过沉淀和过滤进行去除。
10	市疾控中心对水厂水源水进行采样操作（5分钟） 背景板：（水厂）	A市应急小组第一分队：我们还需要对你们的水源水进行检测。 X村水厂负责人：好的。 镉应急快速检测的动作演示(约5分钟)。 A市应急小组第一分队(做完动作后)：X村水厂水源水的镉浓度为0.038mg/L，出厂水镉浓度符合《生活饮用水卫生标准》（GB 5749—2006）。	【市疾控进行镉快速检测的同时】 现在我们所看到的是镉快速检测，所使用的仪器为HACH DR890型多参数水质仪，该仪器除了可以快速检测镉以外，还可以检测余氯、砷等19种化学物质。镉快速检测的具体步骤是：首先，开机后取一支比色瓶加水样至10mL标线处，加入ChromaVer3试剂至比色瓶中，盖好瓶盖，摇动数次使充分混合，作为待测溶液。若加入水样中含有Cr^{6+}则会呈紫色，经5分钟的反应时间后，再利用另一支比色瓶加入10mL水样，盖好瓶盖，作为空白溶液，进行空白对照。最后放入待测溶液进行检测。
11	A市疾控中心、市卫监所、邻近市疾控中心人员前往水泵站进行调查（5分钟） 背景板：水泵站	A市应急小组第二分队：你好，我们是A市和邻近市疾控中心的医生，这是我们的工作证，接上级指示，因水源水受到镉污染，我中心需要对水质进行检测和调查,请问您是自来水公司水泵管理所的负责人吗？ A市自来水公司取水泵站管理所负责人：你好，我是负责人。 A市应急小组第二分队：请问你们是何时监测到水源水镉超标的？ A市自来水公司取水泵站管理所负责人：上午8时，我们监测到水中镉浓度达到0.045mg/L，超过地表水国家Ⅱ类标准8倍。	【对白开始前】 接下来我们看到的是A市疾控中心与邻近市疾控中心工作人员组成的应急小组第二分队到达取水泵站管理所，向泵站工作人员了解情况，并计划对取水口的水进行调查和采样。 【对白后解说】 经A市应急小组第二分队对取水泵站及取水点周围环境情况调查发现，上游1 000m至下游100m的水域周边环境整洁，没有工矿企业，没有生活污水排入，无有毒、有害化学品仓库，无堆放矿渣，最近的岸边农业活动在1 000m以外。有一码头在下游1 500km处，近段时间没有装卸货。水面300m范围内，无捕捞、停

续表

序号	场景	场景内容	解说词
		A市应急小组第二分队：现在监测浓度是多少？ A市自来水公司取水泵站管理所负责人：现在浓度为0.040 mg/L。 A市应急小组第二分队：有没有监测到其他污染物超标？ A市自来水公司取水泵站管理所负责人：目前没有。 A市应急小组第二分队：你们了解到的污染原因是什么？ A市自来水公司取水泵站管理所负责人：据环保局通报，此次事件是一部载有镉原料的槽罐车侧翻导致水源污染。 A市应急小组第二分队：请问你们所附近是否有其他污染源？ A市自来水公司取水泵站管理所负责人：我们所周围没有污染源。 市卫监所：好的，请出示一下应急投加物资三氯化铁和聚丙烯酰胺的涉水产品卫生许可批件。 A市自来水公司取水泵站管理所负责人：好的，这是卫生许可批件。 市卫监所工作人员：好的，谢谢。（做检查状） 市卫监所工作人员：（还回材料后）谢谢。 A市应急小组第二分队：我们现在需要对水源水的水质进行调查和检测。 A市自来水公司取水泵站管理所负责人：请问有什么要求吗？ A市应急小组第二分队：我们需要在取水点的上游、下游和取水点设置监测点。 A市自来水公司取水泵站管理所负责人：好的，请跟我来！	靠船只和游泳现象，作为重要的航运通道，远处船只往来频繁。取水泵站外围30m范围内的卫生状况良好，无生活居住区，无渗水厕所，无堆放垃圾、粪便、废渣，无污水管道；站内环境整洁，绿化良好，未喷洒有毒有害农药。
12	市疾控中心对水泵站水源水进行采样操作（5分钟） 背景板：（水泵站）	水源水采样操作。	【采样操作的同时】 水源水采样检测的项目有28项。先对微生物指标进行采样，采样时要注意核查采样瓶是否在有效期内，严格执行无菌操作；然后采集一般理化指标、金属指标和挥发酚和氰化物指标等，其中采集容器需要用所采集的水源水反复清洗三次再采集水源水，金属指标采集完后需要立即加入硝酸，另采集酚类指标的容器需加入氢氧化钠。将采集完的样本贴好标签后立即送往实验室进行检测。

续表

序号	场景	场景内容	解说词
13	市疾控中心、C云区疾控中心前往居民区进行管网末梢水调查与采样（3分钟） 背景板：居民区	A市应急小组第三分队：您好！我们是A市与C区疾控中心的医生，小区居民有没有向物业管理处反映自来水出现异常？ 物业管理工作人员：暂时没有居民反映水质异常。 A市应急小组第三分队：若有情况，请立即向疾控中心报告。 物业管理工作人员：好的。 A市应急小组第三分队：接下来我们需要对你们小区的管网末梢水和二次供水进行采样。 物业管理工作人员：请问有什么要求吗？ A市应急小组第三分队：管网末梢水随机选取2栋居民，低层和高层住户各两户。二次供水在供水水箱和出水口处抽取。 物业管理工作人员：好的，请跟我来。	【对白开始前】 现在我们所看到是A市疾控应急小组第三分队到达C区某小区，向小区物业管理工作人员了解情况，对小区居民进行饮用水情况调查，并计划对其管网末梢水进行卫生学调查和采样，同时要求C区疾控中心通知该区医院，若发现疑似因饮用自来水出现不适的病人，立即上报。
14	市疾控中心工作人员前往居民家中进行管网水调查（2分钟） 背景板：居民家	物业管理工作人员：您好，我是小区的物业工作人员，市疾病预防控制中心工作人员需要对居民家里的生活饮用水进行采样和卫生学调查，麻烦您配合一下！ 居民：好的，请进。 A市应急小组第三分队：您好，我们是A市疾病预防控制中心的，这个是我们的工作证（出示证件），我们想了解一下您家的饮用水情况，麻烦您回答几个问题。请问这段时间您一直居住在这个小区吗？ 居民：是的。 A市应急小组第三分队：您平时喝桶装水还是自来水？ 居民：桶装水和自来水都会喝。 A市应急小组第三分队：最近自来水有什么异常吗，有没有颜色改变或异味的情况？ 居民：没有发觉什么异味或者颜色改变。 A市应急小组第三分队：好的，如果发现饮用水出现什么异常情况，请立即向疾控中心、卫生监督所或拨打12320公共卫生热线报告。 居民：好的。 A市应急小组第三分队：现在我们需要采集您家水管内的水样，请您配合。 居民：好的。	

续表

序号	场景	场景内容	解说词
15	市疾控中心进行现场采样（5分钟） 背景板：居民家	管网末梢水采样操作。	【采样操作的同时】 现在大家看到的是A市应急小组第三分队的采样人员对C区某小区住户家的管网末梢水、二次供水进行采样，末梢水和二次供水各采集一个平行样。 首先要将水龙头打开放水3～5分钟，尤其是夜间采样期间，因为夜间可能析出可沉渍于管道的附着物，取样时应放水排出沉淀物。现场对微生物指标采样时，严格实施无菌操作，并核查微生物采样瓶是否在有效期内，采样人员需要戴帽子、口罩和手套，对水龙头进行消毒后取样。采集的样本按照运输要求，加试剂、贴标签、填写现场采样记录表，然后马上将样本带回实验室检测。 根据之前自来水厂检测的结果，计划每隔一小时对取水口，水厂的水源水、出厂水、管网末梢水中的镉进行一次应急检测。由于自来水厂采取的紧急除镉措施，可能导致水中铁含量升高，因此需对水中的铁进行监测，确保出厂水的安全。另采集出厂水和管网末梢水各一个水样作106项全面分析，其余作常规分析，其中现场检测余氯、pH值及浑浊度等指标，其他项目带回实验室检测。
16	水源水镉污染事件的总结报告（5分钟） 背景板：应急指挥部	市政府应急指挥部：面对水源水镉污染事件，各个部门积极处置，截至目前，未发现因为此次水源污染引起的镉中毒事件，下面请各部门介绍一下处置情况。 市卫健委：各位领导，市疾控中心于9点接到自来水公司水源水镉污染报告之后，立即成立应急工作小组，10：25到14：25每小时监测一次，14：25到22：25实施每两小时监测一次。监测数据显示，10：25到14：25，水源水的镉浓度逐渐下降，14：25至22：25，水源水中镉浓度符合《地表水环境质量标准》Ⅲ类水质标准，水源水中镉浓度逐渐下降与镉受到水体的混合和稀释等物理净化有关，水中镉浓度呈逐渐降低趋势。截止到22：25，各水厂水源水、出厂水及管网末梢水的镉含量均符合国家标准，其他指标都符合《生活饮用水卫生标准》（GB 5749—2006）中的相关标准。 在此期间，应急小组第三分队前往C区某小区调查居民饮用水情况，针对此次水污染事件建立水污染监测网络，受影响管网的居民未发觉有水质异常情况，居民区附近的医院未接收疑似饮用水中毒病例，街道也未收到相关投诉。经多次检测，四个水厂的水源水、出厂水及管网末梢水均符合国家卫生标准。	【对白开始前】 市政府、市卫健委、水务局和环保局等部门的负责人多次召开会议通报处理情况，下面我们看到的场景是22时25分，根据处理情况，各部门对此次镉污染事件的总结报告会议。

续表

序号	场景	场景内容	解说词
		市水务局：监测发现14：10开始，各段镉浓度达到《地表水环境质量标准》Ⅲ类水质标准，我们通过警示标志与入户宣传的形式对沿岸居民与渔民进行宣传，近期严禁捕捞该流域的水生生物与饮用江水。 市环保局：各位领导，我局于今天上午接到水源水镉污染的报告，立即成立应急工作小组，并按照上级指示，启动紧急预案，及时与邻近市环保部门联系，了解上游镉污染发生、处理等情况，并对水源水进行了加密监测，同时将有关情况及时报告市政府应急工作小组。根据监测结果，目前水源水镉浓度符合《地表水环境质量标准》Ⅲ类水质标准。下一步，我局将进一步加强对A市涉及污染物运输的重点企业进行宣传教育。 市政府应急指挥部：根据各部门的处理和调查情况，造成生活饮用水污染的污染源已被清除，针对饮用水源、净化工艺、供水管网等的各主要控制措施已全部落实，无相关病例出现，水质连续监测3次以上合格。根据水污染处置专家组的意见，水源水镉污染事件得到圆满解决，未对城区居民的生活饮用水造成影响。在这里，感谢各部门的相互配合，同时请各个部门认真总结，根据此次事件，建立相关的预警方案，防患于未然，另外，希望各部门加强对此类事件的应急演练，提高默契度和配合能力。 总指挥：此次突发事件跨地域，集中指挥、多部门参与，多单位配合，在各方的努力下演练工作圆满完成！	
17	专家点评（21分钟）	专家点评。	主持人：下面是专家点评环节，请专家对演练活动进行点评。
18	领导讲话（4分钟）	领导讲话。	主持人：下面有请领导总结发言。

（甄若楠）

实例二：某化学品生产企业发生输气管道毒气泄漏事件应急演练

（一）演练概述

新型化合物不断涌现，全国化学合成品产量也从20世纪50年代的每年700万吨增加到目前每年3亿多吨。化学品产量的快速增加，对促进经济社会发展发挥了举足轻重的作用，但与此同时，化学毒物的种类和数量也在不断增加，人们化学中毒的概率不断提升。化学品与人们的生产生活密切相关。一旦发生化学品泄漏，很有可能造成空气污染事件，导致企业员工和周围群众化学中毒。

为了提高化学中毒事件应急处置能力，打造行动迅速、训练有素的公共卫生应急队伍，为人民的生命健康保驾护航，特开展此项应急演练。本次演练的背景为某化学品生产企业输送化学气体的管道日常维护管理缺失，检修不当，导致大量有毒气体泄漏，造成空气污染，引起该企业员工出现化学中毒现象。市、区级卫生应急队伍进行联动处置的演练，检验应急队伍信息沟通和报告、防护服穿戴、现场区域划分、检伤分类、洗消、现场紧急医学救治、卫生学调查、事故现场空气检测和采样的应急处置综合能力。

（二）演练方案

A市某化学品生产企业发生化学品输送管道毒气泄漏事件应急演练方案。

1. 背景

我国因化学品泄漏或爆炸引起空气污染导致化学中毒的事件偶有发生，此类事件一旦发生将造成人员伤亡和严重经济损失。2003年12月23日，重庆市开县的某天然气井发生天然气井喷失控和硫化氢逸散导致的空气污染，造成井场周围居民和井队职工243人死亡、2 142人中毒住院、6 500余人紧急疏散转移；2015年8月12日，位于天津市滨海新区天津港的瑞海公司危险品仓库发生化学品爆炸事故，除爆炸破坏外，还造成了局部空气污染，最终造成165人遇难、8人失踪、798人受伤；2017年12月12日，烟台开发区鑫广绿环再生资源股份有限公司危险废物处理中心发生毒气泄漏事件，17名工人在处理废料时被溢出气体熏倒，造成5人死亡、12人受伤；2019年3月21日，江苏省盐城市响水县陈家港镇化工园区内江苏天嘉宜化工有限公司发生化学储罐爆炸事故，造成78人死亡、76人重伤、640人住院治疗。

为了提高公共卫生应急队伍处置突发化学中毒事件的实操技能，规范各项防控措施，保障“A市某化学品生产企业发生化学品输送管道毒气泄漏事件应急演练”顺利进行，根据《A市突发化学中毒事件医疗卫生救援应急预案》《A市化学中毒事件医疗卫生救援应急处置作业指导书》等有关文件，特制订本次演练方案。

2. 演练目的

（1）检验市、区卫生应急队伍联合执行突发化学中毒应急处置任务的组织、协调和应变能力。

（2）检验A市及B区卫生应急队员信息沟通和报告、防护服穿戴、现场区域划分、检伤分类、现场洗消、紧急医学救治、卫生学调查、事故现场空气检测和采样的应急处置综合能力。

（3）针对演练过程中发现的问题和不足，进行全面评估，同时完善处置流程和应急预案，保证处置流程和预案的可操作性。

（4）切实提高化学中毒事件应急处置能力，打造“召之即来、来之能战、战之必胜”的卫生应急队伍。

3. 演练依据

《A市突发化学中毒事件医疗卫生救援应急预案》《A市化学中毒事件医疗卫生救援应急处置作业指导书》，以及《突发中毒事件卫生应急处置技术规范总则》（WS/T 679—2020）、《突发中毒事件卫生应急处置人员防护导则》（WS/T 680—2020）。

4. 演练时间和地点

时间：××月××日。

地点：A市某化学品生产企业生产现场。

5. 组织与职责

（1）领导小组

①总指挥：A市卫生健康委员会主任。

②副总指挥：A市卫生健康委员会应急办主任。

（2）导演组（3人）

每个单位1名负责人，包括A市化学中毒应急救援中心、B区疾病预防控制中心、A市某化学品生产企业的相关人员。导演组的职责是协调市、区卫生应急队伍，制订工作方案与演练脚本，合理规划演练流程和场地使用。

（3）演练执行组（6人）

每个单位2名执行负责人，包括A市化学中毒应急救援中心、B区疾病预防控制中心、A市某化学品生产企业的相关人员。演练执行组负责参演人员的工作分配，预选安排场地、住宿、餐饮、会晤等，专家邀请、组织排练以及演练效果评估。

（4）综合保障组（3～5人）

A市化学中毒应急救援中心的工作人员组成综合保障组，负责各演练相关物资、耗材、车辆准备、场景搭建等。

（5）点评专家（3人）

由行业内知名专家作为点评专家，主要负责对演练准备、组织和实施等方面进行全程和全方位的技术点评。

（6）观摩单位和人员

观摩单位和人员包括市卫生健康委员会相关领导、市化学中毒应急救援中心相关人员、各区卫生健康局、各区疾控中心分管领导与具体业务负责人、某化学品生产企业相关人员及市内化工相关企业负责人。

6. 演练准备

（1）公共卫生应急处置队

①防护服

A级防护装备（4套）：A级防护服4件、正压式呼吸器4套（含气瓶8个）、A级防护靴4双。

C级防护装备（10套）：C级防护服10套、全面罩8套、多种气体滤盒8对、防护手套8双、C级防护靴8双。

其他装备：风向标及底座1套、警戒线3卷（红色、黄色、绿色各1卷）、警戒标杆6个，现场调查表2份、喉麦5套（含对讲机5个，调查队员、检测队员和紧急医学救治队员各用1套）。

调查队员着C级防护装备，包括C级防护服、防护手套、C级防护靴、全面罩防毒面罩、喉麦等；检测队员着A级防护装备，包括A级防护服、正压式呼吸器（含气瓶）、A级防护靴、喉麦等。

②检测设备

便携式有毒气体应急检测箱1套（配有抽气筒、延长硅胶管、检测管1批）；各类现场气体快速检测设备×套、大气采样仪 2台（含采气袋、连接管、冲击式吸收管）、三脚架。

③探查设备

无人机3台，其中侦查用无人机1台、现场采样用无人机1台、现场检测用无人机1台，无线监控系统1套。

④着装

演练当天着装：中国卫生应急圆领T恤、中国卫生应急马甲、中国卫生应急夏裤、中国卫生应急帽、军警靴、卫生应急背囊。

（2）紧急医学救援队

①个人防护装备

C级防护服8套、动力送风面罩8套、防护靴8双、防护手套8双、多种气体滤盒8对。

②现场紧急医学救援设备

三通道洗消帐篷1顶（包括电动充气风机、供水管、洗消排污泵），分区地垫4个（红色、黄色、绿色、黑色各1个），超大医疗垃圾袋数个，指示牌（医疗救援、检伤分类、洗消、红黄绿黑区牌），检伤分类箱1个（内装血压计、血糖仪、听诊器、分诊牌、登记表），电源线圈1个，警戒标示带，病人用品（毛巾5条、服装15套、肥皂15块、海绵刷3袋），备2～3套旧病员服（可以剪烂、报废的），大剪刀，便携呼吸机1台，化救应急药箱，一次性丁腈手套，2L的氧瓶1个（带氧表），医疗保障急救箱，除颤仪，心电图机，吸痰机，呼吸机，气管插管箱，救护车载车床1张，担架1副。

③着装

演练当天着装：中国卫生应急圆领T恤、中国卫生应急马甲、中国卫生应急夏裤、中国卫生应急帽、军警靴、卫生应急背囊。

（3）现场布置

搭建主席台、演练区、观摩区。

主席台设宣传活动背景海报，浓烟事故源易拉宝，化学中毒应急相关宣传材料若干、A市化学中毒应急救援中心标牌1个，现场音响、麦克风、饮用水等。

7. 演练议程安排

表6–3　演练议程安排

<table>
<tr><th colspan="2">时间</th><th>内容</th><th>主持人</th><th>地点</th></tr>
<tr><td rowspan="5">××月
××日
上午</td><td>8:00—8:30</td><td>签到</td><td>会务组</td><td rowspan="3">某化学品生产企业生产区域</td></tr>
<tr><td>8:30—9:00</td><td>演练开场
市卫健委领导致辞
化学中毒应急救援中心领导致辞</td><td>会务组</td></tr>
<tr><td>9:00—11:00</td><td>A市化学中毒应急救援中心（化学中毒卫生应急处置队、化学中毒紧急医学救援队）
B区疾病预防控制中心卫生应急队
A市某化学品生产企业安全生产人员</td><td>演练
执行组</td></tr>
<tr><td>11:00—12:00</td><td>专家观摩、记录，根据标准进行评分，并点评总结</td><td></td><td></td></tr>
<tr><td>12:00—13:00</td><td>吃午餐</td><td>会务组</td><td>企业食堂</td></tr>
</table>

续表

时间		内容	主持人	地点
××月××日下午	14:30—17:00	各应急队队长对化学中毒应急处置技能演练进行复盘、总结	演练执行组	企业会议厅
	17:15	散场	会务组	某化学品生产企业门口

8. 任务分工

20××年A市化学中毒事故医疗卫生应急救援现场应急处置技能演练人员及分工如表6-4、6-5所示。

表6-4　A市化学中毒应急救援中心紧急医学救援队分工表

姓名	职务	分工
×××1	队长	组织协调
×××2	副队长	演练队队长、医生A
×××3	副队长	演练队副队长、医生B
×××4	队员	演练队医生C
×××5	队员	演练队护士A
×××6	队员	演练队护士B
×××7	队员	演练队护士C
×××8	队员	演练队帐篷搭建工人A
×××9	队员	演练队帐篷搭建工人B
×××10	队员	演练队帐篷搭建工人C
×××11	队员	演练队帐篷搭建工人D
×××12	队员	演练队帐篷搭建工人E
×××13	队员	演练队帐篷搭建工人F
×××14	队员	物资清点
×××15	队员	物资清点

表6-5　A市化学中毒应急救援中心卫生应急处置队分工表

姓名	职务	分工
×××1	队长	组织协调、联络指挥（现场演练解说）
×××2	副队长	演练队队长
×××3	副队长	主持、解说

续表

姓名	职务	分工
×××4	队员	无人机侦察
×××5	队员	无人机采样
×××6	队员	无人机调查
×××7	队员	现场检测队员1
×××8	队员	现场检测队员2
×××9	队员	现场调查队员1
×××10	队员	现场调查队员2
×××11	队员	后备、协助A级防护服穿脱队员1
×××12	队员	后备、协助A级防护服穿脱队员2
×××13	队员	演练物资准备、清点、装卸（A级）
×××14	队员	演练物资准备、清点、装卸（A级）
×××15	队员	演练物资准备、清点、装卸（C级）
×××16	队员	演练物资准备、清点、装卸（C级）
×××17	队员	现场检测替补
×××18	队员	现场调查替补
×××19	队员	伤员1
×××20	队员	伤员2
×××21	队员	伤员3
×××22	队员	伤员4
×××23	队员	伤员5
×××24	队员	伤员6
×××25	队员	伤员7
×××26	队员	伤员8
×××27	队员	伤员9
×××28	队员	伤员10

表6-6　B区疾控中心卫生应急队分工表

姓名	职务	分工
×××1	队长	组织协调、联络指挥
×××2	队员	调查队员1
×××3	队员	调查队员2
×××4	队员	调查队员3
×××5	队员	调查队员4

（三）演练脚本及解说词

表 6-7　演练脚本及解说词

序号	场景内容	解说词
1	主持人介绍现场嘉宾以及嘉宾致辞	【主持】尊敬的各位领导、专家、嘉宾，十月金秋，清风徐徐。应急演练，磨炼精兵。为了提高化学中毒事故应急处置能力，进一步推动全市化学中毒事故应急救援体系建设，受A市卫生健康委员会委托，我中心现举办20××年A市化学中毒事故医疗卫生应急救援技能演练。 【主持】现在，我们非常荣幸地向大家介绍莅临现场的领导，他们是：A市卫生健康委员会×××，A市卫生健康委员会应急处×××，A市化学中毒应急救援中心×××，A市B区某化学品生产企业×××。 【主持】我们非常荣幸邀请到了国内卫生应急方面的著名专家，他们是：×××、×××、×××，感谢各位专家拨冗指导，你们辛苦了。 【主持】参加本次演练的还有A市化学中毒事件卫生应急处置队，A市化学中毒紧急医学救援队、A市B区疾病预防控制中心卫生应急队、各区卫健局、各区疾控中心分管领导与具体业务负责人、A市B区某化学品生产企业相关人员及市内化工相关企业负责人。我们对大家的到来，表示诚挚的欢迎！ 【主持】有请A市卫生健康委员会×××致辞，掌声欢迎。 【主持】欢迎A市B区某化学品生产企业×××致辞，掌声欢迎。 【主持】欢迎A市化学中毒应急救援中心×××致辞，掌声欢迎。
2	总指挥宣布演练开始	【主持】请本次演练总指挥×××下达演练开始命令。 【总指挥】演练开始！
3	【视频播放+旁白】	A市B区某化学品生产企业输送化学气体的管道日常维护管理缺失，检修不当，导致大量有毒气体泄漏，造成空气污染，引起该生产企业2名巡检工晕倒，9名泄漏管道附近岗位的员工出现咳嗽、胸闷、呼吸困难，该9名轻伤员往边上跑。 企业安全负责人×××发现后马上拨打120等求救电话。A市卫健委应急处核实事件后立即启动《A市突发化学中毒事件医疗卫生救援应急预案》，指令A市化学中毒应急救援中心的化学中毒卫生应急处置队和化学中毒紧急医学救援队立刻出动前往事故现场开展应急救援工作。
4	【场景——事件汇报】	企业安全负责人×××："我是A市B区某化学品生产企业安全负责人，我公司刚刚发生急性化学中毒事件，目录了解大约有11人中毒，请求救援，地址为B区×××。" A市卫生健康委员会应急处通过应急对讲机发布指令："市化学中毒应急救援中心，我是市卫生健康委员会应急办应急处×××，A市B区某化学品生产企业发生化学品中毒事件，请化学中毒卫生应急处置队和化学中毒紧急医学救援队立即前往事故现场开展应急救援工作。" 市化学中毒应急救援中心值班人员："收到。" 市化学中毒应急救援中心值班人员向分管卫生应急工作的中心领导汇报："报告，接市卫生健康委员会应急处通知，A市B区某化学品生产企业发生化学品中毒事件，需派应急队前往处置，请指示。" 中心领导："立即启动我中心卫生应急救援处置预案，请各科室按各自职责分开立即开展救援工作。紧急医学救援队队员和卫生应急救援队准备携带应急装备前往现场开展应急救援工作，请急诊开通绿色通道，通知ICU、呼吸内科等科室做好患者接收准备；后勤设备科立即安排车辆和司机，通知实验检测科做好样品接收、检测准备。" 所有部门人员开始行动。

续表

序号	场景内容	解说词
5	【场景——企业处置】 企业安全生产相关人员立即关闭化学品输送管道阀门，将9名轻度中毒患者集中定点安置，并通知企业全体员工立即疏散到企业内紧急集合点。同时，准备企业的工艺流程、使用的原辅材料、管道输送操作流程等资料。	
6	【场景——任务分派】 市化学中毒应急救援中心致电B区疾控中心："请B区疾控中心立即派应急队前往B区某化学品生产企业进行调查处置，随时反馈现场情况。"同时，化学中毒卫生应急处置队和化学中毒紧急医学救援队的应急执勤队员立即整装集合，收拾装备装车，拉响警报出发。 （以上场景通过视频展示在现场大屏幕上。）	
7	【场景——B区疾控】 B区卫生应急队员先到达事故现场。着C级防护服（主席台前展示穿戴过程），在毒气泄漏管道外观察环境，不进入核心区，并对管理者、目击者和企业员工进行初步调查。	【解说】 B区疾控的卫生应急队员已先到达事故现场进行前期调查。他们着C级防护服（主席台前展示穿戴过程，此步骤原本应在来的路上就穿戴好，但为了展示穿戴过程，调整为现场穿戴），在B区某化学品生产企业毒气泄漏管道外观察环境，不进入核心区，并对管理者、目击者和企业员工进行初步调查。
8	【场景——事前处置】 化学中毒卫生应急处置队和化学中毒紧急医学救援队赶到现场，应急处置队立即在入场处拉起绿色警戒线，同时，紧急医学救援队队员将洗消帐篷从车上卸下。	【解说】 市化学中毒应急救援中心两支队伍已赶到现场，救护车直接开到现场，队员也跑步进入现场，调查队员立即在入场处拉起绿色警戒线，紧急医学救援队正在从救护车上卸下帐篷。

续表

序号	场景内容	解说词
9	【场景——交接汇报】 B区疾控中心队员将情况反馈给市化学中毒卫生应急处置队队长："报告队长，据初步调查，上午10时，B区某化学品生产企业输送化学气体的管道突发毒气泄漏，并造成企业内一定范围的逸散，该生产企业2名巡检工晕倒，9名泄漏管道附近岗位的员工出现咳嗽、胸闷、呼吸困难。现均已集中在紧急集合点等待救治，中毒原因尚不明确。"汇报后开展后续调查工作。	【解说】 我们看到，B区疾控的应急队队员向市化学中毒应急救援中心应急队队长报告了先期调查情况。
10	【场景——防护服穿戴】 化学中毒卫生应急处置队队长："收到，请探查队员立即操作无人机探查现场情况。" 三名无人机操作员立即安装、调试无人机，与此同时，其余所有队员着中国卫生全套装备，调查队员和紧急医学队员携带全套C级防护装备，检测队队员携带A级防护装备，由队长带领跑步进入现场，在主席台前列队。 所有上场队员列队展示穿戴A级和C级防护服。	【解说】 无人机侦察队员调试设备的同时，我们看到两队由队长带领跑步进入现场集结。所有队员正在穿戴防护服。防止无关人员进入事故处置现场。所有队员着中国卫生全套装备，调查队员和紧急医学救援队员穿戴C级防护装备，检测队员穿戴A级防护装备。防护服原本在路上就穿戴好，但为了展示穿戴过程，调整为现场穿戴。
11	【场景——无人机侦查】 探查队员操作侦查无人机起飞，进入事故现场，对现场进行巡回侦查。	【解说】 化学中毒事件一旦发生，救援机构必须在第一时间内掌握事故现场的信息。若现场环境复杂，可操作无人机进入中毒现场，拍摄事故现场的高清画面，还能制订巡查路径规划、智能分析、定点持续监控，实时传输画面至指挥部，为指挥部提供应急救援区域划分、现场救援通道设置、伤员应急救援定位、远程急救等指挥调度提供信息支持。
12	【场景——无人机检测采样】 无人机队员操作携带了快速检测设备和采样设备的2台无人机进入事故核心区，并停在核心区内进行实时检测采样。侦查无人机悬停实时监控。	【解说】 以往的中毒处置均由化学中毒应急救援队员穿着防护服，手持检测采样设备进入事故现场进行检测采样，以确定导致中毒的化学物种类，在中毒事故发生的初期，增加了应急救援人员的人身安全风险，且时效性不足，不能及时获得检测结果反馈给临床救治参考。为此，我们综合考虑了无人机机型特点、安全性、稳定性等因素，自主研究设计了可搭载一套毒物快速检测和采样设备的定制支架，该支架携带检测采样设备以无人机作为飞行载体进入事故现场，最终实现毒物远程检测采样。快速检测设备可通过远程无线监控系统将实时检测数据回传至指挥部，可实时掌握不同区域不同位置的化学毒物种类和浓度，同时，采样仪器可设置延迟采样时间，无人机可停留在指定位置后才开启采样，采集事故现场空气样本，送回后方实验室进行更精确的毒物种类鉴定和浓度测定。

续表

序号	场景内容	解说词
13	【场景】 检测队员1通过喉麦汇报："报告，检测队员准备就绪。" 调查队员1通过喉麦汇报："报告，调查队员准备就绪。" 队长："行动。" 检测队员1携带快速检测仪1台，检测队员2携带装有不同传感器的快速检测仪1台缓慢前往事发点，检测队员1通过喉麦汇报："管道周边氯气浓度为1mg/m^3。"并举手示意。同时，无人机检测队员汇报："无人机无限传输设备显示，氯气浓度为100 mg/m^3。"	【解说】 两名着A级防护服的检测队员，手持快速检测仪正巡检靠近事故现场。虽然我们配备了采样检测无人机，但是为了考查应急队员们穿戴A级防护服处置应急事件的能力，我们仍然保留了人工检测采样的环节。通过人机协同、路空协同，更好地完成应急处置任务，也为如无人机无法起飞等特殊情形下，保证顺利完成检测采样任务做能力储备。
14	【场景——分区设置】 调查队员1拿风向标、调查队员2拿警戒线前往检测人员示意位置，调查队员1竖立风向标，配合调查队员2拉起警戒线，调查队员1通过喉麦汇报："调查队员警戒划区完备。"然后返回安全区。 紧急医学救援队队员立即根据检测队员的检测结果和风向进行现场分区并建立医疗站。医生A和护士A：分区、摆设分区牌。分区牌顺序：医疗区、洗消区、检伤分类区。洗消区牌摆放在洗消帐篷的洗消区中线（黄线，冷区与温区分界线）上。如有病人，立即接诊。医生B和护士B：负责洗消帐篷搭建，所有队员协助，搭建成形后再按相关分工展开。医生C和护士C：医疗区帐篷或地垫搭建，开启急救设备。 注意相互协助，安全、快速建立医疗站，立即投入检伤分类、洗消、现场抢救及后送病人。	【解说】 紧急医学救援队员携带分区牌（医疗区、洗消区、检伤分类区）、物资入场，车床随后。立即在空旷位置搭建洗消帐篷。安全、快速建立医疗站，立即投入检伤分类、洗消、现场抢救及后送病人。 突发中毒事件现场分区划分标准： 隔离区/热区：立即威胁生命和健康的环境，一级和二级突发中毒事件现场的核心区域；区域大小与有毒物质的释放量、毒性、空间、气象条件有关，可通过实时监测或模型分析确定；半径可从数十米至数公里； 防护支援区/温区：热区的周边，远大于热区，该区处置作业时应考虑风向，并尽可能安排在上风向；半径可达数公里范围； 安全支援区/冷区：没有受毒物沾染、沾染浓度不能形成危害的区域；需注意有毒物质扩散的影响，以及处置受害人员时可能产生的二次污染。

续表

序号	场景内容	解说词
15	【场景——采样检测】 调查队员1拿事先安装好的1台大气采样仪（含三脚架、冲击式吸收管、缓冲管、硅胶连接管），调查队员2拿1台大气采样仪（含三脚架、采气袋）到黄线外，调查队员1将设备交给检测队员1，调查队员2将设备交给检测队员2，检测队员1、检测队员2进入核心区进行采样检测。采样检测完后，将仪器设备交回给调查队员1、调查队员2，调查队员1、调查队员2做好记录。检测采样队员和采样检测无人机通过洗消帐篷撤退。无人机用洗消液擦拭，A级防护服队员淋浴洗消，C级防护服队员脱除防护服，并将可重复使用的面罩、检测采样设备等放入统一回收装置内。	【解说】 我们看到检测采样队员已经采集了事故现场空气样本，将送回后方实验室进行更精确的毒物种类鉴定和浓度测定。
16	【场景——现场检伤分类】 医生B和护士B携带检伤分类箱进入检伤分类区，按照简明检伤分类法，通过行动能力检查、呼吸检查、循环检查、意识状态等检查进行快速分检。	【解说】 紧急医学救援队员携带检伤分类箱进入检伤分类区，按照简明检伤分类法，通过行动能力检查、呼吸检查、循环检查、意识状态等检查进行快速分检。按照“先救命、后治病，先重后轻、先急后缓”的原则，分别展示救治红色标志伤病员、黄色标志伤病员、绿色标志伤病员的过程。

续表

序号	场景内容	解说词
17	【场景——现场洗消】 红标一名（假人）：全身大面积皮肤灼伤、咯大量泡沫样痰。立即挂牌优先送入洗消帐篷。 黄标1名：左手臂皮肤灼伤。次优先送入洗消帐篷。 绿标9名：呛咳、流涕、眼痛等。由一名医护人员（卫生检调）安抚、登记，依次后送洗消帐篷。	【解说】 1名红标患者（假人）：全身大面积皮肤灼伤、咯大量泡沫样痰。立即挂牌优先送入洗消帐篷。1名护士负责给红标病人去污、剪衣服，1名医生协助。进入帐篷后用温水冲洗全身以去除污物，充分清洗暴露、易污染部位和毛发，对污染较严重部位可以适当延长冲洗时间。后用洗消液冲洗，再用温水反复冲洗，一般为5～10分钟。进入清洁区更换洁净被单和清洁担架后转运至后续治疗小组。红区医疗负责医护至此区域协助转运病人。黄标1名：左手臂皮肤灼伤。次优先送入洗消帐篷。绿标9名：呛咳、流涕、眼痛等。由一名医护人员（卫生检调）安抚、登记，依次后送洗消帐篷。
18	【场景——现场急救和后送】 红区：（紧急医学救援队2医2护）立即吸氧，建立静脉通道，地塞米松20mg静脉注射，大面积皮肤化学性灼伤予局部处理。处理过程中患者病情加重，出现呼吸困难，立即气管插管接呼吸机后转运至后方中毒救援基地（1医1护陪同送至外场救护车上，然后携带车床返回红区；剩余1医1护在红区整理物资待命）。 黄区：（紧急医学救援队1医）皮肤化学性灼伤予局部处理。红标病人转运走后，可引导该病人走至外场救护车上。医生返回黄区待命。 绿区：（紧急医学救援队1护）绿标病人暂不予特殊处理，观察病情变化，予登记。黄标病人转运走后，可引导该病人走至外场救护车上。护士返回黄区待命。 按照“先救命、后治病，先重后轻、先急后缓”的原则，分别展示救治红色标志病员、黄色标志伤病员、绿色标志伤病员的过程。	【解说】 紧急医学救援队2医2护立即为红标患者吸氧，建立静脉通道，地塞米松20mg静脉注射，大面积皮肤化学性灼伤予局部处理。处理过程中患者病情加重，出现呼吸困难，立即气管插管接呼吸机后转运至后方中毒救援基地（1医1护陪同送至外场救护车上，然后携带车床返回红区；剩余1医1护在红区整理物资待命）。紧急医学救援队1医处理黄标患者皮肤化学性灼伤予局部处理。红标病人转运走后，可引导该病人走至外场救护车上。医生返回黄区待命。紧急医学救援队1名护士处理绿标病人，绿标患者暂不予特殊处理，观察病情变化，予登记。黄标病人转运走后，可引导该病人走至外场救护车上。护士返回黄区待命。

续表

序号	场景内容	解说词
19	【场景——事件报告】 卫生应急处置队、紧急医学救援队完成现场应急处置及清理现场，检查整理器材，候命集队撤离。 调查队员1、调查队员2汇总调查资料，填写初步现场卫生学调查报告后，带队队长向总指挥报告：报告总指挥，所有人员已撤出事故中心区，对事故区空气进行检测，核心区空气快速检测出氯气浓度为100mg/m^3。经现场初步卫生学调查核实，事故原因初步判定某化学品生产企业输送化学气体的管道日常维护管理缺失，检修不当，导致大量氯气泄漏，造成空气污染，造成2人重伤、9人轻伤，11人均已进行紧急医学救治并转运，现场应急救援处置工作完成，请求撤离，报告完毕！ 指挥部总指挥下达命令：“××.××（日期）”化学中毒事故医疗卫生应急救援现场处置任务完成，同意队伍撤离！ 所有队员通过洗消帐篷洗消后撤离。	【解说】 卫生应急救援队、紧急医学救援队完成现场应急处置及清理现场，检查整理器材，候命集队撤离。为了提高化学中毒事故应急处置能力，我们以练代战。通过卫生应急演练，通过市、区联动，我们既加强应急队员的技术动作，也实现市、区共建共享。 在此过程中，我们做到有效保护自己、有效救治伤员、有效保护公众。增强作业人员的应急急救员健康意识，加强现场应急处置能力是防止中毒事故和伤亡的重要手段。通过这样的应急救援现场处置技能实操演练，我们的应急队员召之即来、来之能战、战之必胜！

（四）技术参考资料

1. 检伤分类

目前，现场群体性检伤通常采用“五步检伤法”和“简明检伤分类法”。前者强调检查内容，后者将检伤与分类一起完成。

（1）五步检伤法

①气道检查

首先判定呼吸道是否通畅、有无舌后坠、口咽气管异物梗阻或面部及下颌骨折，并采取相应措施以保持气道通畅。

②呼吸情况

观察是否有自主呼吸、呼吸频率、呼吸深浅或胸廓起伏程度、双侧呼吸运动对称性、双侧呼吸音比较以及患者口唇颜色等。若有疑似呼吸停止、张力性气胸或连枷胸症状，须立即给予人工呼吸、穿刺减压或胸廓固定。

③循环情况

检查桡、股、颈动脉搏动，若可触及则收缩压估计分别为10.7kPa左右。检查甲床毛细血管再灌注时间（正常为2秒）以及有无活动性大出血。

④神经系统功能

检查意识状态、瞳孔大小及对光的反射、有无肢体运动功能障碍或异常、昏迷程度评分。

⑤充分暴露检查

根据现场具体情况，短暂解开或脱去伤病员衣服以充分暴露身体各部位进行望、触、叩、听等检查，以便发现危及生命或正在发展为危及生命的严重损伤。

（2）简明检伤分类法

简明检伤分类法适用于初步检伤，目前被很多国家和地区采用。通常分为行动能力检查、呼吸检查、血液循环状况检查、意识状态检查四步。

①行动能力检查

将行动自如的患者先引导到轻伤接收站，暂不进行处理或仅提供敷料、绷带等让其自行包扎皮肤挫伤及小裂伤等，通常不需要医护人员立即进行治疗，给绿色标志。

②呼吸检查

对不能行走的患者进行呼吸检查之前，需打开气道（注意保护颈椎，可采用提颌法或改良推颌法，尽量不让患者头部后仰）。检查呼吸须采用“一听、二看、三感觉”的标准方法。无呼吸的患者给黄色标志，暂不处理。能自主呼吸，但呼吸次数每分钟超过30次或少于6次者给红色标志，属于危重患者，需优先处理。每分钟呼吸6～30次者可进行第三步检伤——血液循环状况检查。

③血液循环状况检查

患者血液循环的迅速检查可以简单通过触及桡动脉搏动和观察甲床毛细血管复充盈时间来完成。搏动存在并复充盈时间少于2秒者为循环良好，可以进行下一步检查；搏动不存在且复充盈时间多于2秒者为循环衰竭的危重症患者，给红色标志并优先进行救治，应立即检查有无活动性大出血，若有则给予有效止血及补液处理。

④意识状态检查

判断伤病员的意识状态前，应先检查其是否有头部外伤，然后简单询问并命令其做诸如张口、睁眼、抬手等动作。不能正确回答问题或不能进行指令动作者多为危重患者，应给红色标志并予以优先处理。能回答问题、进行指令动作者可初步列为轻症患者，给绿色标志，暂不予处置。但需警惕伤病员虽受轻伤但有隐藏内脏的严重损伤或逐渐发展为重伤的可能性。

不属于上述伤情的伤员判断为中度，给黄色标志。

（3）现场检伤分类注意事项

①最先到达现场的医护人员应尽快进行检伤、分类，并由具有一定创伤救治经验的高年资医生最后确定检伤结果。

②检伤人员须时刻关注全体伤病员，而不是仅检查、救治某个危重伤病员，应处理好个体与整体、局部与全局的关系。

③伤情检查应认真、迅速，方法应简单、易行。

④现场检伤、分类的主要目的是救命，重点不是判断受伤种类，而是判断创伤危及生命的严重程度和致命性并发症。

⑤对危重伤病员需要在不同的时段由初检人员反复检查、记录并对比前后检查结果。通常在伤病员完成初检并接受了早期急救处置、脱离危险境地进入“伤员处理站”时应进行复检，其中昏迷、聋哑或小儿伤病员尤其需要复检。初检应注重发现危及生命的征象，病情相对稳定后的复检可按系统或解剖分区进行检查，复检后还应根据最新获得的病情资料重新分类并相应采取更为恰当的处理方法。对伤病员进行复检时，还应该将其性别、年龄、一般健康状况及既往疾病等因素考虑在内。

⑥检伤时应选择合适的检查方式，尽量减少翻动伤病员的次数，避免造成“二次损伤”（如脊柱损伤后不正确翻身造成医源性脊髓损伤）。还应注意检伤不是目的，不必在现场强求彻底完成，如检伤与抢救发生冲突时，应先抢救。

⑦检伤中应重视检查那些“不声不响”、反应迟钝的伤病员，因为其多为真正的危重患者。

⑧双侧对比是检查伤病员简单有效的方法之一。若在检查中发现双侧肢体出现感觉、运动、颜色或形态不一致，应高度怀疑有损伤存在的可能。

2. 洗消

（1）洗消原则与注意事项

①洗消应遵循“及时、彻底、有效”的基本原则。

②对生命体征不平稳的伤员，应先急救后洗消。

③注意保温。

（2）洗消流程

①人员洗消分类

a．已经死亡或濒临死亡的伤病员可暂时安置至指定区域。

b．可自主行动的轻症伤病员由消防或防化部门设置的洗消站负责洗消。

c．危重伤病员应先抢救，即“先救命、后洗消”，在伤病员病情危重需要立刻抢救时，可先进行抢救或暂停洗消。

②洗消步骤及方法

a．做好个人防护，穿戴好防护服、防护手套、防护靴。接收伤病员，判断伤病员生命体征是否可以接受洗消。将伤病员抬入去污室（轻症伤病员自行进入去污室），使用洗消包轻拍伤病员的皮肤、面罩、衣服、污染担架，去除体表毒物，重点拍有明显液滴或油状毒物的位置。剪去或脱掉伤病员的衣服，并将被污染衣服装入污物袋内，个人贵重物品放入小物品袋内，并做好标记与登记。每剪完一刀，需在5%次氯酸盐溶液中浸泡剪刀。所使用救治器材如夹板、止血带、面罩等也尽可能去掉，或在洗消后更换。

b．将重症伤病员抬至洗消担架上固定后推入洗消室，用温水冲洗全身以去除污物，充分清洗暴露、易污染部位和毛发，对污染较严重部位可以适当延长冲洗时间。后用洗消液冲洗，再用温水反复冲洗，一般用时5～10分钟。

c．伤口洗消：去除绷带并反复冲洗伤口；更换清洁压迫止血垫（止血带），并彻底清洗最初的压迫止血部位；彻底洗消骨折固定材料。较深的非贯通伤在去除伤口内污染衣服后，可使用稀释的次氯酸盐溶液（0.5%）滴入消毒，待其和污染毒剂中和变为无害物后（约用时5分钟）用吸引器吸除。然后再用生理盐水或其他外科溶液冲洗。取出的衣服布条或碎片无须仔细检查，应立即放入含5%次氯酸盐溶液的容器中处理。切除的坏死组织应放入含5%～10%次氯酸盐溶液的容器中，大块组织如截断的肢体应放入塑料袋或橡皮袋（化学防护）中，然后封存。

d．眼睛、口腔、鼻腔和外耳道的洗消。眼部染毒时，应用洗眼器及时进行彻底冲洗，可用0.5%氯胺水溶液、2%碳酸氢钠溶液或生理盐水等冲洗，必要时滴入抗生素眼药水。用清水或生理盐水反复漱口；无破溃的鼻腔和外耳道可用湿棉球反复擦洗干净。

e．将洗消后的伤病员抬到更衣室，由专业人员进行洗消结果检测，若无毒物沾染，可更换洁净衣服和清洁担架后转运至后续治疗小组。

（3）必要手势

为克服全身防护造成的交流困难，更好地执行洗消任务，特规定洗消区内的手势如下。

a．右臂举起，手掌心向下置于头顶，表示需要洗消人员的帮助。

b．右臂放于胸前，手握拳，拇指向上，表示已经洗消完毕。

c．右臂放于胸前，手握拳，拇指向下，表示尚未洗消。

（4）洗消结束后

洗消人员结束洗消任务后应进行全身洗消。洗消废水应收集，经消毒处理后方可排放。洗消帐篷尽量选择在平整并且磨损较小的场地搭建，避免触碰尖锐物体。每次使用后必须清洗干净，擦干晾晒后方能收放。

3. C级化学防护装备穿戴流程及评分表

表6-8　C级化学防护装备穿戴流程及评分表

项目	内容	得分要点（括号内为标准分）	分值
C级化学防护装备穿戴	选择	选择C级防护服并说明尺寸合身（3）	20
		选择全面罩（2）	
		选择合适的滤毒盒（5）	
		选择乳胶手套（2）、化学防护手套（3）	
		选择化学防护靴（3）	
		选择一次性医用帽子（2）	
	检查	检查防护服完整性（2）	15
		检查防护靴完整性（2）	
		检查滤毒盒有效性（2）	
		检查全面罩气密性和符合性（4）	
		检查全面罩头戴、呼吸阀完整性（3）	
		检查乳胶手套、防护手套完整性（2）	
	穿	去除身上穿戴的尖锐物、硬物及眼镜（5）	40
		袜子套在裤脚上（3）	
		戴一次性医用帽子（2）	
		戴全面罩，头发不能夹在全面罩内（5）	
		穿防护服，头发不能外露（5）	
		戴医用手套（5）	
		穿防护靴，靴子在防护服内（5）	
		戴防护手套，用防护服包住手套（5）	
		检查活动性（5）	
	脱	说明先洗消后脱除装备（5）	25
		不能先脱防护靴（5）	
		脱防护服过程中身体不能接触到服装外部（5）	
		脱全面罩时不能碰到头部（5）	
		说明脱下的防护服应放在污物箱内（5）	
总分			100

4. A级化学防护装备穿戴流程及评分表

表 6-9　A 级化学防护装备穿戴流程及评分表

项目	内容	得分要点（括号内为标准分）	分值
A级化学防护装备穿戴	选择（少选、错选扣5分）	选择全面罩（5）	10
		选择SCBA（5）	
	检查	检查全面罩气密性（5）	30
		检查全面罩阀片是否完好（5）	
		检查气瓶的压力（5）	
		检查气压报警器工作状态（5）	
		检查管道连接的气密性（5）	
		检查背架、背带及卡扣是否完好（5）	
	穿戴装备	去除身上穿戴的尖锐物、硬物及眼镜（5）	35
		戴全面罩，头发不能留在面罩内（5）	
		两边同时拉紧松紧带（5）	
		背上气瓶后调整松紧带（5）	
		扣好腰带（5）	
		打开气阀连接全面罩（5，若先连接全面罩不得分）	
		呼吸顺畅（5）	
	脱装备	断开全面罩和气瓶连接（5，若先关气阀不得分）	25
		两边同时松开面罩（5）	
		关闭气阀（5）	
		排除导管余气（5）	
		口述“将脱下的装备放在专用整理箱内”（5）	
总分			100

5. 心肺复苏操作流程及评分表

表 6-10　心肺复苏操作流程及评分表

项目	内容	得分要点	分值
心肺复苏操作	环境评估	施救者戴手套，确定周围环境安全，看表，记录抢救时间	5
	判断意识	轻拍患者双肩，分别对双耳呼叫，判断时间3～5秒	5
	摆放体位	施救者与患者体位正确，解开患者衣服	5
	判断呼吸脉搏	判断位置正确	5
		判断呼吸、脉搏时间5～10秒	5
	呼叫启动EMSS	呼叫助手，助手去取除颤仪	5

续表

<table>
<tr><th>项目</th><th>内容</th><th colspan="2">得分要点</th><th>分值</th></tr>
<tr><td rowspan="16">心肺复苏操作</td><td rowspan="8">胸外心脏按压</td><td colspan="2">按压过程中注意观察患者面色</td><td>5</td></tr>
<tr><td rowspan="6">15～18秒完成30次按压，每30次按压有23次以上正确、达标</td><td>位置正确</td><td>5</td></tr>
<tr><td>频率100～120次/分</td><td>5</td></tr>
<tr><td>深度5～6厘米</td><td>5</td></tr>
<tr><td>胸廓回弹</td><td>5</td></tr>
<tr><td>按压呼吸比30：2</td><td>5</td></tr>
<tr><td>按压姿势正确</td><td>5</td></tr>
<tr style="display:none"></tr>
<tr><td rowspan="5">开放气道人工通气</td><td colspan="2">压额抬颏方法正确，检查口腔有无异物</td><td>5</td></tr>
<tr><td rowspan="4">共10次通气，达到7次正确者合格</td><td>E-C手法</td><td>5</td></tr>
<tr><td>球囊通气方法</td><td>5</td></tr>
<tr><td>通气时间</td><td>5</td></tr>
<tr><td>检查胸廓是否明显起伏</td><td>5</td></tr>
<tr><td>检查评估</td><td colspan="2">检查呼吸和脉搏是否恢复，5～10秒</td><td>5</td></tr>
<tr><td>作出除颤决定</td><td colspan="2">口述“患者呼吸循环未恢复，准备电除颤，除颤后继续30：2按压通气5个循环，判断心跳呼吸恢复，转运回院”</td><td>5</td></tr>
<tr><td colspan="4">总分</td><td>100</td></tr>
</table>

（唐侍豪）

实例三：BJ大堤抗洪抢险医疗卫生应急演练（卫生防疫部分）

（一）演练概述

近年来，国内多地遭遇暴雨、洪涝灾害。古话说“大灾之后，必有大疫”，意思是在发生暴雨、洪涝、地震等大的自然灾害之后，易出现多种传染病疫情。为提高汛期应急处置能力，锤炼BJ大堤抗洪抢险应急医疗救援队伍的实战技能，检验应急预案的有效性、针对性和可操作性，市卫健委组织各医疗保障机构、市疾控中心、市卫生监督所开展BJ大堤抗洪抢险医疗卫生应急演练。

（二）演练方案

根据《A市卫生健康委员会关于组织开展BJ大堤抗洪抢险医疗卫生应急演练的通知》，A市疾控中心联合B市疾控中心组成一支联合卫生防疫应急队（以下简称应急队）参与BJ大堤抗洪抢险医疗卫生应急演练，为做好卫生防疫部门工作，现制订如下演练方案。

1. 演练目的

切实做好BJ大堤抗洪抢险医疗卫生应急保障工作，进一步提高BJ大堤抗洪抢险医疗队救援水平，确保BJ大堤抗洪抢险指挥分部启动工作时，派驻BJ大堤的防疫医疗卫生队伍能迅速集结，携带装备，按时到达指定地点，保证卫生防疫工作迅速、有序开展，全方位提高灾后传染病相关突发事件的应急处置能力，保障群众生命健康。

2. 演练依据

《中华人民共和国突发事件应对法》《突发公共卫生事件应急条例》《A市突发公共事件总体应急预案》《A市突发事件医疗卫生救援应急预案》《A市洪涝灾害医疗卫生救援应急预案》《A市BJ大堤抗洪抢险应急预案》《A市BJ大堤抗洪抢险医疗卫生救援应急预案》《BJ大堤抗洪抢险医疗卫生应急保障工作方案》《中华人民共和国传染病防治法》《A市突发公共卫生事件应急预案》《诺如病毒感染暴发调查和预防控制技术指南（2015版）》等。

3. 演练时间

4月20日—25日，其中1天。

4. 演练地点

BJ大堤A市抗洪抢险指挥部（地址：B市C区D镇F抗洪抢险指挥部）。

5. 演练内容

本次演练中卫生防疫部分模拟BJ大堤受持续暴雨影响，防汛堤发生溃缺后，灾区有数名群众出现腹泻和呕吐等肠道疾病症状，应急队到现场进行处置。

（1）模块1：疫情现场评估

①演练目标

a. 展示应急队现场灾害评估。

b. 展示灾害现场地形评估——无人机勘查。

②演练内容

a. 应急队评估组人员向村委会工作人员了解该村的人口数、水源点、医疗安置及灾后采取的措施等情况。

b. 应急队队员使用无人机勘察村落地形及水源水环境。

（2）模块2：病例的发现报告、核实诊断和流行病学调查

①演练目标

a. 展示应急队队员现场核实传染病疫情并进行流行病学调查。

b. 展示应急队队员对村民开展健康教育及卫生宣教。

②演练内容

a. 应急队流行病学调查组人员对卫生院医生进行询问。

b. 应急队流行病学调查组人员查看门诊记录和病历信息，对疑似病例进行流行病学调查。

c. 应急队流行病学调查组人员对当地村民开展急性肠胃炎的健康宣教，派发宣传折页。

（3）模块3：饮用水卫生学调查

①演练目标

a. 展示应急队队员进行现场饮用水卫生学调查。

b. 展示便携式水质分析实验室的现场使用。

②演练内容

a. 应急队卫生学监测组人员向村委会了解饮用水来源及使用情况。

b. 应急队卫生学监测组携带便携式水质分析实验设备前往蓄水池和患病居民家中，进行现场调查和水质采样监测。

（4）模块4：疫点消毒

①演练目标

a. 展示应急队队员进行现场疫点消毒。

b. 展示消杀坦克等装备的使用。

②演练内容

a．应急队消毒杀虫组人员对村中水井进行投药消毒。

b．应急队消毒杀虫组人员对病人家进行消毒杀虫作业。

c．使用消杀坦克等装备对外环境进行消杀作业。

（5）模块5：疫情汇报总结

①演练目标

a．展示应急队队员进行现场疫情综合研判。

b．展示应急队队员进行疫情总结上报。

②演练内容

a．应急队综合组人员对疫情相关信息进行综合汇总，并研判分析形成总结报告。

b．应急队综合组人员进行疫情信息上报。

6．参演人员和职责分工

（1）领导小组

组　长　A市疾控中心副主任

副组长　B市疾控中心副主任

成　员　A市疾控中心食品部部长

A市疾控中心环卫部部长

A市疾控中心传防部部长

A市疾控中心消杀部副部长

A市疾控中心应急部副部长

B市疾控中心应急科科长

B市C区疾控中心副主任

职责：演练的总体策划、组织协调，与各参演队伍对接，审核工作流程与演练脚本，规划设计演练场地，等等。

（2）参演队伍

队　长　A市疾控中心副主任

副队长　B市疾控中心副主任

队　员　综合组（A市疾控中心和B市疾控中心）

评估组（A市疾控中心）

流行病学调查组（A市疾控中心）

卫生学监测组（A市疾控中心）

消毒杀虫组（A市疾控中心）

病媒生物应急与监测队（A市疾控中心）

职责：制订详细工作流程与演练脚本，对演练参演、排练及演练效果进行评估。

（3）后勤保障组

组　长　A市疾控中心应急部（1人）

成　员　A市疾控中心应急部（3人）

职责：演练脚本、物资统筹，演练道具设计制作，演练现场解说、拍照，等等。

7. 演练流程

（1）待命：待命时间4月20日—25日。根据《BJ大堤抗洪抢险医疗卫生应急保障工作方案》（以下简称《BJ大堤卫生应急工作方案》）做好相关准备。

（2）正式演练

①7：00发出调派指令

a. 市卫健委向市急救医疗指挥中心下达启动BJ大堤应急演练指令。

b. 市急救医疗指挥中心接到市卫健委指令后，通过“城市应急值守专用对讲机”（应急队通过指定电话联系）发出启动演练指令。

c. 应急队接到指令后，迅速集结队伍，按《BJ大堤卫生应急工作方案》携带队旗和相关物资，前往BJ大堤A市指挥分部。

②9：30应急队到达指定地点

接到指令后，应急队于当天上午9：30前到达BJ大堤A市指挥分部集结，市急救医疗指挥中心负责记录各医疗队到达现场的时间，9：30前到达为合格。

③9：45—10：00现场的所有参演单位到达指挥部列队，领导宣布演练开始

④10：00—11：00现场考核

a. 10：00—10：40急救技能操作考核、心理救援考核。

b. 10：40—11：00卫生防疫考核（应急队参与）：模拟灾区现场出现水源污染疫情，数名灾区群众同时出现肠道疾病症状，到当地卫生院就诊。应急队接到报告后，立即组织相关人员开展流行病学调查、标本采集与送检、水质监测、疫点消杀、防病健康宣教以及疫情信息上报等工作，采取有效的预防控制措施。

⑤11：00—11：20专家点评

⑥11：20—11：40领导总结

⑦11：40—12：10医疗保障点巡查

⑧12：10 演练结束

◆附件1

表 6-11　肠道传染病现场处置评估表

评估项目	是	否	分值	备注
1. 前期准备				
1.1信息传递				
●是否及时向单位领导报告			2	
●是否及时与各部门分享信息			2	
●指令传达是否准确			2	
1.2队伍组建				
●是否包含现场指挥人员			4	
●是否包含流行病学调查人员			2	
●是否包含现场评估人员			2	
●是否包含健康宣教人员			2	
1.3应急物资准备				
●消杀药械类				
——疫源地消毒剂（泡腾片）			3	
●个案调查表			2	
●宣传资料			2	
●个人防护装备				
——肠道传染病防护			3	
●现场采样及检测器械				
——标本运输箱和冰排			2	
——病毒保存管			2	
——医疗垃圾袋			2	
——快速水质检测仪器			2	
——采样设备			2	
●后勤保障物资准备				
——办公用品			2	
——通信设备			2	
2. 疫情核实				
2.1现场信息核实与了解				
●向当地相关人员了解情况，包括卫生院主诊医生、村委			4	

续表

评估项目	是	否	分值	备注
●了解当地基本情况（包括人口数、村落数、自然环境、工业企业、供水情况、医疗机构、地理环境特征）			4	
●了解疫情开始时间			4	
●了解疫情波及范围			4	
●了解疫情涉及人数			4	
●了解疫情严重程度（有无死亡、住院、重症病例等情况）			4	
●了解疫情发展趋势			4	
●了解病例临床特征、诊断、治疗方法			4	
●了解样本采集种类及保存			4	
●了解当地对疫情的判断			4	
●了解目前采取的控制措施和效果			4	
●有无查阅相关资料				
——当地医院诊疗记录			4	
●提出初步控制建议				
——水源控制			4	
——病例控制			4	
2.2向市卫健委报告疫情评估情况			4	

◆附件2

表6-12　BJ大堤医疗保障人员、物品配置登记表
（A市、B市疾控联合卫生防疫应急队）

人员配置			联系电话：	
			联系电话：	
			联系电话：	
			联系电话：	
			联系电话：	
应急车				
抗洪抢险医疗卫生应急用品清单				
序号	**名称**	**数量**	**准备科室**	**自查结果**
1	应急预案	1份	应急部	
2	对讲机	4个	应急部	
3	杜邦防护服	2套	应急部	
4	无纺布防护服	2套	应急部	
5	鞋套	9双	应急部	
6	手套	1盒	应急部	
7	医用帽	4个	应急部	
8	眼罩	2个	应急部	
9	卫生学评估表	5份	应急部	
10	采样登记表	5份	传防部	
11	流调箱	1个	传防部	
12	大便杯	5个	传防部	
13	棉签	1包	传防部	
14	病毒保存管	5份	传防部	
15	标本运输箱	1个	传防部	
16	医疗垃圾袋	5个	传防部	
17	消毒洗手液	5瓶	传防部	
18	宣传折页（诺如病毒等）	5份	传防部	
19	超低容量喷雾器	1台	消杀部	
20	消毒泡腾片	5瓶	消杀部	
21	消杀防护套装	2套	消杀部	

续表

序号	名称	数量	准备科室	自查结果
22	水样调查表	1份	环卫部	
23	水质监测设备	1套	环卫部	
24	致灾民的一封信（水质安全宣传）	10份	环卫部	
25	车辆	2部	应急部	
26	无人机	1台	消杀队	

◆附件3

表 6-13　BJ 大堤抗洪抢险医疗卫生应急救援演练
卫生防疫部分演练脚本

序号	场景内容	解说词
1	介绍事件背景	4月18日，G镇遭遇前天晚上的特大暴雨侵袭后，多处村庄的居民住宅被水淹没。该村由农村饮水安全工程提供饮用水，供水未中断，居民生活陆续恢复正常。4月20日中午，G镇卫生院陆续接诊了几名有急性胃肠炎症状的附近村民。
2	模块一：现场评估 现场演示：无人机勘察	A市疾控中心自然灾害应急队工作人员向村委会工作人员了解该村的人口数、水源点、医疗安置及灾后采取的措施等，同时使用无人机勘察村落地形及水源水环境。
3	模块二（1）：病例的发现与报告 现场演示：医生对病例进行问诊	截至当天中午12点，G镇卫生院陆续接诊了5名有类似症状的患者，医生询问了患者的症状和发病日期，对患者采集肛拭子标本和粪便标本送检。卫生院院感染科医生立即向当地疾控中心报告。
4	模块二（2）：核实诊断与流行病学调查 现场演示：疾控中心医生对村民开展健康宣教，派发宣传折页	当地疾控中心接报后，立即核实疫情，查看门诊记录和病历信息，结合实验室检测结果，初步判定这是一起聚集性急性胃肠炎疫情。疾控中心医生一边对当地村民开展急性胃肠炎的健康宣教，一边进一步查明疫情的起因。
5	模块三：饮用水卫生学调查	根据流行病学的调查结果，疾控中心技术人员怀疑此次疫情是一次经水传播的传染病疫情，随即向村委进行卫生学调查，了解到该村的生活饮用水为村后山上的山泉水，山泉水经收集后汇集到山腰上蓄水池处进行沉淀和消毒处理，通过加氯设备添加次氯酸钠，再通过管道供应至村民家中。平时水量充足，水质较清。4月16日下完大雨后，有村民反映水质感官性状有改变。由于工作人员参与救灾，暂未对蓄水池进行清洗和消毒。 随后，市疾控中心工作人员携带便携式水质分析实验室前往水源点、蓄水池和患病居民家中，进行现场调查和水质采样监测。 便携式水质分析实验室，可以现场检测余氯、pH值、溶解性总固体、臭氧、氨氮、亚硝酸盐、多种重金属、硫化物、氟化物和氰化物等20多种理化指标。 市疾控中心工作人员先对村民家中管网末梢水进行水质采样，并对水中游离余氯进行现场检测。先将水龙头打开放水3～5分钟，尤其是夜间采样，因为夜间可能析出可沉渍于管道的附着物，取样时应该放水排出沉淀物。现场对微生物指标采样时，严格实施无菌操作，并检查微生物采样瓶是否在有效期内，采样人员需要戴帽子、口罩和手套，对水龙头进行消毒后再取样。采集的样本按照运输要求，加试剂、贴标签、填写现场采样记录表，然后马上将样品带回实验室检测。同时，现场检测出管网末梢水的游离余氯为小于0.02mg/L，未达到卫生标准。 市疾控中心工作人员采集水源水、蓄水池出水和管网末梢水各1宗送至实验室进行检测，并交代村委会工作人员应尽快清理水源点周边环境，排空蓄水池，对蓄水池和输水管道进行清洗和消毒处理。 实验室检测结果显示：水源水、蓄水池出水和管网末梢水的氨氮检测结果均超出卫生标准，提示近期存在有机物污染；诺如病毒核酸检测结果均为阳性。

续表

序号	场景内容	解说词
6	模块四：疫点消毒	市疾控中心工作人员向村委会工作人员了解到，该村有一口井，一般用作生活用水（如洗衣服等）来源，暴雨过后，管网水出现短时间断供，少量村民也将井水作为饮用水。市疾控中心人员随即前往该井开展消毒工作。 （旁白配动作：市疾控中心工作人员2人，穿应急马甲，与村委会工作人员1人做询问状，待旁白结束，市疾控中心工作人员带上处理箱前往该水井） 投消毒剂前先测量井水量并计算投药剂量，加氯量应是井水需氯量与余氯之和，一般清洁井水的加氯量为2mg/L，水质较混浊时增加到3～5mg/L，以保证井水余氯在加氯30分钟后保持0.7mg/L左右。 （旁白配动作：疾控中心工作人员2人，穿防护服、水鞋，佩戴医用防护口罩、护目镜、手套，1人量水井尺寸，1人用纸笔记录，做计算状，列出公式： 井水量（吨）=井水深（米）×0.8×［水面半径（米）］^{2}； 消毒泡腾片的投加量（克）=井水量（吨）×加氯量（mg/L）/消毒泡腾片有效氯含量（%）。 现在演示的是使用“直接投加法”对井水进行消毒。根据计算出的消毒剂投加量，把所需消毒泡腾片放入盛有适量水的塑料水桶中溶解，加入过程中不断搅拌，搅拌均匀后倒入水井中，消毒30分钟后检测余氯含量。井水的投药消毒每天至少2次，可在早晨和傍晚集中取水前进行。除此以外，还可以使用持续消毒法和过量氯消毒法进行消毒。若水井被雨水淹没则应使用过量氯消毒法，经彻底清洗消毒后方可继续供水。 （旁白配动作：市疾控中心工作人员2人，穿防护服、水鞋，佩戴医用防护口罩、护目镜、手套，将消毒泡腾片放入盛有适量水的塑料水桶中溶解，加入过程中不断搅拌，搅拌均匀后倒入水井中。消毒后，工作人员在井口附近竖立“井水消毒中”的标识牌） 市疾控中心工作人员前往病患家中进行消毒。使用含氯消毒剂重点对患者排泄物、呕吐物等污染物，及其污染的环境、物体表面、生活用品、食品加工工具、生活饮用水等进行消毒。对排泄物、呕吐物采用有效氯含量为5 000mg/L的含氯消毒剂进行消毒；对污染的地面、墙壁及高频接触物体表面采用有效氯含量为1 000mg/L的含氯消毒剂进行喷洒、擦拭或浸泡消毒，消毒30分钟后，用清水清洗或湿布擦拭干净；食品用具清除食物残渣后煮沸消毒30分钟，或用有效氯500mg/L的含氯消毒剂浸泡30分钟以上，再用清水洗净。视情况对病患家中其他可能被污染的物品及周边环境进行必要的消毒杀虫作业。
7	模块五：事件报告	根据现场流行病学调查、病人临床症状及实验室检测结果，该村共有5名村民因受诺如病毒感染引起了腹泻和呕吐等症状，无重症和住院病例，判断这是一起饮用受污染生水导致的诺如病毒疫情，发生疫情的原因是大雨侵袭使农村饮水安全工程的水源受到污染，且管理人员因参与抢险未及时到岗进行消毒和处理。由于报告和采取控制措施及时，该事件未引起大规模扩散，在最长潜伏期之后未出现相关病例。目前，该村的饮用水已恢复正常供应，村民生活已基本恢复正常，当地疾控部门指导当地镇政府和村委进行相关宣传和消杀工作，告知周边医疗机构加强灾后相关疾病的监测，并将事件以调查报告形式报市卫健委。经评估，专家判断该起事件引起大规模暴发的风险性较小，建议加强症状监测和报告工作，同时加强媒体沟通和健康教育，引导社区居民及村民选择健康生活方式。

（廖鑫龙）

实例四：核辐射事故应急演练

（一）演练概述

核辐射事故是以核辐射危害或风险为主要特征的事故或事件，可造成大量人员核辐射损伤和广泛的环境放射性污染，又称核与辐射突发公共卫生事件。核事故包括核武器、核燃料循环、核反应堆、核处理设施及核废物处理设施发生的核辐射泄漏、人员异常照射和环境污染事故，通常伴随放射性物质释放、人员异常受照、环境放射性污染。自建立核工业体系以来，全球曾发生过百余起核事故，严重的核事故如美国宾夕法尼亚州三里岛核事故（5级）、苏联切尔诺贝利事故（7级）和日本福岛核事故（7级），均造成大量放射性物质释放，人员受到大剂量照射急性致死和环境广泛的放射性污染的后果，对政治、经济和社会造成广泛深远的影响。核辐射事故的发生具有不确定性，不同等级的事故危害程度差异很大，事故发展具有快速性和分阶段性，辐射源项类型和照射途径的多样性，核辐射对人体损伤的复杂性，事故可能造成广泛的环境放射性污染。核辐射有特殊的社会心理效应和应急处置的专业技术性强、投入力量大及持续时间长等特点。我国采用国际核事故分级制（INES）将核事故分为0～7级8个级别，分级标准包括场外影响、场内影响和纵深防御降级等指标，核事故的严重程度和安全、环境影响程度逐级增高。

核与辐射突发公共卫生事件时有发生，为妥善处置核与辐射突发公共卫生事件，提高核辐射事件的应急处置能力，确保公众生命安全，特设计此项应急演练。本实例演练以一起医用192Ir放射源被盗辐射事故为背景，通过事故报告、危害评估、现场防护、找源回收、现场去污、剂量估算等全过程演练，锻炼应急队队员应急响应、现场调查、事故处理和个人防护的综合能力。

（二）演练方案

为提高中心核辐射事故应急响应与处置能力，加强相关应急单元之间的协作联动，根据《核和辐射事故医学应急演练导则》（WS/T636—2018），结合中心实际，制订本应急演练方案。

1. 演练目的

（1）检验中心核辐射事故应急预案的适应性。

（2）检验中心核辐射事故应急响应和处置的工作流程、各应急单元的联动性。

2. 演练依据

（1）《核和辐射事故医学应急演练导则》（WS/T636—2018）

（2）中心核辐射事故应急预案

3. 演练场景设置

20××年××月××日凌晨4时，由于安防管理不善，1名社会闲散人员潜入本市××医院放射治疗科存放有一台192Ir近距离放射治疗机的闲置机房，将放疗机的储源容器拆开，盗走1枚192Ir放射源。当天下午4时，医院放疗科工作人员巡检该闲置机房，发现放射治疗机被拆开，192Ir放射源遗失，组织人员在机房及附近寻找未果后报警。

4. 演练时间和地点

时间：××月××日。

地点：综合报告厅、草丛、DR机房等。

5. 演练形式

此项演练采用现场演练和视频播放的形式，包括应急队队员的防护、辐射场所监测和评价、个人剂量估算、体表放射性核素污染处置、应急响应指挥和协调等内容，检验中心核辐射事故应急响应和处置能力。

6. 组织与分工

（1）指挥部门

中心核辐射事故应急队领导。

（2）参演部门

中心核辐射事故应急队、区疾控中心和其他相关人员。

7. 演练内容

（1）事故报告，启动预案

发现放射源遗失后，医院向生态环境、卫生健康行政部门和公安机关报告，主管部门协同联动，启动核辐射事故应急预案，成立辐射事故应急指挥部，指令核辐射事故卫生应急队整备集结。

（2）放射源搜寻和回收

（3）场所去污与辐射监测

（4）人员洗消去污

（5）人员剂量估算及移交

（6）演练监控

8. 演练评价

演练结束后，点评专家根据各项演练内容专业操作进行点评，提出下一步工作建议。领导总结发言，宣布演练结束。

◆附件

场景演练设计

情景一　辐射事故的发现、报告和应急准备

（一）参演人员

核辐射应急队指挥人员、应急处置人员、监控人员，相关主管部门人员，192Ir放射源管理人员，192Ir放射源盗窃者。

（二）地点

失窃192Ir放射源发现地点、应急装备准备场所。

（三）情景设置

20××年××月××日凌晨4时，1名社会闲散人员（以下简称A）潜入××医院放射治疗科一闲置机房，将存放在该机房的1台闲置192Ir近距离放射治疗机储源容器（内含1枚出厂活度为10Ci的丝状192Ir放射源，III类放射源）拆开，将192Ir放射源拆下装在随身口袋内并带回家中。A认为放射源内有值钱物品，用锯子和锉刀锯锉192Ir放射源并将锉下的粉末倒在桌子上观察数分钟，然后离开房间吃饭。1小时后，A返回房间，发现锉下的粉末在暗处发出蓝色光而感到好奇，坐在桌旁观察半小时，然后将少量粉末涂在头和手臂等身体多个部位，还将粉末涂在房间内桌子、柜子等家具上，玩腻了后，A觉得此物无其他用途，将残余的破损192Ir放射源从窗户扔到室外草丛里。

当日下午4时，医院放疗科工作人员携带451P辐射剂量检测仪巡查机房发现192Ir近距离放射治疗机被破坏，储源容器被拆开，192Ir放射源遗失，在机房内搜寻放射源未果，遂报告科主任，科主任得知后报告医院辐射安全管理（辐射事故应急）委员会，后者派人在现场再次搜寻放射源仍未找到，随即启动放射事故应急预案，并报告辖区生态环境局、卫生健康委和公安机关，相关部门启动辐射应急预案，成立辐射事故应急指挥部。

当日晚上8时，A在家中看到公安机关发布的搜寻放射源公告，发觉事态严重，迫于压力，打电话联系公安机关投案，然后在家中等待，其间未处理放射源。

公安机关接报后，报告辐射事故应急指挥部，指挥部下达辐射事故卫生应急队集结指令，要求应急队随公安干警赴现场完成放射源搜寻和回收、场所及人员去污任务。

在辐射事故卫生应急队接到指令后，应急队队员在应急装备准备场所穿戴铅辐射防护服、铅帽、铅眼镜、铅颈套、铅三角裤、铅手套、工业防尘口罩、连体防护服，

携带6150A/D环境辐射剂量率仪、Inspector1000便携式γ能谱仪、FD3013环境辐射剂量率仪、LB123αβ污染检测仪、辐射剂量报警仪、热释光辐射剂量计、去污剂、洗消喷壶、洗眼壶、铅罐、放射性废物箱、长柄钳子、去污废液桶、对讲设备等装备，集结待发。集结准备在20分钟内完成。

【此处设置一个监控点，监控人员监控应急队能否在规定时间内完成集结准备任务】

表6-14　情景一场景1脚本

场景1【拍摄视频播放】		
内容：盗窃和拆解、丢弃192Ir放射源		
场地：DR机房、A的房间及室外草地		
人物：社会闲散人员A		
道具：丝状金属体、五金工具、桌子、椅子		
旁白	**场景和动作**	**参演台词**
1. 20××年××月××日，×市××医院发生一起192Ir放射源丢失事件。该院放疗科一闲置机房存放有一台闲置放射治疗机，内含一枚出厂活度10Ci的192Ir放射源（III类放射源）。192Ir放射源为丝状金属体，放射γ射线，γ射线能量范围为0.136～1.062MeV，半衰期为74.2d，近距离接触有较大的危险性。事件起因是一名社会闲散人员潜入医院，盗走192Ir放射源带回家中拆解并丢弃，引发III类放射源被盗失控和污染辐射事件。 凌晨4点多，A在闲置放疗机房破坏近距离放射治疗机并窃取了放射源。	20××年××月××日凌晨4时，A来到××医院放射治疗科某机房外，推开机房大门，进入后关上大门，打开手电筒，在机房内到处翻找物品，发现1台闲置的192Ir后装近距离放射治疗机，认为内有值钱物品，用锤子、螺丝刀撬开放疗机储源容器，发现一枚丝状金属体，将其拆除，拿在手中观察了一下，将其装在口袋中。然后又在机房内四处翻找但无所获，遂推门出去，关闭大门离开。	A：这个医院真好进。这个房间是干什么用的？这么大一扇门，里面肯定有贵重物品。装个电风扇什么意思呢？可能里面有个电风扇好降温？ A：唉，费了这么大的劲进来，这么大的房间就摆了一堆破铜烂铁。咦，这是什么东西？不知道值不值钱，先拿回去看看。今天运气不好，忙了一晚上就搞到了这个东西。
2. 凌晨5时许，A携带放射源返回家中，拆解放射源，散落的放射性粉末污染了人体、家具和地面，最后被丢弃到住地户外草丛中，造成辐射事件和放射性污染事件。	A回到家中，坐在桌子旁取出窃取的丝状金属体仔细观察，认为其中有值钱物品，用锯子、锉刀锯锉192Ir放射源，将锉下的金属粉末倒在桌子上观察。 8时左右，A返回房间，发现金属粉末隐隐发光而感到好奇，坐在桌旁观察放射源。 A将少量金属粉末涂在头和手臂等身体多个部位，还将粉末涂在桌子、椅子上观察，等玩腻了，打电话问废品收购站是否收购该物品，得知不回收后认为该物品无用，就将该物品从窗户扔到室外草丛里。	A：我还以为是金子或银子呢，这是啥玩意？看起来像块废铁，不值钱，我先去吃个早餐再说。 A：这个东西怎么会发光？捡到宝了。 A：喂，王老板吗？我手头有个好东西，收不收？哦，不知道是什么，闪闪发光的，不到一斤。什么，你不要啊？ A：今天真倒霉，忙了一晚上搞到这么小一块东西还卖不出去，不要了。 A：怎么有点头晕，半夜出门着凉感冒了，吃点药。

表 6–15 情景一场景 2 脚本

场景2【拍摄视频播放】		
内容：医院发现放射源遗失并报告		
场地：医院放射治疗科		
人物：放疗科主任B、工作人员C、医院辐射安全管理委员会工作人员D、辐射事件处置小组、社会闲散人员A		
道具：451P辐射剂量检测仪		
旁白	**场景和动作**	**参演台词**
当日下午4时许，××医院放疗科工作人员进行节前安全例行检查，发现后装近距离放射治疗机192Ir放射源遗失，4时30分，按程序报告医院辐射安全管理委员会、辖区生态环境行政部门、公安机关和卫生健康行政部门，并保护现场。 （医院辐射安全管理委员会和辐射事故应急指挥部对白作旁白）	当日下午4时许，该医院放疗科工作人员C进行节前安全例行检查，对各机房检查时，发现后装近距离放射治疗机192Ir放射源遗失。 C巡检后装近距离放射治疗机，发现读数异常后立即报告B，B判断192Ir放射源遗失，两人在机房内搜寻未果，报告医院辐射安全管理委员会，经核实192Ir放射源遗失。 医院辐射安全管理委员会核实放射源丢失后，于4时30分按程序报告医院辐射安全管理委员会、辖区生态环境行政部门、公安机关和卫生健康行政部门，并保护现场。	B：明天放假了，C，你去检查一下各个机房的安全，看有没有异常。我们有一台闲置的近距离治疗机在放射机房，也注意看看。 C：好的。 C：哎呀，这个机房怎么搞得乱七八糟的。（用451P靠近近距离放射治疗机）这个机器怎么放射读数是本底值？哎呀，储源容器被打开了，192Ir放射源不见了。（手持451P在机房内寻找放射源，未果） C：（做打电话状）报告主任，近距离治疗机的储源容器被拆开了，192Ir放射源不见了，我在机房内没找到。 B：知道了，你在附近再找一下，我马上过去。 B、C一起在现场搜寻放射源，未果。 B：报告辐射安全管理委员会，今下午4点我们进行安全检查时，发现近距离放射治疗机内的192Ir放射源丢失了，现在还没有找到。 D：收到，我们马上过去。 D：报告区卫生健康委，我是××医院的，今天下午4时我们进行例行安全检查，发现放疗科一台近距离放射治疗机被破坏，内装的1枚192Ir放射源丢失，该放射源为III类源，现仍未找到。 区卫健委：收到，你们立即保护现场，事发区域禁止无关人员靠近，我们立即赶到。

续表

旁白	场景和动作	参演台词
2. 事发后，生态环境卫生健康行政部门、公安机关立即成立辐射事故应急指挥部着手调查，组织搜寻遗失的放射源，于5时派出应急队伍赶赴医院核实情况，勘查现场，没有发现遗失放射源。 指挥部多方设法搜寻放射源，通过各渠道发布找寻放射源的信息，于6时通过电视台发布寻源启事： 现在播报搜寻启事，今天下午4时，××医院放疗科发现丢失一枚192Ir放射源，该放射源是一枚丝状金属体，会发射强烈的γ射线对人体造成危害，请发现放射源的市民立即报告公安机关，电话×××××××。 当晚8时，A在家看到了电视台播报的寻源启事，迫于压力，主动投案。 （朗读辐射事故应急指挥部和A的对话）	事发后，生态环境卫生健康行政部门、公安机关成立辐射事故应急指挥部着手调查，组织搜寻遗失的放射源，于5时派出应急队伍赶赴医院核实情况，勘查现场，没有发现遗失放射源。 指挥部多方设法搜寻放射源，通过各渠道发布找寻放射源的信息，于6时通过电视台发布寻源启事： 现在播报搜寻启事，今天下午4时，××医院放疗科发现丢失一枚192Ir放射源，该放射源是一枚丝状金属体，会发射强烈的γ射线对人体造成危害，请发现放射源的市民立即报告公安机关，电话×××××××。 当晚8时，A在家看到了寻找放射源的通报后，非常恐惧，一番思想斗争后迫于压力，主动向公安机关投案自首，报告相关信息。	A：报告公安机关，我晚上看电视新闻听说在查找一枚放射源，下午我在×地草丛里看到一个金属，有点像电视里说的放射源，请你们派人来看看。 辐射事件处置指挥部：收到，你发现这个金属的详细位置在哪里？请你不要靠近，也不要让其他人靠近，我们立即过来。

情景二　放射源的搜寻和回收

（一）人物

辐射事故应急指挥部、应急处置人员、监控人员，医院192Ir放射源管理人员，192Ir放射源盗窃者。

（二）地点

遗失192Ir放射源发现地。

（三）情景设置

辐射事故应急指挥部下达出动指令，辐射事故卫生应急队随同公安干警到达现场待命。在干警陪同下，应急队队长向A了解放射源情况，得知放射源已被丢弃到室外草丛中，房间内多处和A身上都沾染了192Ir放射源粉末，应急队队长制订应急处置具体实施方案，报告指挥部。指挥部研究后，下达开始搜寻和回收放射源、现场辐射监测、场所和人员去污及现场剂量调查的指令。

接令后，应急队队员和干警立即封锁A房间和疑似放射源所在草丛现场，将A安置在室外一固定区（封锁区域），干警退到室外安全区域。应急队队长将应急队队员分为放射源搜寻组、洗消去污组和剂量估算组，有序开展应急处置工作，全部人员均携带热释光外照射剂量计（铅防护服内外各一个）和辐射剂量报警仪。

应急队长使用Inspector1000便携式γ能谱仪（搜寻核素设置为192Ir），1名应急队队员使用6150A/D环境辐射剂量率仪在A指认的室外草丛区域搜寻放射源。两人初始位置距离约3m，分别确认空气吸收剂量率明显增加的方向和线路后缓慢行进，确认两条线路汇聚交点为放射源可能的位置，3分钟后在草丛中肉眼可见遗失的放射源，随即通过对讲机招来洗消去污组携带铅罐和放射性废物箱入场，通过长柄钳子将放射源放入铅罐密封。

放射源搜寻组使用α、β表面污染仪检测发现放射源附近区域，A房间内家具、地板等区域存留肉眼可见的192Ir粉末；使用滤纸和密封袋将192Ir粉末回收放到放射性废物箱中。

【此处设置一个监控点，监控人员监控应急队能否在预定时间内按照规定的方法搜寻到放射源并回收】

表6-16　情景二场景1脚本

场景1【现场演示和拍摄】		
内容：搜寻并回收192Ir放射源		
场地：应急物资仓库、A房间及户外草丛		
人物：辐射事故应急指挥部、应急处置人员D、E、F、G、H、I、监控人员，××医院192Ir放射源管理人员、社会闲散人员A		
道具：丝状金属体、各类辐射侦检设备、辐射防护用品、放射性废物箱		
旁白	**场景和动作**	**参演台词**
接到A报案后，辐射事故应急指挥部8时15分派出辐射事故卫生应急队会同公安干警前往A家放射源丢弃现场执行放射源搜寻和回收任务。 （指挥部对话由旁白朗读）	接报后，辐射事故应急指挥部派出辐射事故卫生应急队执行放射源搜寻任务。 应急队在医院未发现放射源。晚上8时，接到指挥部指令，应急队会同公安干警赶到A家执行放射源搜寻和回收任务。	D：请全体应急队队员集合。 接到指令，××医院放射科发生III类放射源失窃事件，丢失1枚192Ir放射源，我队现在前往××医院执行放射源搜寻任务，请F、G、H立即准备好Inspector1000便携式γ能谱仪，6150A/D环境辐射剂量率仪，α、β表面污染仪，放射性废物箱、警戒带，个人计量计和个人防护用品，20分钟后集合去现场。 E、F、G、H、I：明白。（各自准备应急设备和物品，穿戴个人防护装备，应急队到达医院现场） D：应急队队员待命。报告指挥部，辐射事故卫生应急队到达医院，请指示。 指挥部：开始行动。 D：明白。我们分为放射源搜寻组（D和E）、洗消去污组（F和G）、剂量估算组（H和I），先封锁警戒现场，然后搜寻放射源，找到后回收到放射性废物箱，若有污染，则由洗消去污组去污，剂量估算组估算受照人员和应急人员剂量。行动！

续表

旁白	场景和动作	参演台词
晚上8：20，应急队伍集结，应急队队长要求应急队队员备齐辐射侦检设备和个人防护用品，布置放射源搜寻任务，按指挥部指令赶赴事发现场。 晚上9时，应急队及公安干警到达现场，应急队队长简要询问A，随即布置封锁现场，开始搜寻放射源。 应急队队长D和队员F使用环境辐射剂量率仪在A指认的室外草丛区域搜寻放射源。两人初始位置距离约3m，分别确认空气吸收剂量率明显增加的方向和线路后缓慢行进，确认两条线路汇聚交点为放射源可能的位置，5分钟后在草丛中肉眼可见遗失的放射源；9：25，D使用长柄钳子将放射源回收放入铅罐密封，然后通过对讲机召来洗消去污组携带铅罐和放射性废物箱入场。	晚上8：20，应急队接到指挥部指令，会同公安部门赶到A家。 队伍集结后，应急队队长要求应急队队员备齐辐射侦检设备和个人防护用品，布置放射源搜寻任务，按指挥部指令赶赴事发现场。 晚上9时，应急队及公安干警到达现场，应急队队长简要询问A，随即布置封锁现场，开始搜寻放射源。 应急队队长D使用Inspector 1000便携式γ能谱仪（搜寻核素设置为192Ir），应急队队员F使用6150A/D环境辐射剂量率仪在A指认的室外草丛区域搜寻放射源。两人初始位置距离约3m，分别确认空气吸收剂量率明显增加的方向和线路，开始缓慢行进，并确认两条线路汇聚交点为放射源可能的位置，3分钟后在草丛中肉眼可见遗失的放射源，停在距离放射源2m处，D碎步移动到距源放射1m处，于9：25使用长柄钳子将放射源回收放入铅罐密封，然后通过对讲机招来洗消去污组，F、G携带铅罐和放射性废物箱入场，将铅罐放置在一旁。	D：今晚的任务是搜寻放射源，先询问A以明确放射源位置，然后封锁现场，开展找源、回收、洗消去污、剂量估算工作，分组情况不变，开始行动。 D：报告指挥部。应急队已到达A家现场，请指示。 指挥部：开始行动。 D：是。 D：你什么时候在什么地方发现了疑似放射源的丝状金属体？ A：我今天下午5时散步，在我家外面一片草丛中发现一个金属体，有点像你们说的放射源，就在那边。 D：好，现在我们会封锁你家和草丛区域，你就待在房间里不要出来，请你配合。 D：我们分开3米，从这里一起分别靠近草丛，注意仪器读数。198、255、367、458…… E：是，明白。有读数了，250、325、441…… D：草丛里有个金属体。 E：我也看到了。 D：确认是放射源，停止前进，我用长柄钳子回收放射源，你配合。（D、E共同回收放射源入铅罐并装入放射性废物箱） D：放射源已回收，但现场有金属粉末遗留，检测仪器仍有读数，可能放射源有破损造成污染，洗消去污组入场洗消去污。 F：是，明白。

情景三　放射性污染去污洗消

（一）人物

辐射事故应急指挥部、应急处置人员、监控人员、192Ir放射源盗窃者。

（二）地点

遗失192Ir放射源发现地。

（三）情景设置

洗消去污组使用洗消车，备好去污洗消物资。

洗消去污组组员使用α、β污染检测仪以发现放射源的位置为中心测量放射性污染范围和边界，做好标记；需注意放射源从房间窗户抛掷到草丛发现处飞行路线的地面投影区域是否有放射性污染，若发现污染，则要记录β放射性污染计数并标记出污染范围。

洗消去污组对A全身进行放射性污染检测，发现A的头、手臂等多个部位有放射性污染，标记出污染范围，记录各部位β放射性污染计数以估算剂量。

洗消去污组返回A拆解放射源的房间，检测A指认的涂抹192Ir粉末的家具以及地板表面，标记出家具和地板放射性污染的范围，记录β放射性污染计数并做好标记。

洗消去污组使用洗消喷壶洗消A全身，去污剂为5%的亚铁氰化铁（普鲁士蓝）悬浮液，收集冲洗溶液；然后用棉签蘸亚铁氰化铁悬浮液对A的头和手臂等污染部位进行深度洗消去污；去污后用α、β污染检测仪检测去污效果，直到放射性污染降低到本底辐射水平。去污后，将A移送至清洁区域。

洗消去污组使用长柄镊子夹住抹布蘸亚铁氰化铁悬浮液对放射源发现处标记的污染区域，房间内家具、地板等标记的污染区域进行去污洗消，去污从污染中心区域开始向周围螺旋形擦拭，然后用α、β污染检测仪检测去污效果，直到放射性污染降低到本底辐射水平，完成去污洗消后各标记仍需保留。不能彻底去污的物体应作为放射性废物回收。

完成场所和人员去污洗消工作后，使用FD3013环境辐射剂量率仪再次确认现场无放射性污染遗留。

完成放射源搜寻和去污洗消人员自身的去污。去污洗消产生的放射性废水收集到去污废液桶，放射性固体废物收集到放射性废物箱。

【此处设置一个监控点，监控人员监控应急队队员能否在预定时间内按照规定的方法完成去污洗消工作】

表6–17　情景三场景1脚本

场景1【拍摄视频播放】		
内容：192Ir放射源污染处洗消去污		
场地：室外草地和A房间		
人物：洗消去污组成员F、G，社会闲散人员A		
道具：丝状金属体、五金工具、桌子、椅子		
旁白	**场景和动作**	**参演台词**
晚上9：25，应急队完成放射源搜寻和回收，由于放射源破损造成污染，洗消去污组对可能受到污染的地面等区域进行放射性污染检测和洗消去污。洗消去污组对放射源丢弃地点进行监测。	洗消去污组成员F和G使用α、β污染检测仪以发现放射源的位置为中心开始测量放射性污染范围和边界，做好标记；需注意放射源从房间窗户抛掷到草丛发现处飞行路线的地面投影区域是否有放射性污染，若发现污染，则要记录β放射性污染计数并标记出污染范围。F、G标出污染区域并进行去污，使用滤纸和密封袋将192Ir粉末回收放到放射性废物箱中，去污后确认去污效果。	G：放射源破损有污染，需进一步询问A。 D：你发现放射源后有没有接触放射源？ A：我捡起来看了一下，又丢到原地了。好像这个金属有些粉末掉出来沾在手上带回家了。 D：现在需要检测你和你家是否受到放射性污染。

续表

旁白	场景和动作	参演台词
完成放射源丢弃地点污染监测后，洗消去污组对A和A的房间进行污染监测，标记出受到污染的区域和人体范围，进行洗消去污作业。晚上10：10完成全部洗消去污工作。	洗消去污组组员F、G对A全身进行放射性污染检测，发现A的头、手臂等全身多个部位有放射性污染，标记出污染范围，记录各部位β放射性污染计数以用于剂量估算。 F、G返回A房间，检测A房间家具以及地板表面，标记出家具和地板放射性污染的范围，记录β放射性污染计数并做好标记。 洗消去污组使用洗消喷壶洗消A全身，去污剂为5%DTPA洗消液，收集冲洗溶液；然后用棉签蘸亚铁氰化铁悬浮液对A头部和手臂等污染部位进行深度洗消去污；去污后用α、β污染检测仪检测去污效果，直到放射性污染降低到本底辐射水平。去污后移送A至清洁区域。 洗消去污组使用长柄镊子夹抹布蘸亚铁氰化铁悬浮液对放射源发现处标记的污染区域，房间内家具、地板等标记的污染区域进行去污洗消，去污从污染中心区域开始向周围螺旋形擦拭，然后用α、β污染检测仪检测去污效果，直到放射性污染降低到本底辐射水平，完成去污洗消后各标记需保留。不能彻底去污的物体应作为放射性废物回收。 完成场所和人员去污洗消工作后，使用FD3013环境辐射剂量率仪再次确认现场无放射性污染遗留。 完成放射源搜寻和去污洗消人员自身的去污。去污洗消产生的放射性废水收集到去污废液桶，放射性固体废物收集到放射性废物箱。	F：报告，放射源丢弃地点、A身上和A房间发现多处放射性污染，请指示。 D：洗消去污，妥善收集放射性废物。 F：是，明白。 F：报告，去污完成，所有污染处经检测已达到本底辐射水平，放射性废物已装入废物箱。 D：请剂量估算组入场。

情景四　辐射剂量估算和撤场

（一）人物

辐射事故应急指挥部、应急处置人员、监控人员。

（二）地点

遗失192Ir放射源发现地。

（三）情景设置

完成洗消工作后，剂量估算组组员进场，使用卷尺测量A房间拆解放射源处与A当时位置的距离，放射源、192Ir粉末与A在房间驻留处的距离，放射源抛掷室外草丛后放射源与A驻留处的距离，获取放射源搜寻组、去污洗消组测量的放射源剂量率、场所和人体β放射性计数等数据，根据数据快速估算出A受照剂量，作出移送相应等级辐射损伤专科医院的决定并实施。

剂量估算组组员采集现场有代表性的土壤、物体等样品带回进行放射性核素分析。

【此处设置一个监控点，监控人员监控应急队队员能否在预定时间内按照规定的方法完成剂量估算和移送工作】

应急处置人员完成放射源回收、现场去污、人员移送和放射性废物收集等工作后，报告指挥部，指挥部下达应急结束撤离的指令，应急队整理物资装车，解除封锁，撤离现场，演练结束。

表6-18　情景四场景1脚本

<table>
<tr><td colspan="3">场景1【现场拍摄播放】</td></tr>
<tr><td colspan="3">内容：辐射剂量估算</td></tr>
<tr><td colspan="3">场地：A房间及室外草地</td></tr>
<tr><td colspan="3">人物：应急队队员D、E、F、G、H、I，社会闲散人员A</td></tr>
<tr><td colspan="3">道具：卷尺、纸笔、桌子、椅子等</td></tr>
<tr><th>旁白</th><th>场景和动作</th><th>参演台词</th></tr>
<tr><td>晚上10：10完成放射源回收、洗消去污工作后，剂量估算组开始进行A和应急队队员的剂量估算工作。主要过程为测量放射源、放射性污染物和相关人员的距离，距离放射源外一定距离剂量率水平，人员停留时间，根据公式估算相关人员的受照剂量。</td><td>剂量估算组组员进场，使用卷尺测量A房间拆解放射源处与A当时位置的距离，192Ir放射源、192Ir粉末与A在房间驻留处的距离，放射源抛掷室外草丛后放射源与A驻留处的距离，获取放射源搜寻组、去污洗消组测量的放射源剂量率、场所和人体β放射性计数等数据，根据数据快速估算出A的受照剂量及作出移送至相应等级辐射损伤专科医院的决定并实施。</td><td>H：你什么时候发现放射源的？这段时间你在什么地方？做了什么？
A：我上午八九点散步发现放射源，捡起来看了一会儿，大概有十几或二十分钟吧，后来丢到原地就回家了，一直待在家里没出门。</td></tr>
<tr><td>经过剂量估算，A受照剂量大于1Gy，可能发生急性放射损伤，应送专科医院进一步处理；应急人员受照剂量最大十几mSv，报告指挥部事件处理经过，指挥部指示应急队撤离，解除封锁，终止现场应急，进行善后处理。</td><td>剂量估算组组员采集现场有代表性的土壤、物体等样本带回实验室进行放射性核素分析。
经过剂量估算，A的受照剂量大于1Gy，可能发生急性放射损伤，应送专科医院进一步处理；应急人员受照剂量最大十几mSv，报告指挥部事件处理经过，指挥部指示应急队撤离，解除封锁，终止现场应急，进行善后处理。</td><td>H：报告，A受到污染，可能摄入了放射性物质，初步估算剂量可能超过1Gy，达到急性放射病水平；应急队剂量初步估算，D、E在数mSv至十几mSv剂量水平；G在数mSv水平，H、I可忽略不计。需要对A进行下一步处理。
D：你受到了较大水平的辐射照射，需要进一步送医院处理。你发现放射源后，身体有无不适？
A：我有些头晕，下午有点想吐，还腹泻了，可能身体有点毛病，那就跟你们去医院看一下吧。
D：报告指挥部，放射源已回收到放射性废物箱，发现的污染已进行去污洗消，经检测去污有效，现场人员可能受到较大剂量照射需送专科医院接受检查，请指示。
指挥部：带回放射源，受照人员送医，人员撤离，解除封锁。</td></tr>
</table>

（唐大川）

第二节　疾病控制类（新冠病毒感染疫情）

实例五：大规模人群跨区转运隔离应急演练

（一）演练概述

新冠病毒感染疫情流行期间，密切接触者、次密切接触者、重点人群等大规模人群的安全、高效转运是快速控制疫情的重要环节之一。开展此项演练可检验和完善大规模人群跨区转运方案及预案的实用性，进一步完善工作方案和应急预案。本次演练模拟某区发生本地疫情后，隔离人数超过本区隔离酒店承载能力，开展大规模人群跨区转移的过程。演练采用实战演练方式，包含应急响应、指挥调度、现场组织、人员转运和入住交接五个科目。

（二）演练方案

新冠病毒感染疫情流行情形下，为进一步完善疫情联防联控机制，根据国家相关防控方案，以及省、市大规模人群转运隔离应急预案，结合本地疫情中转运防控的经验与教训，制订本演练方案。

1. 演练目的

（1）理顺市、区大规模人群转运隔离专班联动工作机制和流程。

（2）检验和完善大规模人群跨区转运方案、预案的实用性。

2. 演练时间与地点

（1）时间：××月××日14：30—16：00正式演练。其中，××月××日下午进行预演彩排。

（2）地点：××市疾病预防控制中心。

3. 参加单位

由市新冠病毒感染疫情防控指挥部主办，市卫生健康委员会牵头，市商务局、市公安局、市交通局、市疾控中心、A区和B区防控指挥部参加，其中市新冠病毒感染疫情防控指挥部，邀请各区防控指挥部观摩演练。

4. 演练内容

（1）模拟背景

××月××日，A区第一人民医院发热门诊从由一名外地返回的本地人员李某咽拭子标本中检测出新冠病毒核酸阳性。随后，A区防控指挥部组织对李某居住地20万常住居民进行人群核酸筛查，又检出12例阳性病例。流调结果显示，以上13人均居住在该区金北街时代小区，已判定密接150人，次密接250人，重点人群300人。

经省、市专家组评估，该小区为城中村，人群密集，通风效果差，不满足居家隔离条件，建议立即将上述700人转运，实施集中隔离。与此同时，A区防控指挥部转运隔离专班自评隔离酒店数量不足，无法承接700人集中隔离，向市防控指挥部转运专班申请协助。接报后，市防控指挥部转运专班立即复核评估，认为A区满足市大规模人群转运隔离工作应急预案的响应要求，同意启动预案，指挥调度开展大规模跨区人群转运隔离工作。

（2）演练方式

本次演练采取市、区联动现场演练方式。其中，市转运隔离专班负责完成大规模跨区人群转运工作指挥调度等环节演练内容；A区、B区防控指挥部分别负责完成大规模人群转出、接收等环节演练内容。

（3）演练科目

科目一：应急响应。主要展示人群大规模跨区转运预案启动标准和申请流程，以及防疫通、一码通系统人员甄别与确认流程等内容。

科目二：指挥调度。主要展示市转运隔离专班大规模跨区人群转运协调沟通、指令下发、远程调度等内容。

科目三：现场组织。主要展示大规模人群转运前的现场组织工作，包括临时集中点设置、人员通知及引导、一码通系统上车前扫码信息核对、现场秩序维护等内容。

科目四：人员转运。主要展示大规模人群转运中人员核实、健康告知、转运安全、人员突发呕吐情况的应对等内容。

科目五：入住交接。主要展示大规模人群转运抵达隔离点后人员交接核对、一码通系统扫码入住等内容。

5. 演练流程

（1）演练启动

各参演单位准备就绪后，由主持人介绍演练目的，并请总指挥宣布演练开始。主持人由市转运隔离专班工作人员担任，总指挥由市转运隔离专班分管领导担任。

（2）开展演练

市转运隔离专班和A区、B区防控指挥部在主持人引导下，根据演练的科目设置和演练脚本安排，依次开展演练，其中科目一、科目二在××市疾病预防控制中心完成，科目三、科目四、科目五在模拟场地完成。

（3）专家点评

由省、市新冠病毒感染疫情防控专家对演练情况进行点评。

（4）领导总结讲话

6. 组织及分工

（1）市转运隔离专班按照演练方案安排相关人员、准备演练场所及物资，进行场景布置和演练脚本撰写。

（2）A区模拟大规模人群转出区，A区防控指挥部安排区转运隔离专班成员参演，在市演练脚本基础上根据本区情况细化科目三相关脚本。

（3）B区模拟大规模人群接收区，B区转运隔离专班成员参演，负责在演练中调度转运车辆和召集群众演员，在市演练脚本基础上根据本区情况细化科目四、科目五相关脚本。

（4）各区防控指挥部派1～2名工作人员，观摩正式演练。

7. 工作进度安排

（1）××月××日至××月××日，市转运隔离专班组织成员单位的相关专家开展研讨，制订演练方案和撰写演练脚本。

（2）××月××日，市防控指挥部医疗防治组发布市大规模人群跨区转运隔离专项演练通知。

（3）××月××日，市转运隔离专班及成员单位召开演练筹备会议。

（4）××月××日，市转运隔离专班办公室、A区转运隔离专班和B区转运隔离专班开展演练彩排。

（5）××月××日，正式开展××市大规模人群跨区转运隔离专项演练。

8. 其他要求

（1）高度重视

各区防控指挥部、各部门要高度重视，充分认识本次演练对做好我市新冠病毒感染疫情防控工作的重要意义，加强领导，按照方案要求切实抓好各项演练组织工作。

（2）精心组织

各区防控指挥部围绕演练情境迅速制订工作方案，组织开展演练，各部门按照各自职责准备演练所需物资。

（3）加强协同

各区防控指挥部要确定牵头部门，并指定联络员，做好演练对接工作，确保演练顺利开展。

（三）演练脚本

表 6–19　演练脚本

序号	解说词（旁白/主持词）	参演台词	演练动作
1	演练开幕式		
2	背景音乐	各单位人员签到，到指定位置就座。总导演、导调、保障人员、道具、设备到位，通信测试就绪。	屏幕显示演练首页。
3	【导调】 请各位领导、专家前排就座。	活动开始前5分钟，领导、专家前排就座。	屏幕显示演练首页。
4	【导调】 尊敬的各位领导、各位专家：大家下午好！ 全球新冠病毒感染疫情持续传播，我国多地出现本地疫情，防控形势严峻复杂。为做好我市新冠病毒感染疫情中密切接触者、次密接、重点人群等大规模人群的转运工作，我市防控办组建了转运隔离工作专班，下设综合协调组、现场组织组、交通转运组、酒店保障组、隔离管理组和信息统计组六个工作组。为理顺市、区防控指挥部大规模人群转运隔离专班联动工作机制和流程，检验和完善我市大规模人群跨区转运方案、预案的实用性。现组织开展大规模跨区人群转运专项演练。		屏幕展示疫情概况。 屏幕展示疫情防控相关图片。 屏幕展示转运隔离专班办公情况。 屏幕展示演练目的。
5	【导调】 莅临演练现场的领导和嘉宾有市卫生健康委员会以及市转运隔离专班成员单位、各区新冠病毒感染指挥部的领导、嘉宾。 本次演练特邀××、××、××担任点评专家。 让我们以热烈的掌声欢迎各位领导和嘉宾的到来。 本次演练由市卫生健康委员会领导担任演练总指挥，××同志担任演练现场指挥。演练的方式是实战演练，共有五个科目，分别是应急响应、指挥调度、现场组织、人员转运和入住交接。其中“应急响应”和“指挥调度”两个科		屏幕展示领导、专家姓名。

续表

序号	解说词（旁白/主持词）	参演台词	演练动作
6	目在礼堂进行，“现场组织”科目在一号楼户外平台展示，“人员转运”科目在××展示，“入住交接”科目在户外平台展示。参演单位分别是：A区、B区新冠病毒感染防控指挥部，市转运隔离专班成员单位。		
	【导调】 下面，请现场指挥××同志向总指挥报告演练准备情况。		礼仪提前准备好麦克风。
		【现场指挥】 报告总指挥，2021年××市新冠病毒感染疫情大规模人群转运专项演练准备就绪，请指示。 【总指挥】 演练开始！	
			礼仪收回麦克风，放置在舞台边。
	各演练组工作人员请就位，做好准备。		
			礼仪引导科目一、科目二工作人员上台。
科目一：应急响应			
7	【导调】 现在请各科目的参演人员就位。 开始科目一“应急响应”演练。 ××月××日，我市A区第一人民医院发热门诊从由外地返回的本地人员李某咽拭子标本中检测出新冠病毒核酸阳性。随后，A区防控指挥部组织对李某居住地20万常住居民进行人群核酸筛查，又检出12例阳性病例。流调结果显示，以上13人均居住在该区金北街时代小区，已判定密接150人，次密接250人，重点人群300人。流调溯源组使用××系统在电脑端批量导入信息。A区防控办迅速组织社区三人小组上门核实待转运人员身份信息和隔离条件，并在上述系统内确认信息，摸清人员底数。 据调查，该小区为城中村，人群密集，通风效果差，不满足居家隔离条件，经省、市专家组评估，建议立即将上述700人转运，实施集中隔离。与此同时，A区防控指挥部转运隔离专班自评隔离酒店数量承受上限为400人，无法承接700人集中隔离，于是向市防控指挥部转运隔离专班申请协助。		屏幕展示科目一信息。

续表

序号	解说词（旁白/主持词）	参演台词	演练动作
		【A区防控办】（打电话）这里是A区防控办，报告市转运隔离专班，我区本土病例涉及密接、次密接、重点人群共700人需集中转运，我区可自行承担400人，还有300人短时间内无法安排隔离酒店，请求市里协助。 【市转运隔离专班领导】请求收到，我们马上部署落实。请将详细情况以书面形式报告并再次核对一码通人员信息，确保待转运人员信息正确。 【A区防控办】明白，收到。	A区防控办向市转运隔离专班（打电话）报告。
8	【导调】 根据《××市大规模跨区人群转运隔离工作应急预案》规定，符合以下情况之一，立即启动大规模转运隔离响应措施。 1. 各区发生涉及社区、学校、企业等场所的本地疫情后，经评估确定安排完本区域储备的500间隔离房间，短时间内仍有相当数量人员需要集中隔离。 2. 交通站一次性需要集中转运200人及以上。 3. 经市防控指挥部组织专家评估，认为确需组织大规模跨区转运隔离的其他情形。 市转运隔离专班按照属地负责、动态储备、分片保障原则，启动密接、次密接和重点人群转运隔离准备工作。		屏幕展示启动标准。 屏幕展示分片保障原则。
科目二：指挥调度			
9	【导调】 现在开始科目二“指挥调度”演练。 接到A区防控办提出大规模人群转运隔离申请后，按照同组邻近优先支援原则，应优先选择X、Y、Z三区承接转运隔离工作，但考虑到上述区均有本地疫情，不适合支援工作，市转运隔离专班决定由B区承担跨区转运隔离工作。	【酒店保障组】 这里是市转运隔离专班酒店保障组。B区转运隔离专班，请报告B区目前隔离酒店隔离房间数量。A区有密接50人，次密接100人，重点人群150人，合计300人，需要你区协助集中隔离。	一楼舞台：会议室屏幕展示分片保障原则。 向B区布置转运隔离任务。

续表

序号	解说词（旁白/主持词）	参演台词	演练动作
		【B区防控办】 B区收到，B区现有3家隔离酒店，共计500间房间可调度，可以支援A区密接人员和次密接人员集中隔离。 【酒店保障组】 好的，收到，市转运隔离专班马上召开统筹会议，安排具体事宜，请做好准备工作。 【B区防控办】 收到！等待市专班的下一步指令！	
10	【导调】 经协调，B区符合支援条件，市转运隔离专班分别协调A区和B区筹备落实跨区转运隔离工作，并就协调结果召开调度会议。	【市转运隔离专班领导】 当前，A区有300人需要跨区集中隔离，拟定B区协助A区进行集中隔离。前期各个组按照自身工作职能进行相关筹备工作，现在召开跨区转运隔离的三方会议。请各组提出本组转运相关安排。 【综合协调组】 综合协调组汇报，已与转出区A和接收区B建立起三方沟通协调机制，参照市专班分别组建了六个专项行动小组，各行动小组均已定人定岗开始运转工作。汇报完毕。 【信息统计组】 信息统计组汇报，300名待转运人员信息已经收集齐全，并制成台账，A区和B区已做好信息对接。汇报完毕。 【交通转运组】 交通转运组汇报，按照转运车辆间隔就座、每辆车乘坐不超过20人的要求，已经协调B区准备密接转运车辆3辆，车辆标识为红色；次密接转运车辆5辆，车辆标识为黄色；重点人群转运车辆8辆，车	一楼舞台：会议室召开调度会议(市、A区、B区转运隔离专班)

续表

序号	解说词（旁白/主持词）	参演台词	演练动作
		辆标识为蓝色；考虑现场人员突发情况，增加设备用车辆2辆，共准备18辆转运车辆，将人员转运到隔离酒店，保证人员转运力量充足。汇报完毕。 【酒店保障组】 酒店保障组汇报，300人拟分流至3家集中隔离酒店。汇报完毕。 【现场组织组】 现场组织组汇报，待转运人员一码通系统录入信息已完成，若有需要，可协调人员维护现场和交通秩序，可以开展人员转运工作。汇报完毕。 【隔离管理组】 隔离管理组汇报，医务人员、隔离酒店工作人员已到岗，消毒工作已完毕，隔离酒店准备完毕。汇报完毕。 【A区防控办】 A区防控办汇报，我区将按照分群分类原则，根据B区提供车辆明细安排跟车员和待转运人员乘车。隔离人员标识物资已准备，密接人员标识为红色；次密接人员标识为黄色；重点人群标识为蓝色。街道办将为每辆转运车安排一名工作人员协助开展秩序维护、人员防护监督。已安排社区三人小组，协助开展人员预通知工作。汇报完毕。 【B区防控办】 B区防控办汇报，按照要求，我区将在每辆转运车上安排一位医务人员，防止转运人员突发意外情况。我区已做好隔离酒店、工作人员准备，可开展隔离人员转入工作。汇报完毕。	

续表

序号	解说词（旁白/主持词）	参演台词	演练动作
	【导调】 市防控办同意转运方案后，市转运隔离专班开始组织协调现场转运工作。 科目一和科目二演练完毕，下面有请各位领导和嘉宾跟随引导员移步南门观摩科目三“现场组织”演练。	【市转运隔离专班领导】 请各部门按照会议内容进行梳理，形成转运方案，报市防控办。	
科目三：现场组织			
11	【导调】 现在开始科目三“现场组织”演练。 我们现在所在的地点是A区设立的临时集中点。临时集中点内划定了大巴停留区、人员等候区和临时隔离区，安排了救护车和医护人员保障，并在人员等候区设置一米线，避免等候过程中出现人员聚集。A区公安局派出公安干警维持现场秩序。		【换场到南门】 4～5名公安干警现场拉警戒线并设置1米线。 医护人员设置临时集中点的临时隔离区，安排救护车和医护人员执勤。
12	【导调】 转运中要求专车专用，驾驶室与车厢间做好物理隔离，车内设专门的污染物品放置区域，配备防护用品、消毒液、快速手消毒剂。 18辆转运车辆陆续就位，跟车医护人员使用××系统创建车辆信息；跟车医护人员和转运司机做好二级防护。 A区现场调度人员组织工作人员粘贴转运车辆标识和序号，贴红色标识的为密接转运车辆，贴黄色标识的为次密接转运车辆，蓝色标识的为重点人群转运车辆。		转运车辆开进各个大巴停留区。 粘贴车辆标识和序号。
13	【导调】 前期，社区三人小组已通知待转运人员准备隔离期间的生活用品。车辆到达后，按照分类、分批原则，社区三人小组通过电话、喇叭广播、微信群等方式通知待转运人员前往临时集中点，并发放N95口罩。现在演示的是通知密接人员下楼转运。	【A区现场调度员10】(对讲机) 请社区三人小组通知前20名密接人员下楼乘A1车。 社区三人小组(不出镜)：收到。	20名待转运人员拿着行李下楼前往集中点。

续表

序号	解说词（旁白/主持词）	参演台词	演练动作
14	【导调】 待转运人员登车前，跟车医护人员需要为其测体温并询问症状；在上车前核实待转运人员信息，安排座位，并使用××系统登记车牌号、转运起始辖区、送往目的酒店、跟车人姓名及联系方式、司机姓名及联系方式等信息。 目前，临时集中点中A区跟车人员与待转运人员核对信息并进行人员类型核实，根据人员分类在手臂上贴标识，密接贴红标，次密接贴黄标，重点人群贴蓝标，转运人员根据手臂标识找转运车辆。 现场主要步骤共四个，即人员身份核实—贴标识—测体温—扫码上车。 公安干警、街道办工作人员在现场维护秩序，排队时保持一米间距。 在临时集中点现场发现1名发热密接人员，经现场调度转移至定点医院就医。 剩余49名密接人员，引导至标识为红色的车辆后，均已登车转运。登车后，跟车人员核对信息，确认无误后，在××系统上点击“发车”。	【A1车跟车医护人员11】: 报告调度员，现场发现密接发热人员1名。请调度处理。 【A区现场调度员10】: 把发热人员转移到临时观察区，使用水银温度计再测一次腋温，确认发热的话，使用救护车转运到定点医院。	跟车医护人员核对待转运人员身份证信息，测体温、询问症状、贴分类标识、引导待转运人员落座。 待转运人员配合跟车人员核实信息，然后上车。 公安干警进行巡场，展示秩序维护动作。 开发工程师演示操作流程。 将发热病人引导到一旁临时隔离区。 A1车出发。
15	【导调】 A区跟车人员与次密接人员核对信息并进行人员类型核实，为次密接人员贴黄标，引导至标识为黄色的车辆。	【A区现场调度员10】(对讲机) 下面开始下一批次人员转运，请社区三人小组通知前20名次密接人员下楼乘B2车。 【B2车跟车人员12】 报告调度员，因待转运人中有5人有基础疾病，不能自理，需要增加陪护人员5名。现超出B2车20人的容载量，请调度处理。	

续表

序号	解说词（旁白/主持词）	参演台词	演练动作
	【导调】 在次密接人员现场登车过程中，B2车出现计划外5名陪护人员，现场调度人员启用应急车辆安排转运。 经过现场调度转运，次密接人员100人，陪护人员5人，共105人，均已登车转运。	【A区现场调度员10】 根据待转运人员实际陪护需求，现场启动备用应急车辆，转运5名次密接人员和5名陪护人员，请工作人员将10名人员引导至对应的区域，等待下一批转运。	将5名次密接人员和陪护人员引导到一旁。 B2车出发。
16	【导调】 A区跟车人员与重点人员核对信息并进行人员类型核实，为重点人员贴蓝标，引导至标识为蓝色的车辆。 【导调】 经过现场调度，重点人群150人均已登车转运。现场调度员向B区防控办交接人员汇报转运情况。 【导调】 经过现场调度确认，304名需跨区转运人员均已登车转运。科目三现场组织部分演练完毕。下面有请各位领导和嘉宾跟随引导员移步东门观摩科目四“人员转运”演练。	【A区现场调度员10】(对讲机) 下面开始下一批次人员转运，请社区三人小组通知前20名重点人员下楼乘C3车。 【A区现场调度员10】 B区防控办，这里是A区转运隔离专班现场调度员。我区原计划转运密接人员50人，实际转运49人，1人发热被转运至定点医院救治。原计划转运次密接人员100人，实际转运105人，新增陪护人员5人。原计划转运重点人员150人，实际转运150人。所有需要跨区转运人员均已登车转运，共计304人。请做好转运人员的安置工作。	C3车出发。

续表

序号	解说词（旁白/主持词）	参演台词	演练动作
科目四：人员转运			
17	【导调】 现在开始科目四“人员转运”演练。 跟车人员清点好转运人员数量后，联系相应的隔离酒店，告知其转运人员的情况。		
18	【导调】 跟车医护人员对转运人员开展健康告知，解释说明转运工作。要求保持安静，行车过程中勿摘下口罩或进食，减少交谈。到达酒店后按秩序下车，相互保持一米间距。		跟车医护人员对转运人员开展健康告知并解释转运工作。
19	【导调】 当发现转运人员出现呕吐等不适症状，跟车医护人员需及时将该人员调整到车尾座位就座，进行初步消毒处理。		
20	【导调】 转运过程中，公安部门和交通部门进行秩序维护，必要时开展交通道路管控，实施区域封锁。		
21	【导调】 现场转运过程中，C3车发生故障，需要更换车辆。B区转运隔离专班紧急报告市防控转运隔离专班，市公安局协调交警现场维护秩序，市交通局马上调用备用车辆前往现场。	【C3 车跟车人员13】 报告B区转运隔离专班调度员，我是C3车跟车人员，C3车车牌号是××××，在Z广场附近发生故障，无法继续前行。请求支援。	C3车到达东门。 市公安局协调交警现场维护秩序，市交通局马上调用备用车辆前往现场。
22	【导调】 经过现场调度，C3车人员有序转移到备用车辆上，运输企业安排穿戴二级防护装备的拖车驾驶员，将故障车辆拖离现场，拖车和故障车按规定先消毒再维修。 最终所有人员安全转移到隔离酒店。 科目四“人员转运”部分演练完毕。 下面有请各位领导和嘉宾跟随引导员移步模拟隔离酒店观摩科目五“入住交接”。		现场换车，人换车，行李换车。
科目五：入住交接			
23	【导调】 现在开始科目五“入住交接”演练。 跟车人员提前半小时告知酒店，按照隔离酒店指引的路线停靠。		跟车人员与酒店前台电话沟通。 转运人员到达隔离酒店。

续表

序号	解说词（旁白/主持词）	参演台词	演练动作
24	【导调】 转运车辆抵达隔离酒店后，消杀组人员使用2 000mg/L含氯消毒剂对车辆外围和高频接触的门把手进行消毒，消毒完成后，跟车人员与驻酒店专班进行转运人员确认，确认完成后，引导转运人员有序下车，保持一米间距，驻酒店医疗人员为转运人员测量体温，酒店前台使用××系统扫码登记转运人员信息，办理入住。 下面有请工程师演示酒店工作人员扫码登记入住流程。	【隔离酒店前台接待人员13】 请各位按地面一米线有序排队，准备好身份证，打开健康码，登记入住。	对车辆外围和行李进行消毒。 跟车人员和酒店专班对接，进行人员确认。 引导转运人员有序下车。 测体温。酒店协调员使用一码通逐一扫描转运人员健康码登记入住。 B2车人员有序下车扫码登记入住。
25	【导调】 待转运人员下车后，车辆开往酒店临时消毒点进行车内消毒，先采用2 000mg/L含氯消毒剂对车内座位、扶手和门把手等部位进行消毒，然后使用0.5%过氧乙酸对车内进行超低容量喷雾。		车辆消毒。
26	【导调】 目前转运人员全部入住完毕。除陪护人员外，其余转运人员均单人单间隔离，同时A区安排一名工作人员在酒店驻点，协助隔离人员管理。现场调度人员向市转运隔离专班汇报。 【导调】 随后，市转运隔离专班确认304人均已转运完毕。 市转运隔离专班向市防控办汇报转运工作完成。		
27	【导调】 车辆转运工作完成后，对所有参与大规模跨区转运的车辆在指定地点进行消毒，保证一车一消毒。 目前全部车辆消毒完毕。 科目五“入住交接”部分演练完毕。 下面有请各位领导和嘉宾跟随引导员返回大礼堂观摩下一环节。		车辆消毒。

续表

序号	解说词（旁白/主持词）	参演台词	演练动作
专家点评和领导讲话			
28	【导调】 现在进入专家点评环节。 感谢三位专家的精彩点评。	播放背景音乐，引导员引导点评专家上台。	屏幕显示进入点评环节。 屏幕显示点评专家姓名。
29	【导调】 现在请市卫健委领导上台讲话。	播放背景音乐，引导员引导上台。	屏幕显示领导信息。
30	【导调】 谢谢领导，演练到此圆满结束，感谢大家！		屏幕显示演练结束。

（李晓宁）

实例六：大型会议活动卫生保障应急演练

（一）演练概述

新冠病毒感染疫情防控常态化时代，为高效统筹疫情防控和经济社会发展大局，线下大型会议活动逐步恢复。JCK商品交易会是G市的一项综合性国际贸易盛会，参展参会人员包括国内外参展商、采购商、布展人员等。此次商品交易会预计每天约6万人次参与，期间有国内外重要嘉宾出席。为全方位提高大型会议活动卫生保障人员和举办方的应急处置能力，确保突发事件规范处置，降低对此次商品交易会的影响，活动举办方JCK贸易中心疫情防控组与G市卫生健康委员会拟联合举办一次医疗卫生保障应急演练。

本实例演练以G市H区举办线下大型商品交易会，出现多种突发公共卫生事件为背景，结合大型会议活动的应急处置预案，联合卫生健康、医疗、公安、商务等多个联防联控部门开展，通过展馆入口查验、新冠病例发现、现场应急处置、现场医疗急救等情景模拟实操全流程演练，检验大型会议活动工作人员、驻点卫生保障人员和各个联防联控部门的应急响应、现场调查、突发事件处置和跨部门联动的综合能力。

（二）演练通知

第×××届JCK商品交易会医疗卫生防疫组关于组织开展第×××届JCK商品交易会医疗卫生保障应急演练的通知

JCK贸易中心、H区新冠病毒感染防控指挥办疫情防控组、NS医科大学附属第二医院、G市第一人民医院、G市第五人民医院、G市急救医疗指挥中心、G市疾控中心、各有关工作专班：

根据《第×××届JCK商品交易会新冠病毒感染疫情防控工作总体方案》有关要求，为切实做好第×××届JCK商品交易会疫情防控工作，全力确保第×××届JCK商品交易会顺利成功举办，有效防范和应对突发新冠病毒感染疫情等公共卫生事件，拟组织开展第×××届JCK商品交易会医疗卫生保障应急演练。现就有关事项通知如下。

（一）演练时间

9月27日（星期一）上午9：30—12：00，预演彩排。

9月27日（星期一）下午15：00—18：00，正式演练。

（二）演练地点

G市H区P街88号JCK展馆C区。

（三）参演单位及任务要求

1. 第×××届JCK交易会医疗卫生防疫组（市卫生健康委员会牵头）负责组织协调

本次演练工作。

2. JCK贸易中心为演练协助单位，负责演练场地、物资、器材等保障工作，联系所在街道安排模拟发热病人、阳性检测者的密切接触者20～30人，并派相关工作人员参加演练。

3. H区疫情防控指挥办疫情防控组负责密接人员、重点人群的转运隔离工作，安排2辆转运车及转运隔离工作随车人员；协调P街道办及社区卫生服务中心对红、黄码和发热人员进行处置，负责安排发热患者转运车辆及医务人员。

4. NS医科大学附属第二医院派1个加强救护单元（1辆救护车、2医、2护、1名驾驶员、2名担架员）参加演练。

5. 核酸检测工作专班负责协调安排2支采样队伍参加演练（G市第一人民医院、G市第五人民医院各派1支队伍，分别派3名采样人员）。

6. G市急救医疗指挥中心负责突发事件紧急医疗救援科目演练的相关工作；G市疾控中心负责演练相关专业技术指导工作。

7. 请各参演单位、相关工作组认真协调筹备，确定参演队伍人员和具体负责此次演练工作的联络员，于9月26日16时前报至指定联系人。

（四）其他事项

1. 所有参加人员要持健康码绿码出行，演练前14天曾有中高风险地区旅居史的人员不得参演。参加人员要做好个人防护，自备必要的个人防护装备，主动配合做好体温监测等工作，参加演练时全程佩戴口罩。

2. 参与演练的车辆、人员需报备演练指挥协调小组，未报备车辆不准进入JCK展馆区域。

20××年9月26日
第×××届JCK商品交易会医疗卫生防疫组（盖章）
（联系人：×××，联系电话：15999999999）

（三）演练方案

1. 背景

为保障第×××届JCK商品交易会顺利举办，根据国家和M省、G市新冠病毒感染疫情防控有关要求，结合当前国际国内疫情防控形势和我市工作实际，制订本应急处置演练方案。

2. 演练目的

（1）理顺疫情防控机制各环节的联动与协同关系

通过应急演练，检验我市统筹协调各相关部门应急处置新冠病毒感染相关事件的机制运转与协同处置状况，理顺疫情防控指挥链条，提升疫情应急处置的组织效率。

（2）验证各类防控方案、预案的科学性

通过应急演练，验证疫情防控工作方案、疫情处置预案的科学性，细化和调整预案和技术指引，排查整改卫生防疫措施隐匿漏洞，确保第×××届JCK商品交易会相关事件得到规范、有序的应急处置，为第×××届JCK商品交易会顺利举办提供有力医疗卫生保障。

（3）提高防控各环节执行和保障能力

通过应急演练，进一步验证工作机制流程和工作指引的可操作性、各环节工作人员对措施的掌握程度，健全各类保障措施，确保防控责任压实、应急反应灵敏、处置措施高效。

3. 演练依据

《G市突发公共卫生事件应急预案》《国家新型冠状病毒肺炎防控方案（第八版）》《国家新型冠状病毒肺炎诊疗方案（试行第八版）》《新冠肺炎聚集性疫情处置指南（修订版）》和《G市第×××届JCK商品交易会疫情防控和医疗保障工作方案》。

4. 演练时间和地点

时间：9月27日15：00—18：00。

地点：JCK展馆C区一层。

5. 演练组织

（1）组织单位

主办单位：G市卫生健康委员会、JCK贸易中心。

参演单位：JCK贸易中心、G市疾病预防控制中心、G市急救医疗指挥中心、H区卫生健康局、H区公安局、H区疾病预防控制中心、P社区卫生服务中心、P街道办事处、G市第一人民医院、G市第五人民医院、NS医科大学附属第二医院。

技术支持单位：G市疾病预防控制中心。

（2）组织架构

①领导小组

总指挥：G市卫生健康委员会副主任。

现场指挥：G市卫生健康委员会应急办主任、G市疾病预防控制中心主任。

②导演组（4～6人）

JCK贸易中心、G市疾病预防控制中心、G市急救医疗指挥中心等的相关人员。

职责：负责与各参演队伍衔接，协调各参演队伍，制订详细工作流程，撰写演练脚本，合理规划演练场地。

③演练执行组（4～6人）

JCK贸易中心、G市疾病预防控制中心、G市急救医疗指挥中心等的相关人员。

职责：负责演练诸环节参演人员的组织安排，演练程序设定、排练，演练效果评估。

④综合保障组（3～5人）

JCK贸易中心、G市疾病预防控制中心等的相关人员。

职责：负责各演练相关物资、耗材的准备、场景的搭建，等等。

⑤点评专家（2～3人）

商务部、省卫生健康委员会、省疾控中心等的相关人员。

职责：拟定应急演练评估方案；现场演练的评估、技术支持，并及时向领导小组、组织和策划小组反馈意见和建议；等等。

⑥观摩单位和人员

JCK贸易中心、市政府应急办、市卫生健康委员会、市公安局、市核酸检测专班、市转运隔离专班相关领导、H区卫生健康局、疾控中心分管领导与具体业务负责人、市疾控中心及驻点医院相关人员，以及周边地市疾控中心。

6. 演练方式

根据应急处置预案，设计四个科目进行现场实操全流程的演练。

7. 演练科目

科目一：展馆入口查验。主要考核对体温异常和红/黄码人员的拦截、引导、现场临时隔离留观、转运后送。

考核要点：人员出入登记、健康码查验、体温检测、临时留观隔离点的启用、场馆工作人员与驻场医护人员配合、事件信息沟通报告的及时性、场所管控等。

科目二：病例发现。主要场馆内发热病人的处置、转运、采样检测、结果报告等。

考核要点：发热人员处置流程规范、及时。后送采样、检测结果报告流程流畅。

科目三：现场应急处置。主要考核应急处置的响应，临时封控、指挥部设立、流行病学调查、接触者甄别和转运、大规模核酸采样等流程。

考核要点：获悉初筛结果可疑阳性展馆采取各项临时防控措施的指令下达，措施的有效性、流行病学调查的全面性和现场评估的科学性，接触者甄别转运的及时性和有序性；核酸筛查的有序组织方式，结果通知，物资、人员储备情况；等等。

科目四：现场医疗急救。

考核要点：心脏骤停病人、参会客商摔倒受伤后的救治。

8. 其他注意事项

（1）高度重视。各部门要高度重视，深刻认识到本次演练的重要性，严格按照方案要求落实演练组织工作。

（2）落实整改。各部门须针对演练中发现的漏洞和问题，建立台账，及时整改。

（3）提前做好演练相关场所和地点的告知工作，避免引起群众恐慌。

◆附件：卫生应急演练部分（科目一至科目三）演练脚本

演练时间：20××年9月27日。

演练地点：JCK展馆C区。

主办单位：G市卫生健康委员会、JCK贸易中心。

参演单位：JCK贸易中心、G市疾病预防控制中心、G市急救医疗指挥中心、H区卫生健康局、H区公安局、H区疾控中心、P社区公共卫生服务中心、P街道办事处、NS医科大学附属第二医院。

技术支持单位：G市疾病预防控制中心。

表6-20　第×××届JCK商品交易会医疗保障应急处置演练脚本

序号	解说词（旁白/主持词）	参演台词	演练动作	参与部门和人员
演练开幕式				
1	【导调】 尊敬的各位领导、各位专家： 大家下午好！ 为保障第×××届JCK商品交易会顺利举办，根据国家和省、市新冠病毒感染疫情防控有关要求，结合当前国际国内疫情防控形势和我市工作实际，理顺疫情防控机制各环节的联动与协同关系，验证第×××届JCK商品交易会新冠病毒感染疫情防控工作总体方案、应急处置预案的科学性，提高防控各环节执行和保障能力，由G市卫生健康委员会、JCK贸易中心联合主办第×××届JCK商品交易会医疗保障应急处置演练。 出席本次演练的领导和嘉宾有G市卫生健康委员会主任、JCK贸易中心主任…… 现在有请现场指挥向总指挥报告演练筹备情况！	现场指挥：报告总指挥，演练各部门、场地已准备完毕，请指示！ 总指挥：开始演练！ 现场指挥：收到！各部门请就位！		
科目一：展馆入口查验				
2	【导调】 现在请各科目参演人员就位。 开始科目一“展馆入口查验”演练。10月17日，JCK展馆正式开馆进行展会活动。展会期间，参会人员如常在展馆门口有序排队通过安检进入展馆参展。		验码岗——安保人员D、测温岗——安保人员E、安检岗——安保人员F依次排列。	JCK贸易中心：安保人员3名、群演3名。

续表

序号	解说词（旁白/主持词）	参演台词	演练动作	参与部门和人员
	两名展商走向10号门测温帐篷，正要通过时，测温帐篷内的测温验码设备发出警报，入馆人员B体温为37.5℃。		入馆人员A体温正常、健康码正常。	P街道办：社卫医护1名、工作人员1名。
		测温岗——安保人员E对入馆人员B说：先生你好，你的体温显示是37.5℃，根据大会防疫规定，请跟我到临时留观区进行体温复测。 入馆人员B：好的。	入馆人员B体温异常，测温岗安保人员E引导B至临时留观区，通知外围就近的医疗点医护人员G。	H区疾控中心：防疫人员1名。
		安保人员E报告医护人员G：10号门发现一位先生体温异常，已引导至10号门附近的临时留观区。 医护人员G：收到。	医护人员G对其进行复测，防疫人员H简单询问疫情相关问题，复测显示体温正常，医护人员G登记信息。	
	10分钟后，医护人员初步对体温异常者进行简单询问，复测后显示体温正常，同时医护人员登记相关信息。			
		验码岗——安保人员D对黄码人员C说：先生，你好，你的健康码显示为黄码，根据大会防疫规定不能入馆参展，请跟随我到临时隔离观察点。 黄码人员C：好的。	入馆人员C健康码异常（黄码），验码岗安保人员D引导C至临时留观区，通知外围就近的防疫点防疫人员H。	
	入馆人员C在证件系统界面提示健康码为黄码。			
		安保人员D报告防疫人员H：10号门发现一位先生的健康码为黄码，已引导至10号门附近的临时留观区。 防疫人员H：收到。		
	防疫人员对黄码人员简单询问疫情相关问题后，做好相关信息登记。同时通知P街道办工作人员。		防疫人员简单询问疫情相关问题，通知P街道办工作人员I，同时防疫人员H登记信息。	
		防疫人员H通知P街道办工作人员I：10号门发现一位先生的健康码为黄码，请求街道将其送至最近的核酸检测点采样。 P街道办工作人员I：收到。我们马上过去。		
	P街道办工作人员到达10号门，将黄码人员送至最近的核酸检测点采样。			

续表

序号	解说词（旁白/主持词）	参演台词	演练动作	参与部门和人员
科目二：病例发现				
3	【导调】 现在开始科目二“病例发现”演练。 我们现在看到的是JCK贸易中心C区15展馆内，在×××参展公司展位上，公司业务人员正积极接待往来客商，在展位内一侧的业务洽谈角，该公司1名业务代表与采购商J正在进行热烈商务洽谈，其间，J时有咳嗽，自觉身体不适。 洽谈完后，J前往邻近医疗点寻求帮助。 医疗点医护人员使用额温枪对J测量体温，发现其体温为37.8℃，立即向驻场防疫人员报告，并及时上报医疗卫生防控组。同时将采购商J引导至临时留观区。 在留观区内，医护人员用水银温度计为J复测体温，并向其作简单问诊。防疫人员按照《新型冠状病毒感染疑似病例初步筛查登记表》对J询问其流行病学史和馆内的活动轨迹。 10分钟后，采购商J复测体温为38.2℃。	采购商J：医生，我有点难受，感觉有点头晕。 医护人员K对采购商J说：先生，疫情防控期间，进入医疗室就诊前需要先测量体温。 医护人员K：先生，您的体温是37.8℃，请您随我到前面的临时留观区进行进一步检查。 医护人员K报告防疫人员L：C区医疗点发现1名发热人员，请马上上报医疗卫生防控组。 防疫人员L报告医疗卫生防控组N：您好，我是防疫人员L，C区医疗点发现1名发热人员，现在将其转移至留观区做进一步处置。 医疗卫生防控组N：收到，随后请及时报告处置结果。	×××公司业务代表A在与采购商J进行热烈商务洽谈。 洽谈完毕，采购商J前往医疗点。 （C区展馆内）医疗点医护人员K（穿戴无纺布隔离衣、N95口罩、面屏、手套）对采购商J进行简单问诊并用额温枪测量体温。 医护人员K立即报告就近展区留观区的驻点防疫人员L。同时将采购商J引导至临时留观区。 驻点防疫人员L接报后立即报告医疗卫生防控组N（做对讲状）。	JCK贸易中心：安保人员1名、消毒人员1名、群演2名。 NS医科大学附属第二医院：医生2名、护士2名、司机1名。 G市疾控中心：防疫人员1名、领导1名。

续表

序号	解说词（旁白/主持词）	参演台词	演练动作	参与部门和人员
	医疗卫生防控组在接到发热人员复测体温仍≥37.3℃的报告后，立即安排120负压救护车将发热人员转送至H区指定医院（NS医科大学附属第二医院）。 同时，医疗卫生防控组将情况报告给大会防疫办；场馆方通知展馆安保部门、保洁部门，启动应急流程。 驻场的救护车顺利进馆后，展馆安保部门人员做好现场防控，保障发热人员从临时留观区转移至救护车期间与其他人保持安全距离（医护人员将使用过的医疗垃圾袋放上救护车，随发热人员一起运走）。 救护车驶离后，展馆保洁部门安排专业消杀人员对C区医疗点、临时留观区、转移路线和发热人员进馆后的行动轨迹区域（公共区域）进行全面消杀。	医护人员M报告防疫人员L：复测体温为38.2℃，请你马上上报医疗卫生防控组请求转运。 防疫人员L：收到。 防疫人员L报告医疗卫生防控组N：采购商J复测体温为38.2℃，现按展会预案要求，需将其转运至定点医院进行进一步检查，请您协助相关工作。 医疗卫生防控组N：收到。	留观区另一名医护人员M（着二级防护服），用水银温度计复测J体温，防疫人员L（着二级防护服）向采购商J简单询问疫情相关问题。 医护人员M立即报告防疫人员L。 防疫人员L及时上报医疗卫生防控组N(做对讲状)。 H区指定医院医护人员O、P（着二级防护服）按规定路线接发热人员上救护车。 消杀人员前往C区医疗点进行消杀作业。	
4	【导调】 医疗卫生防控组工作人员通知H区疾控中心和区指定后送接收医院分别做好流调和采样检测排查新冠和其他发热疾病的准备。 区指定医院按照规定流程，采集鼻咽拭子双份，一份由区指定医院立即进行新冠病毒核酸检测，另一份送区疾控中心，同时进行新冠病毒核酸检测并对转送的发热人员进行主要传染病病原快速检测鉴别（如流感病毒、登革热病毒、诺如病毒、腺病毒、疟原虫等）和临床检查。			

续表

序号	解说词（旁白/主持词）	参演台词	演练动作	参与部门和人员
5	【导调】 H区疾控中心接报后，立即前往区指定医院开展核心信息流调，核对健康码、行程码，接报后以最快速度形成流调核心信息报市疾控中心。 经过初步流行病学调查，该名发热人员J是鞋类采购商，曾去过C区负一层，来自我国××省代表团，10月16日从××机场飞往国际机场，航班号××，持有离开××省前48小时核酸阴性证明，抵达G市后由专车（车牌号×××××）送达××酒店，办理入住后立即在酒店设置的核酸检测点采集咽拭子，后检测为阴性。J的健康码为绿码，参展期间“住宿地—展馆”两点一线相对闭环。当天是其首次进入场馆。 初步轨迹如下：9：30从展馆10号门进场，9：31—10：30在14展馆，10：31—11：30在15展馆。 初步调查，当日上午，其曾在C区1楼的14、15两个展馆活动。		H区疾控中心工作人员O、R(着二级防护服)对采购商J开展核心信息流调。	JCK贸易中心：群演1名。 H区疾控中心：流调人员2名。
6	【导调】 ××时××分，区指定医院实验室报告该名发热人员J核酸检测初筛结果为阳性，医院、区疾控中心先后向市疾控中心、市卫健委报告。市卫健委立即向大会防疫办和上级部门报告，要求立即启动应急响应。同时样本被立即送往市疾控中心复核，××时××分（2小时内），初筛检测医院在大疫情网“初筛模块”完成网络报告。			
科目三：现场应急处置				
7	【导调】 现在开始科目三“现场应急处置”演练。 收悉发热人员J初筛阳性报告后，场馆方立即组织保卫部门保卫科工作人员对展馆1—15号门进行围蔽，维护现场秩序，确保所有人员不能进出展馆。		展馆保卫部保卫科工作人员D、E、F维护现场秩序，拉警戒线，派驻安保人员将展馆外围大门全部关闭，展厅(区)之间落闸关门，放置铁马围栏。	JCK贸易中心：安保人员3名。

续表

序号	解说词（旁白/主持词）	参演台词	演练动作	参与部门和人员
8	【导调】 第×××届JCK商品交易会城市服务保障领导小组办公室医疗卫生防疫组牵头，会同商务、发展改革、交通运输、文广旅、市场监管、应急管理等部门和相关区政府，立即在××酒店成立现场指挥部，统筹各方资源，负责对JCK商品交易会期间的新冠病毒感染疫情开展应急处置工作。 现场指挥部启动紧急叫停机制，暂停一切展览活动，取消线下展览。		现场指挥部紧急召开会议部署工作。(会议动作，在桌面摆各部门的水牌)	各成员单位。
9	【导调】 由公安部门、疾控机构前台混编，后台合署组成的市、区流调队进入展馆，连同场馆工作人员，按现场指挥调度分工开展流行病学调查。	现场流调指挥官S：1组、2组去消防总控室查看C区14和15展馆的监控录像，甄别密切接触者。3组调取和整理10月17日9：30以后进入交易会场的全部参展人员名单。4组通过新启用的无感留痕系统设备，调取于10月17日9：30—11：30进入JCK展馆C区，于JCK展馆A、B区停留超过1小时的人员名单信息。 请场馆方确认空调系统已关闭，回风和全新风运行。	现场流调指挥官S指挥各流调小组分头开展调查。 分派完任务后，各小组分头行动。	G市疾控中心：防疫人员5名。 H区疾控中心：防疫人员4名。 公安部门：视频调查员2名。 JCK贸易中心：场馆工作人员4名。
10	【导调】 根据《第×××届JCK商品交易会总体方案》，大会严格落实疫情防控属地责任和主体责任，配合做好防疫相关工作。场馆方成立临时指挥部，通知综合管理部、技术设备部、保卫部启动确诊病例应急处置流程。 场馆临时指挥部在消防总控调取监控录像，做好确诊病例行动轨迹调查工作。技术设备部将空调设备设置为全新风运行。展馆设			JCK贸易中心：场馆工作人员5名。

续表

序号	解说词（旁白/主持词）	参演台词	演练动作	参与部门和人员
	备部门对空调风柜房、水冷塔房、设备间进行消杀工作并更换空调风柜滤网。 场馆方在就近的核酸采样点进行核酸检测。技术设备部通过场馆广播及LED屏发布安民告示。并召集志愿者、安保人员等保障工作人员，分发KN95/N95医用防护口罩供参展参会人员佩戴。	临时指挥部工作人员告知综合管理部/技术设备部/保卫部：你好。我是确诊病例临时处置指挥部×××。接省/市卫健部门通知，馆内曾有新冠病毒感染确诊病例进入，现启动确诊病例应急处置。 综合管理部统筹科：收到。 技术设备部：收到，三区展厅空调改为全新风运行。 保卫部协调科：收到。 综合管理部统筹科分别打电话给工程公司和服务部综合服务科：馆内曾有新冠病毒感染确诊病例进入，现启动确诊病例应急处置。 保卫部协调科分别打电话给展馆保卫科和交通门卫科：馆内曾有新冠病毒感染确诊病例进入，现启动确诊病例应急处置。 技术设备部现场播放广播：各位尊敬的参展商、采购商，欢迎您参加第×××届JCK商品交易会。我馆曾进入一名新冠病毒感染病例，3小时前已转运至医院接受治疗。为了您的身体健康与生命安全，请听从现场工作人员指挥，到馆内就近的核酸检测点进行核酸采样检测。感谢您的配合。	场馆内播放广播，LED屏显示公告。 志愿者、安保人员等协助工作人员分发口罩。	JCK贸易中心：志愿者2名(穿志愿者马甲)、安保人员2名、群演5名。

续表

序号	解说词（旁白/主持词）	参演台词	演练动作	参与部门和人员
	与此同时，JCK贸易中心在A、B、C三区临时设立280组核酸采样点。每组核酸采样点工程公司配置一张咨询台、两张折椅和相应数量的伸缩护栏，服务部设两个医疗废物垃圾桶、饮用桶装水，大会卫生防疫办配备相关防疫物资。大会保卫办维持现场秩序，组织其管辖区域的所有人员在最近的核酸采样点进行核酸检测，确保在馆所有人员都参与核酸检测。		场馆方工作人员D、E、F开始布置核酸检测应急采样点，摆放物资，张贴“核酸扫码”小程序标识。	JCK贸易中心：安保人员3名。
11	【导调】 公安部门派干警维持现场秩序，限制展馆内人员活动，各类人员间不得交谈聚集或进行跨区跨馆活动。			
12	【导调】 临时指挥部召开工作会议。市领导听取各部门工作汇报，组织专家研判。	现场流调队指挥官S：经调查，同时段处于14展馆和15展馆内的现场人员，初步甄别共20人为密切接触者，按照密接处置规定，采取14天集中隔离医学观察和7天居家健康监测措施。 经初步导出名单，同时段进入JCK展馆C区的人员共640人，视为潜在密切接触者；同时段于JCK展馆A、B区停留超过1小时的人员共1 560人，视为可能暴露的重点人群。 以上人员名单已提交公安部门。 公安部门负责人T：公安局将对流调队提供的名单进行核实，并由政数部门对密接人员赋“红码”，潜在密切接触者赋“黄码”，居家隔离7天，实施核酸检测7天3检；对可能暴露的重点人群赋“黄码”，限制进入公共场所，发送手机短信通知3天内完成2次核酸检测；检测结果为阴性者转为“绿码”，实施7天健康监测。	现场指挥部紧急召开会议部署工作。（做会议动作，在桌面摆各部门的水牌）	市疾控中心：防疫人员1名。 公安部门：负责人1名。 转运专班：负责人1名。 核酸专班：负责人1名。 场馆方：负责人1名。

续表

序号	解说词（旁白/主持词）	参演台词	演练动作	参与部门和人员
		转运专班U汇报：H区转运专班接到转运指示并已在一码通上接到转运申请，目前已选定、安排隔离酒店，转运大巴已落实到位，准备开始转运。 场馆方负责人V汇报：场馆方已统计JCK商品交易会期间每日场馆内驻点工作人员、参展商、采购商以及官员等人员数量并将有关信息通报市卫健委核酸检测专班。 核酸检测专班W汇报：核酸检测专班已根据现场人员数量立即准备物资（信息设备、采样和检测耗材等）并调配医务人员。应急采样队半小时内集结完毕，1小时内到达采样现场。		
13	【导调】 同时，核酸采样工作紧张进行中，应急采样队已到达采样现场。现场医护人员立即开展新冠病毒核酸采样。采样一批立即送样一批，备勤医疗队分批运送采样物资进场。 大会保卫办工作人员负责维护现场秩序，组织其管辖区域的所有人员在最近的核酸检测点进行核酸检测。 志愿者协助现场风险人群统一使用“核酸扫码”小程序登记采样信息，单人单管采样检测，确保现场展馆人员在5小时内完成采样。		应急采样队队员现场采样。 安保人员M维护现场秩序。 志愿者协助现场风险人群使用“核酸扫码”小程序。 现场提供水、食物等物资。	核酸检测专班。 JCK贸易中心：志愿者1名（穿志愿者马甲）、安保人员1名、群演5名。
14	【导调】 采样完毕后，除需立即转运的密切接触者，其他人员有序撤离等待核酸检测结果。			

续表

序号	解说词（旁白/主持词）	参演台词	演练动作	参与部门和人员
15	【导调】 根据初步流调结果，结合场馆内监控视频，甄别密切接触者20人。 现场流调人员在“一码通”系统录入信息，向上级提出转运申请，H区转运专班已接收，并落实隔离酒店、转运大巴。 现在转运大巴已按既定路线到达场馆10号门门前。 场馆工作人员引导待转运人员经过转运通道，依次经过测温岗、扫码岗，有序上车。随车医护人员在“一码通”系统中登记上车人员信息、发车信息、隔离酒店接收信息。随后开始转运。		场馆工作人员引导待转运人员经过转运通道，依次经过测温岗、扫码岗，有序上车。随车医护人员在“一码通”系统登记上车人员信息和发车信息、隔离酒店信息。	
16	【导调】 6小时后，检测机构报告JCK商品交易会展馆临时指挥中心，现场人员核酸检测结果均为阴性。		对黄码和红码人员按规定落实管控措施。其余现场人员可凭绿码和阴性结果离开。	JCK贸易中心：志愿者1名(穿志愿者马甲)、安保人员1名、群演10名。
17	【导调】 人员转运结束后，区疾控中心对展馆内可能污染的区域进行终末消毒。 JCK商品交易会新闻办配合省、市卫健部门召开疫情防控新闻发布会，发布后续展会工作安排、人员管控办法、应急处置措施等信息，并利用JCK新闻中心媒体，做好舆情应对。		消毒作业。	H区疾控中心：消毒人员1名。
演练结束				
18	【导调】 现在演练全部结束。请各位领导、专家、参演单位代表巡视场馆展会重要活动场所的防疫工作。			

（四）模拟场景设定

上述演练脚本包含了展馆安检闸口处发现健康码异常人员、展馆内发现发热人员、新冠确诊病例曾进入展馆等场景模拟实操，但由于时间和场地的限制，其他可能发生的突发事件未能尽数在实操中体现，因此在第×××届JCK商品交易会筹备期间，G市疾病预防控制中心拟对未在实景中体现的4种场景开展一次主题研讨，以下为主题研讨的模拟演练场景设定及考核要点。

场景一：密切接触者曾进入展馆

（一）演练背景

第×××届JCK商品交易会期间，10月16日接外市通知协查一名密切接触者，该名密切接触者曾于10月15日进入展馆。

（二）测试问题

1．对于该名密切接触者应采取何种管控措施?

2．如何开展相关人群的甄别处置?

3．场馆核酸排查范围如何划定?

4．如何开展消毒工作?

（三）考核要点

第1题：（1）场馆内：取消该密切接触者的参展资格，若该人员为参展商，立即封闭其展位所在展厅，并终止所有活动至集中隔离期限解除；若该人员为采购商或观展人员，根据流行病学调查和活动轨迹排查结果，与其有交谈的或其接触展品的展位暂停活动。（2）社会层面：按本地相关处置措施落实管控。

第2题：（1）同一展位工作人员、同行程交易团人员、有交谈的人员或接触展品的人员按其密切接触者处置（按本地相关规范处理）。（2）同一展厅人员按重点人群处理，加强自我健康监测。

第3题：对参展商所属交易团成员，及其活动轨迹涉及的展厅所有人员开展一次核酸检测。

第4题：展馆消毒队伍在驻点防疫人员指导下进行消毒作业，消毒范围为展位所在展厅及参展商活动轨迹涉及的场馆区域。

场景二：次密切接触者曾进入展馆

（一）演练背景

第×××届JCK商品交易会期间，10月16日接G市L区通知协查一名次密切接触者，该名次密切接触者曾于10月15日进入展馆。

（二）测试问题

1．对于该名次密切接触者应采取何种管控措施?

2．如何开展相关人群的甄别处置?

3．场馆核酸排查范围如何划定?

4．如何开展消毒工作?

（三）考核要点

第1题：（1）场馆内：取消该次密切接触者的参展资格，若该人员为参展商，其展位暂停活动，消毒后由其他人代为启用。（2）社会层面：按本地相关处置措施落实管控。

第2题：处置措施参照本地相关规定实施。

第3题：对参展商所属交易团成员开展一次核酸检测。

第4题：展馆消毒队伍在驻点防疫人员指导下进行消毒，消毒范围为参展商所在展位。

场景三：大型活动相关场所环境检测出新冠病毒核酸阳性

（一）演练背景

第×××届JCK商品交易会期间，第三方检测公司报告某场馆的办公室环境监测中检出新冠病毒核酸阳性。

（二）测试问题

1. 对于该办公室应采取何种管控措施?

2. 如何开展相关人群的甄别处置?

3. 场馆核酸排查范围如何划定?

4. 如何开展消毒工作?

（三）考核要点

第1题：暂时围蔽发现阳性样本的场所，未经消毒的物品不得带出。

第2题：对曾直接暴露于该环境的人员暂时采取核酸检测和居家隔离医学观察措施。根据复核结果和复采复检结果，分类采取应急处置措施：若样本结果为阴性，当即解除场所和人员的管控措施；若样本结果为阳性，结合流行病学调查、场所环境阳性范围、样本核酸检测测序结果、核酸检测Ct值，科学评估事件的风险，对该场所涉及人员和所有工作人员采取相应的人员管控措施。

第3题：曾在当日进入该阳性人员所属展区的人员。

第4题：按本地相关规范处置，对污染和可能污染的区域进行研判并进行终末消毒。

场景四：市外其他省市出现新的中高风险地区或本土病例新发地区

（一）演练背景

第×××届JCK商品交易会期间，10月17日X省Y市报告新增新冠病毒感染本土病例4例，部分参展人员、工作人员等人员有涉疫重点地区旅居史。

（二）测试问题

1. 如何确定排查人员范围?

2. 确定排查范围后，如何开展涉疫地区旅居史人员排查?

（三）考核要点

第1题：（1）密切关注疫情发展。卫健部门密切关注国内外新冠病毒感染疫情发展动态，通过媒体报道或疫情信息通报发现本土病例新发地区后，立即报告大会医疗卫生防控组。（2）专家综合研判。组织专家召开专题研判会议，结合疫情形势进行综合研判，充分落实精准科学防控策略，科学划定旅居史排查时间范围，提出初步具体防控措施建议，明确禁止参加展会起止时间。

第2题：（1）联合办公。组织卫健部门、公安机关、政数部门，会同H区政府和JCK贸易中心联合办公，高效沟通，迅速、准确排查重点人群。（2）展会主办方主动对接卫健部门，了解最新涉疫地区旅居史人员排查范围，若有涉疫地区旅居史人员参展，应立即要求其暂停参会并及时报备，根据属地目前的防控政策，落实社区分类管控措施。若非要求协查的感染者的密切接触者、次密切接触者，可选择离开G市。后续如有新的情况，卫健部门将及时通报。

涉疫地区旅居史人员排查主要为参会团体自查。展会主办方及时将人员排查要求通知所有参会团体防疫联络人，有涉疫旅居史的参会人员立即暂停线下参会，由各参会团体联络人落实团内成员的自查及上报，展会主办方对上报信息进行汇总后可取消其入场资格。

（温韵菁）

实例七：健康驿站保运营应急演练

（一）演练概述

境外新型冠状病毒感染疫情形势严峻，某市承担着巨大的境外输入病例隔离任务。健康驿站（以下简称驿站）是该市新建的首个大型隔离场所，总建筑面积25万平方米，共设有5000个隔离房间，可规避传统隔离酒店紧邻市中心、通风不畅、排水排污管道不独立等缺点。驿站投入运营前，需检验和优化多部门间协同作业、人员转运、阳性病例处置、消防等全流程环节，为保障健康驿站后期的顺利运营，查找和解决潜在的运营问题，特制订本演练方案。

（二）演练方案

1. 演练目的

认真贯彻落实党中央、国务院有关疫情防控决策部署及省委和省政府、市委和市政府工作要求，围绕驿站实际情况，通过演练检验驿站运营机制，检验各参与单位的应急反应能力和协同处置效率，针对存在的问题进一步开展细化工作、优化流程，确保驿站顺利运营，提高驿站疫情防控应急处置水平。

2. 组织架构

（1）主办单位：健康驿站运营协调小组。

（2）承办单位：市卫生健康委员会。

（3）协办单位：市公安局、市商务局、市应急管理局、市交通运输局、市消防救援支队、某区人民政府、市定点收治医院、市红十字会医院、市疾病预防控制中心、某区疾病预防控制中心、市建筑集团、某国际企业集团、某科技公司。

（4）演练导调组织

①演练总指挥1名，导演调度人员6人，点评专家3人。

②演练参演人员包括医护人员、酒店服务人员、疾控中心工作人员、试睡体验志愿者、带车三人小组、安保人员、消防人员、司机等，其他人员由各协办单位负责。

3. 职责分工

（1）市卫生健康委员会负责制订总体演练方案和组织协调工作。

（2）各参与单位负责撰写分场景演练脚本，宣传发动人员参与演练，完成演练现场布置、人员组织管控和后勤物资保障等。

4. 演练内容

演练按照市疫情防控指挥办的相关预案方案和上级要求，采用桌面演练、实战演练结合的方式进行。

（1）模拟背景及科目设置

9月下旬，驿站迎来第一批旅客200人，各有关单位根据职责开展相应工作。

演练共设定9个科目。

科目一：入境转运（由市商务局牵头，市交通局、某区人民政府配合）。

科目二：入境旅客入住驿站（由某国际企业集团牵头，市公安局配合）。

科目三：阳性病例的发现及报告（由市红十字会医院负责，某国际企业集团、某区疾控中心配合）。

科目四：现场流调、病人转运及房间终末消毒（由某区疾控中心牵头，市疾控中心指导，市红十字会医院、市定点收治医院配合）。

科目五：入境旅客解除隔离（由某区人民政府牵头，某国际企业集团、市红十字会医院配合）。

科目六：入境旅客发生其他疾病（由市红十字会医院负责）。

科目七：工作人员例行新冠病毒核酸检测发现阳性病例的现场处置（由某区人民政府、市疾控中心负责，某区人民政府、市红十字会医院配合）。

科目八：消防演练（由市消防救援支队牵头，市公安局、市红十字会医院、某国际企业集团配合）。

科目九：防风防汛演练（由市应急局负责，某区三防办、某国际企业集团等配合）。

其他事项，如人员逃脱、停水停电、信息系统失效等由各有关单位按职能负责。

（2）桌面演练/预演

正式演练前，各单位可进行桌面演练或预演，重点考核以下内容。

①如何安全转运旅客到驿站？

②如何做好旅客入住全程疫情防控？

③如何对旅客做好健康管理？

④旅客在入住过程中发现新冠核酸阳性后如何安全顺利转运？

⑤工作人员出现意外暴露情况后的紧急处理流程。

⑥旅客解除隔离后的疫情防控工作流程。

⑦如何查缺补漏？

（3）现场演练

①时间安排：初定20××年××月××日至20××年××月××日。

②本环节以实战形式开展，场地要求清洁通风，参加人员佩戴口罩，具体程序如下。

a．演练启动。各参演单位准备就绪后，主持人介绍演练目的，并请总指挥宣布演练开始。

b．演练展开。各参演单位在主持人的引导下，根据科目设置和演练脚本安排，依次开展演练。

c．专家点评。演练结束后，请演练点评专家对演练进行点评；各参演单位对演练组织、演练效果等进行评估总结，提交演练总结报告，并跟进后续改进工作。

d．领导总结讲话。

（4）物资准备

演练所需物资由各参演单位依据分工和职责落实。

①医疗物资：救护车、医护人员防护物资、核酸检测物资、消毒物品、医疗垃圾袋等由市红十字会医院负责。

②酒店物资：送餐车、旅客行李箱、酒店服务人员防护物资、分区栏栅、分区路线指引、简易扩音设施、对讲机等由某国际企业集团负责。

③其他物资：转运大巴车、引导车等由市商务局协调负责。

（5）场地准备

分别设置转运人员下车区、隔离酒店房间（初定A1组团）、发热门诊、采样区等。

5. 工作要求

（1）高度重视。各单位要高度重视，充分认识到本次演练和压力测试对做好我市新冠病毒感染疫情防控工作的重要意义，加强领导，按照方案要求切实抓好各项演练组织工作。

（2）精心组织。各参与单位围绕演练情境迅速制订工作方案，对参演人员进行相关培训，确保其熟练掌握驿站工作流程、应急预案和防护工作要领等，在合练之前分别在本单位内组织开展预演练活动。

（3）加强协同。各单位要确定牵头部门并指定联络员，做好演练对接工作，确保演练顺利开展。

（4）落实整改。各参与单位要重视演练效果评估，对演练各环节进行细致分析和评估，对演练中发现的问题及时进行分析以查找原因，尽快落实整改。

◆附件：演练脚本

（一）时间、地点及组织架构

演练时间：20××年××月××日。

演练地点：某市健康驿站。

主办单位：某市健康驿站运营协调小组。

承办单位：市卫生健康委员会。

参演单位：市商务局、市交通局、市应急管理局、市公安局、市消防救援支队、某区人民政府、市红十字会医院、市疾病预防控制中心、某区疾病预防控制中心、市建筑集团、某国际企业集团、某科技公司等。

（二）演练科目设置

科目一：入境转运（由市商务局牵头负责，指挥人：×××）。

科目二：入境旅客入住驿站（由某国际企业集团牵头负责，指挥人：×××）。

科目三：阳性病例的发现及报告（由市红十字会医院牵头负责，指挥人：×××）。

科目四：现场流调、病人转运及房间终末消毒（由某区疾控中心牵头负责，指挥人：×××）。

科目五：入境旅客解除隔离（由某区人民政府牵头负责，指挥人：×××）。

科目六：入境旅客发生其他疾病（由市红十字会医院牵头负责，指挥人：×××）。

科目七：工作人员例行新冠病毒核酸检测阳性病例的现场处置（由某区人民政府、市疾控中心牵头负责，指挥人：×××）。

科目八：消防演练（由市消防救援支队牵头负责，指挥人：×××）。

科目九：防风防汛演练（由市应急管理局牵头负责，指挥人：×××）。

表 6–21　健康驿站保运营应急演练脚本

<table>
<tr><th>序号</th><th>解说词</th><th>参演台词</th><th>演练动作</th><th>备注</th></tr>
<tr><td rowspan="2">1</td><td colspan="4">演练开幕式（总指挥：×××　副总指挥：×××　演练调度：×××</td></tr>
<tr><td colspan="4">为做好某市健康驿站全流程管理，提高突发事件应急处置能力，保障驿站安全顺利运营，特开展健康驿站保运营应急演练活动。</td></tr>
<tr><td>2</td><td colspan="4">科目一：入境转运（由市商务局牵头负责，市交通局、某区人民政府配合）　指挥人：×××</td></tr>
<tr><td></td><td colspan="4">各派出单位负责将参加演练的志愿者送到机场指定位置集结（集结地点由市商务局确定）。
首次演练从机场出发，后面的演练从某宾馆出发（拟出站由某区人民政府协调车辆，再次进站由市商务局协调车辆）。</td></tr>
</table>

续表

序号	解说词	参演台词	演练动作	备注
	市商务局根据待接转人数安排车辆，并与驿站协调入住组团。	市商务局统筹人员：“市交通局，现有旅客200名，需接转至健康驿站，请安排10辆转运大巴车。” “某区人民政府，现有旅客200名，需接转至健康驿站，请安排10辆引导车并配备工作人员。” “健康驿站，现有旅客200名将于今日入住，请根据空房情况安排这批旅客具体入住哪个组团。”	市商务局协调市交通局、某区人民政府安排转运大巴车和引导车，并通知健康驿站安排入住的具体组团。	转运大巴车由市交通局统一调度安排10辆，接转工作人员专用引导车辆由某区人民政府安排10辆。每辆引导车配备1名医护人员、1名公安人员、1名车长和1名驾驶员，车长要与健康驿站工作人员建立联络机制；每辆转运大巴车配备1名驾驶员。整个车队配备1辆救护车，由某区人民政府安排。 第一次演练从机场AOC出发，后面的演练从某宾馆出发。
	转运大巴车与引导车就位等待。		引导车与大巴车依次停在机场AOC大楼门口，按照一辆引导车后跟一辆大巴车的顺序排队等待，司机在大巴车上就位。车长及医护、公安人员在引导车内各自就位。市商务局现场组工作人员（1名）就位。	
	入境人员扫描“一码通”，领取入住指南，并排队候车。	市商务局现场组工作人员：“请扫描一码通登记。”	入境旅客走至转运大厅（AOC大门/东方宾馆大门）前，在市商务局现场组工作人员的指导下扫描一码通。市商务局工作人员根据一码通数据给旅客发放放行条，并给入境人员发放入住指南。	市商务局现场组工作人员1名（着二级防护装备）。
	某区人民政府现场工作人员引导入境人员上车。	车长：“请各位旅客排队依次上车，注意在转运过程中自觉遵守疫情防控规定。” “上车后请根据入住指南，扫描座位旁边的二维码进行入住房型选择。” “请错位就座，并保持安全距离，请不要坐在最后一排，最后一排座椅为预留应急座椅。”	车长和入境人员保持两米安全距离，引导入境人员每批次20人排队有序上对应的大巴车，并告之相关注意事项。 市公安局负责安排机场转运安保工作专班工作人员维持现场秩序，确保入境人员有序上车。 市交通局负责安排交警随车队出发，维护道路安全。	

续表

序号	解说词	参演台词	演练动作	备注
	入境人员根据入住指南在车上扫码选房型。		入境人员在车上连接车载Wi-Fi，扫描贴在座位旁窗户玻璃上的二维码，进入“驿站小管家”微信小程序，根据小程序提示拍摄护照照片，输入个人信息后，根据自己的喜好自助选择入住房型，查看入住指南。也可以帮亲属、朋友代为预订。系统将自动根据旅客选择分配房号，让旅客在进入驿站之前就完成入住预订手续。20分钟内未完成预订者，系统将自动为其分配房间。	健康驿站确认旅客入住哪个组团(假设是A1组团)。
	车长跟健康驿站工作人员确认旅客入住具体组团。	车长：“请问本车旅客将入住哪个组团？” 车长：“请驾驶员开往A1组团。”	车长在从机场到驿站的途中，与健康驿站工作人员联系，同时登录“驿站小管家”小程序，确定本车入境人员具体组团及每个人分别入住哪个房间。车长将结果反馈给引导车驾驶员，并引导大巴车开到组团出入口。	
	1号大巴车上一位入境人员出现呕吐症状。	同车旅客：“司机师傅，有人身体不舒服，吐得很厉害。”	1号车黄女士突发呕吐症状，同车人员发现后立即报告大巴车驾驶员。驾驶员将车停在安全路段，并打开故障警示灯，引导车车长发现1号大巴车异常后，在引导车后方安全距离设置警示标牌。	其他引导车和大巴车继续开往健康驿站。
	引导车医护人员带好医疗设备、药品等进入1号大巴车进行紧急处理。	车长：“各位旅客，由于车上一位旅客身体不适，医护人员正在进行紧急处理。请大家耐心在车上等待。”	引导车医护人员立即对身体不适人员进行处理，处理后安排其在大巴最后一排就座，并按规定对呕吐物进行消杀处理；医护人员向车上入境人员做好解释工作，确保1号大巴车停车期间所有人员在车上等待。	

续表

序号	解说词	参演台词	演练动作	备注
	处理完毕后，1号大巴车继续开往健康驿站。	医护人员："感谢大家的配合，现在我们将继续前往健康驿站。"	医护人员确认身体不适的入境人员情况稳定后，留在大巴车上继续观察。引导车、1号大巴车继续开往健康驿站。	
	抵达健康驿站。	请入境人员有序下车。	车牌自动识别系统允许车辆进入驿站，车辆直接开至A1组团门口，大巴上播放语音提醒，健康驿站工作人员引导入境人员有序下车。	
	1号大巴车医护人员进行脱消，对大巴车进行车内消杀及外观清洗。		大巴车进入大巴车消杀间进行终末消杀，某国际企业集团安排消杀人员进行车内消杀，大巴车驾驶员、1号引导车的医护人员进入专用消杀间进行脱消。	因驾驶员穿戴二级防护装备，按照就地消杀原则，车辆消杀的同时，驾驶员也需要脱消。若不在驿站脱消，被污染的车辆在路上行驶，将增加病毒传播风险，且驾驶员完成转运任务时穿戴二级防护装备时间比较长，若不及时脱消，将不利于行车安全。
3	科目二：入境旅客入住驿站（某国际企业集团牵头负责，市公安局配合）　指挥人：×××			
	科目二演练中，200名入境人员采用智能化入住，直接进入房间。 试住期间演练应急流程处置，模拟智能化系统发生故障，旅客先在大堂办理入住，再进入房间。			
	某国际企业集团酒店员工提前做好房间情况调查，统计房间情况。		某国际企业集团酒店提前准备计划入住的A1组团房间，并统计组团可用房间数量。	
	某国际企业集团酒店员工为旅客安排房间。		某国际企业集团酒店负责房间安排的员工，收到系统通知，陆续获悉正在前往酒店的预抵客人名单及其所乘车辆车牌号。酒店员工根据空房情况，安排200名旅客入住A1组团。	
	某国际企业集团酒店员工将排房结果通知驿站内各相关工作人员。		酒店管理部门通知A1组团员工，安排人员提前做好接客准备；同时指挥中心工作人员同步通知专班人员，安排医护、公安人员就位。	

续表

序号	解说词	参演台词	演练动作	备注
	入境人员乘车直接抵达A1组团，在车长的指引下分批下车办理入住手续。	车长：请大家在座位上稍作休息，一会儿我通知大家逐一下车。	车辆到达A1组团旅客出入口，车长与现场人员（按现行集中隔离定点酒店操作，由驻场专班负责）交接乘车人员情况，由车长安排逐个下车；旅客下车后自行取行李，经消杀人员（由驻场专班负责安排消杀人员）对行李进行消杀后，自行进入组团。	
	车上人员下车后，自行由组团旅客出入口进入组团，自行使用导向机获取房间号及前往房间的路线，然后直接前往房间。		旅客在组团旅客出入口设置的导向机处扫描护照上的纸质二维码，获得房号及行进路线，自行前往房间。这期间会有一名酒店员工在入口负责提供咨询，该名人员需要着二级防护服。	
	旅客开始前往房间，其间会对电梯进行控制，洁净梯和污染梯会被锁上，客人由旅客电梯上下。		旅客入住时，需要控制电梯，洁净梯和污染梯均要锁上，客人由旅客电梯上下。	
	入住旅客中有一名行动不便的人员，需要更换无障碍房间。		入住旅客中有一名行动不便的人员，申请入住无障碍房间；问询岗工作人员协助其先行入住原安排房间，后向运营专班提出旅客需求申请，由运营专班审批确认后，协助旅客转房至无障碍房间。	
	旅客到达房间门口后通过二维码扫描仪，扫描护照上的一码通，进入房间。		旅客携带行李在房间门口扫描二维码进入房间。	
	旅客入住后自行在一体机上进行测温、健康上报等入住签到，系统自动记录入住信息。		旅客进入房间后，自助完成测温、健康上报、登记入住等一系列入住手续。	

续表

序号	解说词	参演台词	演练动作	备注
	1.部分入境人员不配合入住； 2.部分入境人员脱离组团。	发现入境人员不配合现场工作人员办理入住；发现入境人员脱离组团随意走动。	健康驿站安保人员第一时间上前配合工作人员劝阻，并告知有关法律法规，要求其配合我市防疫工作，若遇脱离组团或暴力对抗，通过对讲机呼叫支援，待支援力量到达后，按照应急处置流程予以处置。	
	如果有智能化系统无法使用的情况，前台人员将按应急程序协助办理入住。		前台系统出现故障，启用大堂，大巴车将旅客拉到大堂，酒店工作人员在柜台为旅客办理入住，完成入住手续后，旅客返回大巴车，乘车前往组团，在工作人员的指引下前往房间。	
	旅客使用现金或信用卡的方式结账，酒店安排电瓶车将旅客带到大堂完成付款手续。	酒店前台：××先生/女士，我们看到您在系统中选择了现金/信用卡的支付方式，目前此类结账方式需要到大堂完成付款手续，已经安排电瓶车在A1组团旅客出入口外等候，请下楼乘电瓶车到大堂办理付款手续。 酒店客人：好的，我现在就下去。	前台工作人员从系统中识别出选择使用现金/信用卡的旅客，打电话通知旅客下楼，乘坐电瓶车前往大堂；前台工作人员在大堂为旅客办理付款手续；手续办完后，旅客乘电瓶车返回房间，等待转运专班安排车辆离开驿站。	
4	科目三：阳性病例的发现及报告（市红十字会医院牵头负责，某国际企业集团、某区疾控中心配合） 指挥人：×××			
	值班人员在运营系统中发现李女士体温异常。	值班护士：医生，日常体温监测发现A1-1145旅客李女士体温为38℃，客人之前体温一直正常，第1、2、3天核酸结果阴性，第1天疟疾结果阴性。	值班护士在运营系统中点击“警报”处理，将情况报告给值班医生。	

续表

序号	解说词	参演台词	演练动作	备注
		值班医生：李女士，30岁，由缅甸仰光入境，既往没有相关疾病史；由于旅客目前发热，我们要上门察看这位旅客的情况，并完成核酸检测采样，请准备新冠病毒核酸检测、新冠病毒抗体检测、血常规、疟疾、登革热等采集标本用品。	查阅旅客信息，作出巡诊及进一步评估、开展相关检查指示。	
	值班护士通过可视系统与旅客沟通，安抚旅客。	值班护士：您好，我是驿站值班护士，请问是A1-1145房间的李女士吗？ 李女士：是的。 值班护士：我们在对您进行健康监测时发现您体温有异常，请您再次测量体温。 李女士：好的。 值班护士：您现在的体温是37.5℃，请问您现在感觉怎么样？ 李女士：感觉口很干，没什么力气，其他感觉还好。 值班护士：好的，请您不要太紧张，我们的值班医生、护士一会儿会去看您，给您做一些检查，需要做鼻咽拭子核酸采集及抽血，请您配合。 李女士：好的，谢谢。 值班护士：不客气，请您稍等。	通过可视系统告知旅客体温结果、询问有无身体不适、告知值班医护人员即将上门巡诊，请其做好配合标本采集准备。	
		值班护士：医生，我已经和旅客李女士沟通过了，现在可以过去。 值班医生：好的！我已经开好医嘱，麻烦信息员核对并把核酸检测及抽血的条码打印出来，谢谢！		

续表

序号	解说词	参演台词	演练动作	备注
		信息员：血常规、疟疾抗原检测、登革热抗原检测、新冠病毒抗体检测、新冠病毒核酸检测条码及标本采集信息核对表已打印出来，请核对。	信息员与值班护士进行核对确认。	
	值班护士准备旅客采样信息表、鼻咽拭子及采样管和其他检验所需用品，准备请李女士再次复测体温后对其进行鼻咽拭子核酸采样、疟原虫快速检测、登革热抗原检测等标本采集。	值班护士：医生，已准备好用物，可以进入旅客居住区了。	值班护士准备用物：额温枪、旅客采样信息表、鼻拭子及采样管，其他检验用物（疟疾抗原检测、登革热抗原检测）。	
		值班医生：好的，请院感督导员监督，我们将穿戴防护装备进入旅客居住区。		
	组团内院感督导员开展督导工作。	院感督导员：好的。	值班医生、护士进入穿戴间指导穿戴防护装备。	
		院感督导员：经检查穿戴符合规范，登记后可进入旅客居住区域，我将在视频督导区继续为你们提供帮助，有事请及时联系我。	院感督导员登记工作人员进入信息，离开，到监控区开展督导工作。	
	值班医护人员到旅客居住区A1-1145房间门外。	值班护士：您好，我是值班护士，我们过来看看您，请问您叫什么名字？能否把您的身份证给我看一下？		
	通过可视系统核实旅客身份。	李女士：好的，我叫李花，这是我的证件。		通过可视系统与旅客对话。
		值班护士：好的，请您佩戴好口罩开门，我们给您做一些检查。		
			旅客戴好口罩开门。	

续表

序号	解说词	参演台词	演练动作	备注
		值班护士：您好，我是驿站的值班护士，这位是值班医生，我先给您测一下体温。您的体温还是37.5℃。 值班医生：您好，我是今天的值班医生，请问您目前感觉怎么样？ 李女士：就是感觉有点发烧。 值班医生：别紧张，请问您既往有没有相关基础疾病，如高血压、糖尿病，有没有患过肿瘤、结核、风湿性疾病？ 李女士：没有。 值班医生：您看起来状态还不错，可以继续留在房间内观察，但因为发烧了，所以需要进行相关检查及采样，请您配合我们。 李女士：好的。 值班护士：我现在要给您进行鼻咽拭子核酸采样及抽取血标本，可能会有点不舒服！希望您配合。 李女士：好的。	额温枪复测体温，核对信息后进行鼻咽拭子采样和血标本采集。	
	标本采集完毕。	值班护士：谢谢您的配合，现在感觉还好吗，还有没有其他地方不舒服？ 李女士：没什么不舒服的。 值班医生：好的，请您注意休息，多喝水，如果身体有什么不适及时告诉我们，检验结果出来后，我们会告知您，谢谢您的配合。	标本采集完毕，询问旅客身体状况。	

续表

序号	解说词	参演台词	演练动作	备注
	值班护士通知标本运输队。 标本运送人员已到位，进行标本交接。	值班护士：您好！请问是标本运输队吗？我是A1区医疗组的×××，麻烦您过来收标本，谢谢！ 标本运输队：好的！马上过来！ 值班护士：您好，您是标本转运组的吗？ 标本转运员：是的。 值班护士：这是发热旅客的采样标本，请您核对。 标本转运员：好的，核对清楚了。	值班护士封装标本，联系标本转运处收取标本，做好医疗垃圾处理工作。 携标本至交接处，填写好交接登记表。	
	值班医生向医疗组组长汇报情况。	值班医生：组长您好，我们组团1145房间旅客李花，30岁，此前没有基础疾病，6天前从缅甸仰光入境，第1、2、3天核酸结果阴性，第1天疟疾结果阴性，今天旅客出现发热、咽干、乏力症状，其他情况还好，我们已经给她做了血常规、新冠病毒核酸及抗体检测、疟原虫快速检测、登革热抗原检测等标本采集处理，请组长指示。 医疗组组长：目前旅客情况稳定，组团医生、护士可离开隔离区，注意观察旅客情况，留意相关结果，并通知院感监督员查看一脱间、二脱间监控。	值班医生用工作手机将情况上报组团医疗组组长。	
		值班医生：院感督导员，我们即将进入一脱间脱除防护用品。 院感督导员：好的，我一直在，现在你们可以依次进入一脱间脱除防护用品。	值班医生致电院感督导员。	

续表

序号	解说词	参演台词	演练动作	备注
	医疗组组长向医务部汇报情况。	医疗组组长：请问是医务部主任吗？我是A1组团医疗组组长。 医务部主任：您好。 医疗组组长：您好，我们组团1145房间旅客李花，30岁，没有基础疾病，6天前从缅甸仰光入境，第1、2、3天核酸结果阴性，第1天疟疾结果阴性，今天出现发热、咽干、乏力症状，其他情况还好，我们已经安排医护人员做了血常规、新冠病毒核酸及抗体检测、疟原虫快速检测、登革热抗原检测等标本采集处理，请主任指示。 医务部主任：好的，请按发热旅客规范流程处理，留意旅客情况及检测结果，有情况及时向我汇报。 医疗组组长：好的。	A1组团医疗组组长将1145房旅客情况上报医疗部主任。	
	检验科在系统上传核酸结果并致电医务部报告旅客新冠病毒核酸结果为阳性。	PCR值班人员：请问是医务部主任吗？ 医务部主任：您好。 PCR值班人员：组团A1−1145旅客李花，新冠病毒核酸结果为阳性，结果已上传系统，请您知悉。 医务部主任：收到，谢谢。	PCR值班人员致电医务部主任。	
	医务部主任即刻将情况通报疾控中心驻站人员。 疾控中心驻站人员上报至市卫健委医政医管处、市公安局流调队和市疾控中心等相关部门，并安排复核。	医务部主任：您好，是疾控中心驻站专班吗？我是医务部×××。 疾控中心驻站人员：您好，我是疾控中心驻站人员。 医务部主任：您好，刚接到检验科通报，组团A1−1145旅客李花核酸检测结果为阳性，请您知悉。 疾控中心驻站人员：好的，我已知晓，将通知相关部门。	医务部主任致电疾控中心驻站人员。	

续表

序号	解说词	参演台词	演练动作	备注
	医务部主任已知会驿站相关部门，现将结果通报给组团。	医务部主任：您好，我是医务部×××。 医疗组组长：您好。 医务部主任：现接检验科上报，A1组团1145旅客李花新冠病毒核酸检测结果为阳性，请按相关制度进行处理。 医疗组组长：已收悉情况，将按阳性旅客规范流程处置。	医务部主任致电A1组团医疗组组长。	
	此时A1组团值班人员已在系统查阅到旅客李花新冠病毒核酸检测阳性报告。 医疗组组长通知组团内某国际企业集团酒店工作人员。 值班护士告知李花检测结果。	医疗组组长：各位同事，A1-1145旅客李花新冠病毒核酸检测结果为阳性，请按流程规范处置，做好相关工作。 值班人员：收到。 医疗组组长：请问是某国际企业集团酒店工作人员吗？我是A1组团医生。 某国际企业集团酒店工作人员：是的。 医疗组组长：目前A1组团1145旅客李花初步核酸检测结果为阳性，请通知服务人员暂时不要到房间附近区域，通知附近旅客不要开门，监控室密切关注1145及附近房间动态，避免意外接触。 某国际企业集团酒店工作人员：明白，我会马上安排处理。 值班护士：您好，请问是A1-1145旅客李花吗？ 李女士:是的,我是李花。 值班护士：您好，您现在感觉怎么样？ 李女士：喝了很多水，感觉还好。 值班护士：好的，您的新冠病毒核酸检测结果是阳性，稍后会有工作人员再次上门进行采样复检，请您在自己房间内不要离开，配合工作人员的工作，好吗？ 李花：好的。 值班护士：请您耐心等待，不要太紧张，我们都会帮助您的。	医疗组长在办公区下达指示。 值班护士通过可视系统与旅客交流。	

续表

序号	解说词	参演台词	演练动作	备注
	疾控中心复检李花样本新冠病毒核酸结果为阳性。			
	疾控中心驻站人员上报区疾控中心、区卫健局，报市级专家组，通知市120应急专线调派组，调度市新冠病毒感染者转运队将患者转送至医院，通知医院做好接收准备，将复检结果通知驿站医务部主任。	疾控中心驻站人员：您好，主任，驿站A1-1145房间的李花复检核酸结果为阳性，我已通知市120应急调派组和医院做好接收准备，请你们也做好转交准备。 医务部主任：好的，收到信息。		
	医务部主任知会组团医疗组组长。	医务部主任：请问是A1组团医生吗? 医疗组组长：是的。 医务部主任：刚才疾控中心驻站人员通知1145房间的李花新冠病毒核酸复检结果为阳性，请做好转运安排。 医疗组组长：收到，我马上安排。		
	组团医疗组组长现场布置工作。	医疗组组长：信息员，请进行网络上报，准备好转运前的相关文书并通知负责人签名。 信息员：收到。我现在准备好转运交接表、核酸报告、阳性信息登记表、阳性告知书（需旅客、某国际企业集团酒店、安保、公安、医疗组签名）。 信息员：阳性信息登记表已发送给医务部负责人。 医疗组组长：护士，请告知旅客结果并通知其收拾好行李准备转运。 值班护士：收到。 医疗组组长：医生，请在转运车即将到达的时候进入隔离区协助旅客办理转运。 值班医生：收到。	医疗组组长现场布置相关工作；信息员准备好转运交接表一式两份、阳性告知书（需旅客、某国际企业集团酒店、安保、公安、医疗组签名）、核酸报告、阳性信息登记表、阳性信息登记表留档。	

续表

序号	解说词	参演台词	演练动作	备注
	A1组团医疗组组长通知某国际企业集团酒店工作人员旅客核酸检测结果，安保人员对驿站通道进行临时清场，告知转运车将于约1小时后到达。	医疗组组长：请问是某国际企业集团酒店工作人员吗? 某国际企业集团酒店工作人员：是的。 医疗组组长：1145房间旅客李花，经疾控中心复检，核酸结果为阳性，大概1小时后转运，请做好安保工作。 某国际企业集团酒店工作人员：收到，马上安排。		
	值班护士告知旅客转运信息。	值班护士：李女士您好！我是值班护士，您的复检核酸结果为阳性。现在需要把您转到定点医院做进一步的治疗，麻烦您收拾好行李，医生一会儿过去接您，请您在房间等待，谢谢配合! 李女士：好的，谢谢。	值班护士通过可视系统与旅客沟通。	
	疾控中心安排的负压转运车到达驿站后，在安保人员指引下快速到达组团出口。 组团值班医生来到旅客居住区。	值班医生：李女士，您好，由于您新冠病毒核酸复检结果为阳性，按防疫要求，现在需要将您转到定点医院专科诊治，请您佩戴防护口罩、手套，带上您的个人物品。医院专车已到达，现在我护送您过去，请不用担心。 李女士：好的！谢谢!	组团值班医生携带转运交接表、阳性告知书、核酸报告进入旅客居住区，指导旅客做好个人防护（佩戴医用防护口罩、手套），让旅客签收阳性告知书，将核酸报告交给旅客。	

续表

序号	解说词	参演台词	演练动作	备注
	值班医生护送已做好防护的旅客到交接处与转运人员交接。	值班医生：您好，是转运组医生吗？我是驻站值班医生，我们组团1145房间的旅客李花，30岁，没有基础疾病，6天前从缅甸仰光入境，第1、2、3天的核酸结果为阴性，第1天疟疾结果为阴性，今天旅客出现发热、咽干、乏力的症状，无其他情况，旅客已经做过血常规检测、新冠病毒核酸检测、新冠病毒抗体检测、疟原虫快速检测、登革热抗原检测等检查，疟原虫快速检测结果为阴性，新冠核酸结果为阳性，新冠病毒抗体检测结果待出，其他无特殊情况。这是她的检验报告。这是转运交接单，请核对签名。 转运人员：好的。 转运人员：您好，我是负责送您去定点医院的工作人员，能否出示一下您的身份证？ 李女士：给您，这是我的身份证。 转运人员：好的，李女士，现在送您去医院进一步治疗，请问您现在有没有什么不适？ 李女士：没有。 转运人员：好的，请您随我上救护车，我护送您到定点医院接受进一步治疗。 李女士：好的，谢谢。	值班医生送旅客李花至组团门口，交接给转运人员，在转运交接表上签名后交给转运人员一份。将转运交接表、新冠核酸检测阳性告知书拍照上传以便打印留底，原件在污染区指定地点妥善保存。	

续表

序号	解说词	参演台词	演练动作	备注
	旅客转出后，医疗组长向医务部主任汇报旅客已转运走，医务部通知站内相关疾控中心驻站人员对1145客房及阳性病例经过的环境进行消杀，消杀前后进行环境采样，结果报给驿站医务部主任。 某国际企业集团酒店服务人员对1145客房进行消杀，确认环境采样结果为阴性后再做房间处理。	值班医生：报告主任，旅客李花女士已交接转运。 医务部主任：好的，请信息员做好登记及上报工作。值班医生做好交接班记录。	旅客乘车离开，值班医生致电办公区医务部主任，组团信息员将旅客信息从一码通中转出。 值班医生按规定脱下防护装备，回办公区填写交班记录。	
5	科目四：现场流调、病人转运及房间终末消毒（由某区疾控中心牵头负责，市疾控中心指导，市红十字会医院、定点收治医院配合）　指挥人：×××			
	流调人员准时到达健康驿站，在做好个人二级防护的前提下到阳性病例的房间进行流调。	流调人员：李花女士，我们是疾控中心流调人员，你的核酸初筛结果为阳性。按照《中华人民共和国传染病防治法》的相关要求，我们将对你开展流行病学调查，请你配合。如果复核结果为阳性，我们会将你转运至定点医院隔离治疗。 李女士：好的。 流调人员：现在请摘一下口罩，我们需要拍摄你的样貌，登记你的身份证、护照、机票、国外检测结果、新冠疫苗接种记录等信息。 李女士：好的。 流调人员：李花女士，现在你是否有身体不适症状，是否有发热、咳嗽、咽痛、胸闷、呼吸困难、乏力、恶心呕吐、腹泻、结膜炎、肌肉酸痛等症状？	疾控中心工作人员使用记录仪拍摄阳性病例摘下口罩前后样貌，登记其身份证、护照、机票、国外检测结果、新冠疫苗接种记录等信息。	

续表

序号	解说词	参演台词	演练动作	备注
		李女士：我今天早上起床的时候觉得有点发热和咽痛，现在还是有点不舒服。之前我身体一直很好的。 流调人员：李女士，根据你的入境记录，你是9月22日从缅甸仰光乘坐×××航班入境，座位号是39A，你在飞机上有没有摘口罩、调换座位等情况？ 李女士：我在飞机上一直戴着口罩、手套。没有和别人换过座位。 流调人员：请你仔细回忆一下，从入境到现在，你和其他人有没有不戴口罩密切接触的情况，有没有离开过隔离房间？ 李女士：我一直戴着口罩并且注意和其他人保持距离，到达驿站隔离房间后，我没有离开过房间。 流调人员：李女士，入境前两周你在国外的活动情况是怎样的？ 李女士：我从9月1日开始准备回国，一直在家未外出，从9月7日开始在×××酒店隔离，20日，酒店安排进行核酸检测。22日上午，酒店派车送我到机场，其间我全程戴口罩、手套。在飞机上没有吃东西、喝水，没换过座位，没有同行人员。下机后没有和别人密切接触过。 流调人员：你的标本经疾控中心复检为阳性，我们会安排救护车将你送到定点医院观察治疗，请收拾好行李。 李女士：好的。		

续表

序号	解说词	参演台词	演练动作	备注
	通过流调初步判定该阳性病例有同航班密接36人，暂未发现其他密接人员。驻点专班对密接人员落实管控，将密接人员调配到密接人员专用房间，每天检测核酸。疾控中心工作人员通过防疫通App呼叫医院派救护车转运病例。		驻点专班安排同机密接人员有序转移，避免人员聚集。疾控中心工作人员操作防疫通App呼叫医院派救护车转运病例。 驻点医疗人员带阳性病例至转运救护车对接转运。	
	涉疫场所由区疾控中心及时开展终末消毒工作，并进行消毒前后环境采样检测；酒店其余公共空间由健康驿站驻点消毒队伍负责消毒。			
6	科目五：入境旅客解除隔离（由某区人民政府牵头，某国际企业集团、市红十字会医院配合） 指挥人：×××			
	所有入境人员需要在入住7天内在一码通系统申报目的地。			由组团专班（市红十字会医院）和某科技公司进行完善。
	9月××日，健康驿站拟解除隔离80人，其中30人目的地为省外、20人目的地为省内市外、30人目的地为市内，均需实施3天居家健康管理。	健康驿站运营专班工作人员：你好，这里是健康驿站，拟于9月××日解除隔离80人，其中30人目的地为省外、20人目的地为省内市外、30人目的地为市内，均需实施3天居家健康管理，其中1人无法通过一码通与目的地街道办成功建立联系。请求安排转运车。 转运组工作人员：收到，请将详细情况以文字形式报告并再次核对一码通推送信息，确保目的地镇街已核查解除隔离人员符合居家条件。 健康驿站运营专班工作人员：收到，我们马上核实。		健康驿站工作人员由某国际企业集团安排。 转运组工作人员由某区人民政府安排。 市转运隔离专班工作人员由市卫健委安排。

续表

序号	解说词	参演台词	演练动作	备注
		转运组工作人员：报告市转运隔离专班，健康驿站拟于明天（9月××日）解除隔离80人，其中79人已经通过一码通系统将人员信息成功推送至目的地街道，1人无法通过一码通与目的地街道办成功建立联系，请市专班协调。 市转运隔离专班工作人员：收到，请报送未建立联系一码通人员的相关信息，我专班会将相关信息转告对应目的地，由目的地自行派车携带《专车接转证明函》将旅客接回。		
	区转运组和省内各目的地街道提前安排转运车辆。	转运组工作人员：组团专班，我专班已根据你们的转运需求协调好9辆转运车，明天准时到达健康驿站。现将车辆司机及车牌号信息发给你，请报送各车辆跟车工作人员及旅客信息。 省内市外街道办工作人员：组团专班，我街道办已准备好转运车，将准时到达健康驿站。 市内街道办工作人员：组团专班，我街道办已准备好转运车，将准时到达健康驿站。		省内市外街道办工作人员由某区人民政府安排。 市内街道办工作人员由某区人民政府安排。
	转运车辆到达健康驿站前，至少提前两小时通知健康驿站，组团专班工作人员需提前做好旅客乘车准备。	转运车司机：组团专班，转运车将在两小时后到达健康驿站，请做好准备。 健康驿站运营专班工作人员：收到，我们立即开展解除旅客隔离工作。 健康驿站运营专班工作人员：××您好，您乘坐的转运车辆即将到达，请您在20分钟内带齐行李下楼到大厅候车。	【动作1】专班班长、医疗组组长、驻点民警在办公室核对解除隔离人员信息并签字。 【动作2】组团专班工作人员按照人员名单，在一码通系统为旅客办理解除隔离手续。 【动作3】安保人员按照转运车辆安排表，通过驿站内线电话（对讲机）通知组团专班工作人员安排解除隔离人员带齐行李有序下楼候车。	专班班长、驻点民警、安保人员由某国际企业集团和市红十字会医院安排。 医疗组组长、医护人员由市红十字会医院安排。

续表

序号	解说词	参演台词	演练动作	备注
	驿站提前在停车场划定转运车停留区。转运车内配备防护用品、消毒液、快速手消毒液。各地转运车根据现场指令陆续就位，现场调度组织工作人员按照驿站车辆送站安排粘贴转运车辆标识和序号，红色为目的地在省外（转运至高铁站或机场），蓝色为目的地在省内市外（转运至外市），黄色为目的地在市内（直接转运至解除隔离人员家中）。	转运车司机：组团专班，转运车辆已经到达健康驿站。 健康驿站运营专班工作人员：收到，请按照我专班工作人员引导到转运车停留区停车。	【动作】组团专班工作人员引导转运车辆按计划停至转运车停留区，并按照驿站车辆送站安排粘贴转运车辆标识和序号。	
	待转运人员登车前，驿站工作人员需核对目的地为省外的人员信息，省内街道办工作人员也需要核对车牌号、转运起始隔离场所、目的地街道、跟车人姓名及联系方式、司机姓名及联系方式等信息，车辆全部人员登车后再次核对人员的数量和姓名、目的地街道是否与名单一致。	健康驿站运营专班工作人员：这位旅客，请出示您的健康码、核酸阴性证明和解除隔离通知书。	【动作1】大厅外医护人员和安保人员核对转运人员信息，并按照车辆序号安排转运人员有序排队。 【动作2】驿站工作人员按名单逐个审核前往省外的旅客的健康码、核酸阴性证明、解除隔离通知书。	
	各解除隔离人员有序排队登车，所有人按照单人、单排、间隔1米以上的距离就座，全部人员均佩戴好口罩。	展示车上配备的毛巾、消毒剂、消毒喷壶等物资和解除隔离人员间隔就座情况。	【动作】前往省外的解除隔离人员全部上车后，由引导车引导转运车前往高铁站/机场进行交接。	

续表

序号	解说词	参演台词	演练动作	备注
	高铁站/机场工作人员已做好接收人员准备，转运车辆安全到达指定高铁站/机场下客区，高铁/机场工作人员和跟车工作人员做好人员交接工作后，各解除隔离人员有序下车，对转运人员行李进行初步消毒，解除隔离人员通过一码通登记扫码、体温和症状监测等进站流程后，随高铁站/机场工作人员进站。		【动作1】高铁站/机场工作人员和跟车工作人员交接名单，并核对人员信息。 【动作2】解除隔离人员陆续下车、行李消毒、手部消毒。 【动作3】解除隔离人员接受一码通扫码、健康监测（体温探测），核对登记信息、高铁/飞机航班信息。	
7	科目六：入境旅客发生其他疾病（由市红十字会医院负责）　　指挥人：×××			
7	A4-1103房间刘先生通过通信系统呼叫工作人员。	刘先生：您好，我想找医生。 信息员：您好，这里是医护工作站，请问有什么可以帮到您的吗？您觉得哪里不舒服？ 刘先生：我1小时前有轻微头痛，刚刚觉得左侧手脚没有力气，有点低热，轻微咳嗽，想找个医生看一下。 信息员：好的，请您稍等，您先躺下休息，我们马上安排医生和护士过去看您。 刘先生：好的，谢谢。	信息员使用运营系统进行操作。	
	A4组团信息员查阅旅客信息并向值班医生报告呼叫情况。	信息员：朱医生，您好！A4-1103房间刘先生自诉头痛1小时，左侧肢体乏力，咳嗽伴有低热，需要我们立刻前去查看。旅客从美国入境，有5余年高血压病史。 值班医生：收到。		

续表

序号	解说词	参演台词	演练动作	备注
	组团医护人员作出巡诊决定。	值班医生：我们现在上门查看这位旅客，并完成核酸检测采样，请准备采集核酸标本的用物。		
	组团医护人员已穿戴好二级防护装备。		组团医护人员正在客房内进行日常查房。	
	组团医护人员到达旅客居住区A4-1103房门外。 组团医护人员通过可视系统核对旅客身份。	值班护士：您好，我是值班护士，我们过来看看您，请问您叫什么名字？ 刘先生：好的，我叫刘立。 值班护士：刘先生，您好，请您佩戴好口罩开门，我们给您做相关检查。	组团值班护士通过可视系统与旅客对话。 旅客刘立戴好口罩开门。	
	组团医护人员到达旅客居住区A4-1103房询问旅客病史。	值班护士：您好，我是今天驿站的值班护士，这位是值班医生朱医生，我先给您测一下体温……您的体温是37.6℃，有低热。 值班医生：您好，我是今天的值班医生，请问您目前感觉怎么样？ 刘先生：现在还有点头痛，左边手脚没有力气。 值班医生：先给您测个血压，采集一下核酸，请您配合。 刘先生：好的。	组团值班护士用额温枪复测旅客体温。	
		值班护士： 血压180/90mmHg。	组团值班护士用血压计测量旅客血压，并采集旅客核酸标本。	
	检查发现，旅客刘立双侧呼吸音粗，双侧瞳孔等大等圆，对光反射正常，左侧鼻唇沟浅、左侧肢体肌力4级。神经功能查体阳性，考虑急性脑卒中。	值班医生：请问您今早吃降压药了吗？ 刘先生：起床后吃过了。	组团值班医生问诊。	

续表

序号	解说词	参演台词	演练动作	备注
		值班医生：根据您目前的病情，需要转到发热门诊进行进一步检查，明确诊断。请携带好您的身份证及个人物品，我们安排车辆送您过去。 刘立：好的。	医疗小组完善各项表格。	
	组团值班医生通过电话联系发热门诊，要求将旅客刘立转至发热门诊进一步检查以明确诊断。	值班医生：你好，A4-1103房内有一位怀疑急性脑卒中并急性下呼吸道感染的患者，需要立即转往发热门诊进一步明确诊断，请联系负压组协助转运，开放绿色通道；A4组团内目前无阳性患者，该患者自美国入境。 发热门诊护士：好的，我们马上安排。请提醒旅客带齐相关证件。	组团值班医生通知发热门诊值班护士、医务部关主任及患者家属。	
	发热门诊护士立即通知负压组医生、发热门诊医生及CT室医生做好准备。	发热门诊护士：现在A4组团有一名旅客疑似急性脑卒中并急性下呼吸道感染，需送CT室检查以进一步明确诊断，现在请安排好转运旅客/准备接诊/迎接患者检查的工作。 负压组医生/发热门诊医师/CT室医生：好的。		
	负压组出车转运旅客刘立。		负压组医护人员穿戴二级防护装备后出车。	
	组团医护人员将旅客刘立送至组团门口与负压组进行交接。	负压组医生：您好，我是负压组刘医生，现在我们交接一下患者病情。 值班医生：患者刘立，从美国入境，有高血压病史5余年，今晨体温37.6℃，血压180/90mmHg，诉轻微头痛，伴左侧肢体乏力，已完成核酸检测，结果未出。	组团值班医生与负压组医生交接病情，组团值班护士填写转运登记表，与负压组护士交接。	

续表

序号	解说词	参演台词	演练动作	备注
	负压组医生快速评估患者并向发热门诊医师汇报。	负压组医生：目前怀疑旅客为急性脑卒中、急性下呼吸道感染，生命体征稳定，拟送往CT室行头颅及胸部CT检查。 发热门诊医生：患者目前情况较危急，请护士做好心监、吸氧等准备。	负压车转运旅客。 发热门诊医生根据患者身份信息挂号并开具CT检查单及医嘱等。 发热门诊护士准备相关用物。	
	送患者至CT室。	放射科医生：CT检查完毕，已将影像图片上传至会诊群。CT报告内容： 1. 右侧基底节脑出血，出血量30mL； 2. 急性支气管炎。		
	负压组医生与发热门诊医生交接，将患者送至发热门诊留观室留观。	负压组医生：据患者影像检查结果，初步考虑是急性脑出血，目前患者生命体征平稳，无脑疝现象。核酸已做，结果未出。 发热门诊医生：好的。	负压组医生与发热门诊医生进行病情交接，发热门诊医生对患者进行问诊及体查等病情评估。 发热门诊护士安置床位，予吸氧、心电监护（测血压：150/70mmHg），填写护理记录。	
	发热门诊医生对患者进行体检后，根据影像报告请神经外科专家会诊。	发热门诊医生：你好，驿站A4组团有个56岁男性患者突发头痛伴左侧肢体乏力，有发热，今早最高血压180/90mmHg，目前降至150/70mmHg，神志清醒，右侧肺呼吸音粗，CT检查考虑为急性脑出血、急性支气管炎，请你们会诊了解，给予专科治疗意见。		
	神经外科专家会诊并给出意见。	神经外科专家：目前患者脑出血诊断明确，无脑疝表现。建议立即进行降血压治疗。严密监测患者生命体征及颅脑常规，酌情进行手术治疗。		

续表

序号	解说词	参演台词	演练动作	备注
	发热门诊医生综合患者诊断，执行会诊专家意见。并联系综合门诊医疗组长。	发热门诊医生：考虑患者存在急性脑出血及急性支气管炎，根据会诊意见，现在需要做的是： 1. 注意患者的意识变化，监测生命体征、吸氧、测颅脑常规；降温、控制血压，维持内环境稳定。 2. 行血常规、急诊八项、凝血四项、心衰三项检查。 3. 电话请示门诊医疗组长对患者作下一步处置安排。	发热门诊医师及时书写发热门诊病历，并告知患者家属病情。	
	综合门诊医疗组长报告医务部主任。	综合门诊医疗组长：A4组团有一名56岁男性患者，经CT检查发现急性脑出血及急性支气管炎。9月19日核酸检测结果为阴性。专家意见为控制血压、酌情手术治疗。但患者目前病情不排除有演变加重的可能。请主任决定可否转院外治疗。 医务部主任：收到。已了解病情，同意转院外治疗。现联系外院床位。		
	医务部主任与××分院联系床位。	医务部主任：是××分院吗？我院一名56岁男性患者，CT发现急性脑出血及急性支气管炎，9月19日核酸检测结果为阴性，现拟转至贵院治疗。 ××分院医务部主任：好的，请将患者信息发给我院，稍后落实转院手续。	电话联系××分院。	

续表

序号	解说词	参演台词	演练动作	备注
	发热门诊医护人员与驿站负压车医护人员进行交接。	发热门诊医生：患者神志清醒，T：37.6℃，BP：156/85mmHg，P：62次/分，R：14次/分，双侧瞳孔等大，左3mm，右3mm，胸部、头颅CT提示急性脑出血、急性支气管炎。	发热门诊医生填写转运登记表，驿站组团信息员在一码通上登记转出信息。	
	驿站负压车转送患者去外院。	驿站与××分院交接患者病情。		
	负压车返回驿站后按终末消毒流程进行消杀。		负压车进入洗消间洗消车表面，负压车医护人员使用过氧化氢机喷洒进行车内消毒，半小时后院感督导员×××再使用含氯消毒液(1000mg/L)拖地，用过氧化氢消毒湿巾擦拭物表及车内外门把手，密闭车门，启动救护车紫外线灯至自行熄灭装置。消杀完毕，备勤。	
8	科目七：工作人员例行新冠病毒核酸检测阳性的现场处置（由市疾控中心牵头负责，某区人民政府、市红十字会医院、某国际企业集团等配合）　指挥人：××× 组织分工 市疾控中心：负责牵头组织演练，统筹协调本科目各个环节； 市红十字会医院：负责书写疫情报告、采样送检等环节； 某区人民政府：负责启动快速应急响应，可安排人员打电话报告响应准备情况； 某区卫健局：负责安排人员转运工作； 某区疾控中心：负责组建流调队，现场流调、溯源、密接者的甄别和指导消毒等工作； 某区公安局：负责派员配合做好流调、驿站的封控和组团的封闭管理工作； 某国际企业集团：负责组织人员进入工作站，做好阳性病例密接人员转运工作。			
	市红十字会医院驿站核酸检测实验室发现有一服务员核酸初筛阳性，第一时间向医院值班领导报告。接报后，医院要求某国际企业集团通知该服务员就地隔离，安排人员上门采样复测；同时，立即将情况报告某区卫健局和区疾控中心。此外，市红十字会医院将初筛阳性原样和新采集的标本送至市疾控中心复核检测，并在2个小时内进行初筛阳性网报。	市红十字会医院检验科医生：您好，今天的核酸检测发现健康驿站A1组团服务员张一在9月××日采样的结果为阳性，复核结果也是阳性，特此报告。 市红十字会医院值班领导：收到，我立即报告区疾控中心和上级部门；马上通知某国际企业集团，要求该服务员就地隔离，我们安排医务人员重新采样送检。	市红十字会医院医生打电话报告，并安排医务人员对该服务员进行重新采样。 市红十字会医院派车将原样和新采样标本送市CDC复核。	快速报告疫情。

续表

序号	解说词	参演台词	演练动作	备注
	某区疾控中心接报后立即派出现场流调小分队，开展初步流行病学调查。	某区疾控中心工作人员：接报后，我们立即向上级汇报，并派出流调小分队赶赴现场。	某区疾控中心流调小分队到达现场。	
	某区人民政府收到信息报告后，按照“提级管控、属地处置”原则迅速启动战时指挥体系。第一时间启动应急响应，在健康驿站综合服务楼设立现场指挥部，并相应成立各工作组，明确人员分工。	某区人民政府工作人员：某区立即启动战时指挥体系，区领导赶赴现场，并马上成立现场指挥部。	某区人民政府工作人员到达驿站综合服务楼，安排区卫健局、区疾控中心、驿站管理方、市红十字会医院等部门开展现场指挥。	快速启动应急响应。
	同时，指挥部快速统筹调度资源支持疫情防控工作： 1. 调度流行病学调查资源。根据密接等重点人群数量迅速组建多支疾控和公安混编组成的流行病学调查队伍。 2. 调度集中隔离转运资源。快速理清健康驿站内的房源情况。	某区疾控中心工作人员：报告指挥部，某区已完成调度资源统筹工作。		
	某区疾控中心、公安局同时赶赴现场开展处置工作。由疾控中心工作人员、公安干警组成的第一现场流调队伍同时赶赴现场，同时开展调查，同时处置疫情。 采集阳性工作人员所在办公区域和休息区相关物表环境样本送检。	某区疾控中心工作人员：你好，我是某区疾控中心×××，现在对你做个调查，稍后为您进行核酸采样，需要你仔细回忆近期做的一些工作，请您配合。	流调队成员到达现场后，对阳性病例进行调查，并采集其所在办公区域和休息区相关物表环境样本送检。 公安人员察看监控视频记录。	快速先行处置。

续表

序号	解说词	参演台词	演练动作	备注
	采取临时管控措施。流调队成员迅速调查明确阳性服务员日常工作和管理情况。	某区疾控中心工作人员：经调查发现，阳性病例为A1组团服务员，某区公安干警现对A1组团采取封闭措施，人员只进不出，对驿站进行封控，暂停接收或解除入境隔离人员。	某区公安安排安保人员立即封闭A1组团，对驿站进行封闭管理。	
	市疾控中心复核阴性后，经指挥部组织专家现场评估，结合实验室检测结果，终止应急响应，解除对驿站的封闭和封控管理，演练到此结束。	市疾控中心工作人员：经复核，驿站服务员标本为新冠病毒核酸检测阴性，IgM抗体阴性，IgG抗体阴性，重采样本和环境样本均为阴性，其有新冠疫苗接种史。 现场指挥部：根据市疾控中心复核结果，结合流调情况、人员核酸检测和环境检测结果，经组织专家评估，终止应急响应，解除对驿站的封闭和封控管理。	市疾控中心工作人员打电话报告。 指挥部现场报告。	复核阴性后的处置。
	市疾控中心复核阳性后，立即启动全面疫情处置流程。	市疾控中心工作人员：经复核，驿站服务员标本为新冠病毒核酸检测阳性，IgM抗体阳性，IgG抗体阳性。 现场指挥部：立即上报市新冠病毒感染防控指挥部，请各工作组各司其职，立即开展各项工作。	打电话报告市疾控指挥部。	复核阳性后的处置。
	一是快速落实病例转运与疫情信息网报。市疾控中心复采复检确认阳性并明确诊断后，某区疾控中心通过防疫通App呼叫医院派车转运。二是医院接收病例后组织相关诊疗工作，并于明确诊断后2小时内通过中国疾病预防控制信息系统进行网络直报。	市疾控中心工作人员：经复核，驿站服务员标本为新冠病毒核酸检测阳性。 某区疾控中心工作人员：我们立即呼叫定点收治医院转运阳性病例。	医院救护车现场转运阳性病例。	

续表

序号	解说词	参演台词	演练动作	备注
	市、区疾控中心联合调查组在健康驿站现场进行精细化流行病学调查，通过察看监控视频、工作记录、询问等方式明确阳性病例活动范围及可能接触人群，主动搜索病例发病前14天及发病后活动场所，于4小时内完成《个案核心信息》的填写和报送。	市疾控中心工作人员：经调查，市、区联合调查组已完成核心信息填写和报送工作。	市、区调查组进行现场调查。	
	对现有感染者、可疑暴露人群及密切接触人群进行核酸、血清抗体检测，通过流调信息和实验室检测信息相互印证的方式，查找早期感染者，寻找排查可能的“0号病例”。 调查早期关键病例发病前14天人员接触情况和工作过程，重点查找其与入境隔离人员的接触情况；坚持人、物、环境同查，查找可能的暴露风险点，形成传播假设后逐一分析调查验证；开展更细化的环境采样，开展环境卫生学调查、工程学调查等工作，必要时开展模拟实验。最终结合基因测序比对结果确定传染源。	市疾控中心工作人员：目前已初步判定感染来源，传播动力试验和基因测序正在进行。	市、区疾控中心工作人员在现场进行溯源调查，并对样本进行基因测序。	溯源调查。

续表

序号	解说词	参演台词	演练动作	备注
	开展人员甄别管控：阳性服务员张一为A组团内集中居住管理的保洁员，其所在组团的其他工作人员全部甄别为密切接触者，于健康驿站内相对独立的楼栋落实集中隔离管控。	市、区联合调查组工作人员：初步甄别，判定与张一密接者共30人，次密接者10人。 现场指挥部工作人员：阳性工作人员为A组团保洁员，目前已对A组团实施封闭管理；由新接管的组团团队接手负责封闭区管理。 封闭区全体入境人员前7天每天及第10、14天各检测1次核酸。 封闭区14天内（自最后一例阳性病例隔离管控日期起计算）无新增的具有流行学关联的感染者则解除封闭，恢复正常运作。 密接者和次密接者将全部转运到E组团（备用隔离组团）进行隔离。	驿站全体人员进行核酸检测。	
	落实隔离人员转运和相关保障措施。现场指挥部制订和完善人员转运工作方案，落实健康驿站内转运路线设计，确保点对点规范转运，8小时内将密切接触者及重点人群全部进行集中隔离。同时，加强健康驿站物资保障和人力保障，确保隔离人员生活物资充足；确保继续运行的组团和封闭封控区内的组团工作人员快速到位。	某区转运组工作人员：报告，已按要求完成人员的转运工作。	区转运组用大巴车将人员转运到E组团。 某国际企业集团调配轮休的团队负责组团的工作。	

续表

序号	解说词	参演台词	演练动作	备注
	开展终末消毒。现场指挥部组织消杀队伍，对阳性工作人员活动轨迹涉及的相关工作区域、办公区域、休息区域等开展全面的终末消毒，并进行消毒前后环境采样和消毒效果评价。	某区疾控中心工作人员：报告指挥部，经过我们和第三方公司的共同努力，已经完成阳性病例工作区域、休息区域的终末消毒，合计5 000平方米，并已进行消毒前后采样和消毒效果评价。	协同第三方消毒团队开展现场作业，某区疾控中心现场指导。	
	各相关部门按工作规范开展重点人员甄别、流出人员协查等工作。	市、区联合调查组工作人员：已对相关重点人群29人赋黄码，并转社区三人组落实居家健康监测；已对5 600位同时段暴露人员赋黄码；已向相关单位发函对50位解除隔离人员进行协查。	市、区流调队员在现场进行人员甄别和人群协查。	
9	科目八：消防演练（市消防救援支队牵头负责，市公安局、市红十字会医院、某国际企业集团配合） 指挥人：×××			
	值班人员发现健康驿站A1组团302房因电器短路引发火灾，火势迅速蔓延，现场有人员被困，情况万分紧急。此时，消防控制中心系统报警，显示A1组团302房区域可能发生火灾。	旁白：消防控制中心立即启动单位灭火救援预案，并视情况开展火灾初控工作。同时，拨打119报火警。	值班人员通过监控了解现场情况，并拨打119报火警。	
	消防控制中心立即启动单位灭火救援预案，通知A1区微型消防站值班人员赶赴现场查明情况，并视情况开展火灾初控工作。		微型消防站人员携带灭火装备赶到现场展开救援，有序引导被困群众撤离。	
	市消防救援支队接到报警后，立即启动健康驿站专项处置预案，调派健康驿站消防救援站赶赴现场进行处置。	健康驿站消防站指挥员：报告支队，健康驿站已接到警情，现出动4台消防车、20名指战员赶赴现场。	消防车行驶到指定位置，救援预先展开。	灭火救援防护要求和与涉疫人员接触的任务应在市疾病预防控制部门的指引下进行。

续表

序号	解说词	参演台词	演练动作	备注
	分秒必争，刻不容缓！看！健康驿站消防救援站立即开展灭火救援工作。根据健康驿站建筑结构和内部环境特点，市消防救援支队专门制订三级灭火救援力量调度方案，1级最低，3级最高，充分整合微型消防站、驻点消防救援站，力求做到“最短时间响应、最佳配置协同、最快速度处置”。	健康驿站指挥员：现场是什么情况？有没有人员被困？ 知情人：三楼302房间发现有明火，沿右侧楼梯可以进入内部，目前有一名被困者。	健康驿站安全员实时记录救援人员出入火场情况，逐一检查是否穿戴个人防护装备。	1. 将被困人员转移至安全区域后，进行移交。受伤人员移交驻酒店医疗团队；未受伤人员移交某国际企业集团物业管理公司进行人员清点。 2. 由疾病预防控制部门确定酒店隔离人员、工作人员和各参战力量的后续疫情防控措施。 3. 由市商务局负责其他国家人员的引导和指引。
	我们针对不同场景、不同灾情，立足最难、最不利环节设定5类处置灾情，有针对性地设定灭火救援处置规程。 此刻，健康驿站侦察组正结合奔赴现场途中所掌握的情况，展开现场侦察工作。第一时间派员进驻消防控制中心，与单位物业工程部、技术人员进行对接，了解楼层类型、建筑特点、防火分区划分及固定消防设施运行情况。同时，与现场负责人、参与处置的微型消防站人员对接，掌握现场火势发展和人员被困情况。		健康驿站搜救组合理制订疏散路线、开辟疏散通道，掌握现场伤员情况，引导人员疏散。侦察组进入着火楼层，携带红外热像仪、可燃（有毒）气体探测仪、测温仪等装备，对现场实施侦查、检测，掌握现场人员被困、伤亡情况，确定被困人员数量、位置，了解燃烧物质、有无危险品，为现场指挥单元提供现场决策依据；搜救组人员携带破拆工具、救援担架、救生照明线等装备进入建筑内实施被困人员搜索和救援，同时，为避免疏散过程中出现拥堵、踩踏的情况，搜救组人员对现场疏散路线予以明确，联合实施人员分流。	

续表

序号	解说词	参演台词	演练动作	备注
	我们始终坚持将“生命至上，人民至上”的指导思想贯穿于灭火救援全过程，严格按照市卫生健康部门的指导意见，切实做好涉疫处置防护工作，按照灭火救援作战安全行动准则，切实做好作战安全防护工作，确保灭火救援全流程、各环节的安全。 由于现场火势进入猛烈燃烧阶段，健康驿站消防站指挥组根据现场情况，按照“救人第一、科学施救”的原则全面统筹部署作战力量。		健康驿站灭火冷却组按照防疫要求穿戴好个人防护装备，携有效装备，从中部楼梯进入，在着火层下层设置进攻阵地，按照“以固为主、固移结合”的原则，单干线出两支水枪，逐步推进至三楼着火层灭火，并接管微型消防站灭火阵地。 同时，健康驿站现场警戒组快速对现场进行封控，并指引现场人员有序撤离。健康驿站舆情管控组及时对网络舆情进行监管，加强正面宣传，疏导消极情绪，有效控制负面信息传播扩散。健康驿站外事协调组工作人员正和外事人员进行有效沟通，同步翻译消防指战员的疏散撤离作战指令，进一步保障好人员安全，做好疏散工作。 健康驿站灭火冷却组根据现场需要，辅助作战组、搜救组，及时开辟救援通道，利用建筑固定排烟、送风设施，消防大功率排烟机对现场实施排烟送风。 健康驿站供水组第一时间掌握现场水源、设备供水压力、水泵接合器位置等信息，利用大功率消防车向主楼室内消防栓管网供水，确保水枪阵地射水持续不间断，若出现消防设施损坏或水压不足的情况，供水组则以多组联动方式形成合力，迅速向作业面铺设供水干线，确保火灾现场供水充足。	

续表

序号	解说词	参演台词	演练动作	备注
	自健康驿站筹建以来，市消防救援支队积极响应，周密部署，切实做好健康驿站消防救援站组建工作，在全市进行统筹，以“最实、最专、最强”为标准，挑选精干力量，专题研究车辆装备配备，针对健康驿站建筑结构特点，聚焦初战打赢，攻坚克难，在优化作战编组上出实招，在队伍抓建工作上做实功，在提升打赢制胜能力上求实效，为全面夯实健康驿站消防安全工作贡献消防力量。		健康驿站通信保障组通过架设4G图传设备，利用无人机对现场实施立体式侦察，为现场指挥员作战指挥做好辅助决策工作，同时，将现场救援情况实时报告消防支队指挥中心。 此时，健康驿站举高作业组按照现场指挥员要求，登高平台消防车已架设完毕，按照“内外结合”的战术部署，对着火区域实施精准灭火，同时，根据现场实际情况，配合内部侦查搜救组救人。 现场指挥员对现场再次侦察确认，健康驿站结构安全监测组人员也正在对起火建筑进行安全评估，为开展灭火救援提供强有力的技术支持。	
	此时，在现场救援人员的通力协作下，着火单位内最后一名被困人员被转移至安全区域。着火建筑内火势基本得到控制。 经现场指挥员再次侦察确认，现场被困人员已全部救出，现场火势已得到有效控制，现场指挥员下达全力内攻、扑灭明火的指令。 灾情就是命令，时间就是生命，强大的射流直击火点，狰狞的火魔被彻底击败，英勇的消防队员们用他们的智慧、果敢践行了“对党忠诚、纪律严明、赴汤蹈火、竭诚为民”的铮铮誓言，向党和人民交了一份“能打仗，打胜仗”的满意答卷。			

续表

序号	解说词	参演台词	演练动作	备注
10	科目九：防风防汛演练（市应急管理局牵头负责，某区三防办、某国际企业集团等配合） 指挥人：×××			
	气象部门预警，17号台风已在南海生成，中心风力达13级，我市某区可能受17号台风影响，并伴随暴雨，某区三防指挥部已启动防台风四级应急响应预案，并部署区三防成员单位做好台风暴雨防御工作，要求做好抢险设备检修、物资队伍准备，立即进入备战状态。	某区三防办：某区三防指挥部已启动防台风四级应急响应预案，请各单位按照预案规定落实好防御措施。特别是健康驿站，要立即开展三防应急抢险设备检查检修，做好三防物资清点和抢险队伍准备，做好排水管道和排水口的清疏工作，加强对高空坠物隐患的排查，并提醒群众关好门窗，严格控制人员外出。 市排水公司北片区分公司要把健康驿站周边的应急抢险排涝工作作为重点工作来抓，提前布防。 健康驿站：收到，马上落实。 市排水公司北片区分公司：收到，马上落实。	健康驿站工作人员检修三防抢险设备，清点沙包和防水挡板等物资。 市排水公司北片区分公司工作人员检修三防抢险设备（装载机、龙吸水、发电机、柴油抽水机等），清点抢险队伍人数。	由于健康驿站的特殊性，健康驿站内部防汛防风工作由健康驿站运营管理主体负责落实。外部周边防汛防风工作由三防指挥部组织相关成员单位负责。
	24小时后，17号台风向江口靠近，中心风力达到13级，预计我市某区将受17号台风影响，并伴随小雨，某区三防指挥部已直接启动防台风二级应急响应预案，并部署区布防三防抢险队伍和抢险设备。	某区三防办：某区三防指挥部已启动防台风二级应急响应预案，请各单位按照预案规定落实好防御措施。特别是健康驿站要再次组织防汛防风安全检查，确保各项防御措施落实到位。 市排水公司北片区分公司要立即派出排水抢险力量，在健康驿站周边布防排水抢险设备和人员。 健康驿站：收到，马上落实。 市排水公司北片区分公司：收到，马上执行。	健康驿站工作人员组织检查，确保各项三防抢险人员、物资准备就绪。 市排水公司北片区分公司派出装载机、龙吸水、发电机、柴油抽水机等抢险设备和抢险人员，在健康驿站周边布防。	

续表

序号	解说词	参演台词	演练动作	备注
	12个小时后，17号台风已登陆，中心风力达到12级，我市某区受17号台风直接影响，并伴随暴雨，某区三防指挥部已启动防台风一级应急响应预案。市健康驿站周边个别路段出现积水。	某区三防办：某区三防指挥部已启动防台风一级应急响应预案，请各单位按照预案规定落实好防御措施，根据市三防总指挥部的统一部署，全区实施“五停”，交警部门实施道路交通管制。特别是市排水公司北片区分公司，要重点做好健康驿站周边内涝应急抢险。 市排水公司北片区分公司：收到，报告区三防办，目前健康驿站××处发生内涝积水，我们正在紧急抽排水。	【动作1】抢险队伍在内涝积水区域拉警戒线。 【动作2】排水抢险队伍开展紧急抽排水。	
	雨一直下，排水抢险队伍坚守岗位，紧张而有序地连续奋战了10个小时，台风登陆后，风力已减弱。随着降雨减少，健康驿站周边内涝积水已被排干。	某区三防办：收到，请抓紧抽排水，如有新情况及时报告，如需增援，请向区三防指挥部报告。 市排水公司北片区分公司：收到，好的。 市排水公司北片区分公司：报告区三防办，健康驿站周边积水已抽排干净。 某区三防办：收到，辛苦了。		

（刘文辉）

实例八：新冠病毒感染疫情综合性演练（桌面演练）

（一）演练概述

2019年12月以来，湖北省武汉市部分医院陆续接收多例有华南海鲜市场暴露史的不明原因肺炎病例，后被证实为2019新型冠状病毒感染引起的急性呼吸道传染病。2020年2月11日，世界卫生组织宣布将该类新型冠状病毒感染的肺炎命名为“COVID-19”，简称“新冠肺炎”。2021年，国内外新冠肺炎疫情持续蔓延，国内疫情呈现多点散发态势，局部暴发的可能性增加，疫情防控形势严峻，为提升聚集性疫情应急处置能力，检验基层传染病应急队的现场处置能力，保障人民群众身体健康和生命安全，结合A市疫情防控实际情况，拟开展一次新冠病毒感染疫情综合性演练。

（二）演练方案

1. 演练目的

通过演练进一步检验A市新冠病毒感染疫情防控指挥组织体系的应急处置能力，各类预案（方案）的科学性和各类应急处置措施的实用性，查漏洞、补短板，充分做好冬春季各项应急准备，提升A市新冠病毒感染疫情应急处置能力。

2. 组织架构

（1）指挥组

总指挥：A市人民政府副市长a。

副总指挥：A市人民政府副市长b。

指挥长：A市卫生健康委员会书记。

总导演：A市疾病预防控制中心主任。

（2）演练组

①主办单位：A市新冠病毒感染疫情防控指挥办（以下简称“市指挥办”）。

②承办单位：A市指挥办疫情防控组（以市卫生健康委员会为牵头单位）。

③协办单位：市指挥办其他成员单位、A市各区指挥办。

3. 演练方案

（1）演练方式

采取桌面演练和压力性提问相结合的方式组织演练。

（2）演练背景

10月17日3时，西北某省会城市X市通报一例本地阳性病例，为该市隔离酒店工作人员张某。为排查A市疫情输入风险，A市立即开展针对涉疫地区来（返）A市人员的监测，10月17日14时A市X区从涉疫地区来（返）A市人员中检出核酸阳性2例。A市立即响应处置，经流行病学调查和溯源调查，该2人于10月8日参加从A市出发的“夕阳美”旅行团（共10人，含1名导游），前往某省某石窟和某寺旅游，10月11日到X市旅游，10月14日从X市乘飞机返回A市，返回A市后轨迹涉及餐厅、学校、农贸市场、医疗机构、商场超市等。发现疫情后，各区立即响应，协同开展调查处置。10月26日，病例发病，11月9日，封控管控区解除管控，此次疫情响应结束。溯源判定该起疫情为出省旅游人员省外接触感染者返回A市后导致的聚集性传播疫情。

（3）演练依据

国家、省及市新冠病毒感染疫情防控相关文件。

（4）演练时间

20××年11月10日（星期三）下午14：45开始。

（5）演练地点和人员

①市主会场（市人民政府礼堂）：市指挥办主要负责人和有关负责同志；市指挥办各工作组、专班牵头单位负责同志；省卫生健康委员会专家、省疾控中心专家、市疾控中心专家、××大学教授。

②各区分会场（具体地点由各区指挥办决定）：各区指挥办主要负责人及有关负责同志。

（6）演练科目

科目一：来A市人员排查；科目二：应急响应、组织与指挥；科目三：第一现场流行病学调查；科目四：社区管控和风险人员排查；科目五：人员转运和隔离点服务保障；科目六：集中医疗救治；科目七：核酸筛查；科目八：新闻发布与舆情控制。

（7）演练流程

①演练启动。指挥长展示并分析当前新冠病毒感染疫情防控工作形势和演练目的，介绍参加演练的领导和专家信息，导调介绍本次演练采取的方式，之后指挥长向总指挥报告准备就绪，总指挥宣布演练开始。

②演练展开。桌面演练部分，用PPT在屏幕上展示背景信息、演练科目信息以及排查工作内容。压力性提问部分由总指挥提出问题，市各有关工作组、专班及各区指挥办指定专人回答（每题限时3分钟）。

③专家点评。由专家组进行演练点评。

④领导讲话。由演练总指挥进行讲话总结。

4. 任务分工

市卫生健康委员会负责牵头统筹组织安排演练，代拟市指挥办领导讲话稿、主持稿，组织编制演练方案，制作演练多媒体演示文稿，进行现场布置，邀请并落实省卫生健康委员会、省疾控中心专业人员和××大学教授担任点评专家，做好资料存档和宣传报道工作，按时报送演练总结和相关材料。

市政府办公室负责协调市指挥办领导参加演练事宜，确定演练时间和地点，协助做好各项演练保障工作。

市委宣传部会同市卫生健康委员会做好宣传报道和舆情管控工作；市政府研究室会同市卫生健康委员会起草市指挥办主要领导讲话稿；市指挥办其他成员单位依照疫情防控职责配合完成演练工作；各区指挥办统筹本区完成参演工作。

5. 工作要求

（1）高度重视，切实抓好演练备战工作

各区各部门要充分认识应急演练对于做好疫情防控工作的重要意义，按照方案要求切实做好各项演练准备工作。

（2）加强组织，着力提高系统实战能力

各区各部门要通过演练找准短板和漏洞，切实达到检视问题、补弱堵漏、检验预案、磨合机制的目的。要进一步熟悉演练流程，掌握核心要点，把各项防控措施和要求落实、落细、落具体。

（3）注重总结，不断提升方案、预案的科学性

各区各部门要推动建立常态化疫情防控形势下演练评估机制，把演练作为检验日常工作效果的主要手段之一，按照“走流程”的要求，熟练掌握各项工作指引和要求，切实提高应急处置的专业化水平。

◆附件1

演练情景

科目一：来A市人员排查

西北某省会城市X市某区隔离酒店工作人员张某（男，46岁，在隔离酒店从事保洁和送餐工作）违反隔离酒店工作人员不准外出的规定，10月12日参加朋友女儿婚礼，13日与朋友一同去X市飞雁塔景区购买文玩和手信，当日12时至13时在景区附近大大餐厅就餐。10月17日3时，张某于16日参加的隔离酒店例行核酸检测结果为阳性。与张某共同游玩、参加婚礼的人员陆续发病，并产生了三代病例，波及X市两区。截至10月20日，X市累计病例达25例，划定1个高风险地区、2个中风险地区。经省、市疾控专家分析研判，X市来（返）A市人员对我市存在疫情输入风险。市教育防控专班开展学校内人员风险排查，市文旅体育防控专班开展涉X市旅游团体排查，市哨点监测专班进一步开展医院、药店等重点涉疫场所排查，市涉疫人员排查专班立即组织开展相关排查工作。

科目二：应急响应、组织与指挥

10月17日14时，第三方检测机构金域检测公司在X市来（返）A市人员排查采集样本中发现2例核酸阳性，分别为：林某胜（男，65岁，退休人员。现住址：A市X区荣庆大厦1608室，硕世Ct值：0；基因：20；N基因：18）；王某洁（女，62岁，退休人员。现住址：A市X区荣庆大厦1608室，硕世Ct值：0；基因：22；N基因：25）。接报后，市新冠病毒感染防控指挥办领导带领市卫健委、市公安局和市疾控中心主要领导前往现场指挥部。

科目三：第一现场流行病学调查

林某胜、王某洁夫妻二人于2021年10月8日参加“夕阳美”旅行团（共10人，包含导游1人）从A市南站乘车出发至L市，乘坐当地旅游大巴（车牌号：LA·12345）前往某石窟和某寺旅游，11日10时从L市乘车（L市东站—X市北站）到X市旅游，入住X市美丽宾馆（地址：X市长安路330号），13日上午去X市飞雁塔景区游览，11时至13时在大大餐厅飞雁塔店同团友4人聚餐，15时去N寺参观，19时在西南不夜城游览观光，21时返回美丽宾馆。

14日上午9时从X市乘坐飞机（X市某机场—A市某机场）返回A市，乘坐机场大巴（车牌号：XA·S4135）到H酒店，从H酒店乘坐出租车（车牌号：XA·34H01）返回家中。当日接待B市来A市的朋友（秦某刚，男，54岁，A市住址：X区7天酒店永安店603房，15日自驾返回B市），16：00—16：30乘24路公交车前往Y山参观游览，19时在Y区Y餐厅与朋友和陈某强、李某英（陈某强，男，61岁；李某英，女，57岁，住址：A市B区C街道南方花园小区5栋1104室）夫妇共5人一同聚餐，餐后，5人各自回到住处，病例林某胜、王某洁同乘网约车（车牌号：XA·3A61H）回家。

15日7：00—7：30，王某洁步行前往永胜肉菜综合市场，于B12档口买牛肉、C23档口买菜心。因天气降温，于12：30在A市第十六中学校门口给在初中部上学的孙子林某嘉送衣物。当日9时，林某胜步行去D社区卫生服务中心购买降压药，随后步行去E超市购买日用品，用微信扫码支付。

16日7：00—10：00，林某胜、王某洁与其儿子林某强（男，41岁，住址：X区永胜华庭1栋302室）、儿媳董某萍（女，38岁，住址：同林某强）步行去F茶餐厅喝早茶后回家，当日无外出。

17日8时，林某胜接到社区三人小组电话，被告知自己与王某洁旅游去过的X市发现一例阳性病例，需居家等待社区采样进行核酸检测。9时，社区工作人员上门采样。12时，林某胜出现低热，自测体温37.5℃。14时，检测公司报告两人核酸检测结果阳性（林某胜，硕世Ct值：0；基因：20；N基因：18。王某洁，硕世Ct值：0；基因：22；N基因：25）。

科目四：社区管控和风险人员排查

经流行病学调查，A市确定重点场所10个，涉及机场、农贸市场、医院、学校、商场超市等场所，其中封控区10个，管控区13个。

封控区内Y餐厅共三层，可容纳1 000人同时就餐；A市第十六中学为省级重点学校，共有学生3 000人，其中走读生1 200人，住宿生1 800人；永胜华庭小区共有居民5 000人，有血透析患者6名、精神疾病患者5名、临产孕妇10名。管控区永胜肉菜综合市场占地2 000m^2，共有300个档口，日人流量约1万人次。

科目五：人员转运和隔离点服务保障

经市、区流调溯源专班调查核实，X市需要管控人员共1 104人，其中密接315人，次密接789人。

X市接到流调溯源专班转运1 104人的需求后，立即启动转运应急预案，动用本区储备酒店的500个床位，但仍面临604人无法在8小时完成安置入住的困难。X市立即向市转运隔离专班汇报，请示将604人转运至其他区进行集中隔离。

科目六：集中医疗救治

截至10月20日，A市累计出现19例本地新冠病毒感染确诊病例，其中1例为重症。由市医疗救治组协调开展病例收治工作。

科目七：核酸筛查

2021年10月11日，X市隔离酒店工作人员张某违反隔离酒店工作人员不准外出的规定参加婚礼，并外出游玩。10月20日，X市本地病例累计达到25例。A市X区17日14时在涉疫地区来（返）A市人员排查中发现2例核酸阳性人员，即林某胜、王某洁。两人于2021年10月8日参加从A市出发的“夕阳美”旅行团（共10人，含1名导游）前往L市某石窟和某寺旅游，11日到达X市，14日从X市乘飞机返回A市，返回A市后轨迹涉及餐厅、学校、农贸市场、医疗机构、商场超市等。18日21时，A市疫情防控指挥办疫情防控组立即组织专家研判，判断疫情极有可能呈现扩大趋势。为尽快排查阳性病例，切断传播途径，经报市疫情防控指挥办同意，决定在全市11个区启动全员核酸检测工作，核酸采样要求在两日内完成。

科目八：新闻发布与舆情控制

10月18日22时，微博、微信朋友圈出现“（夕阳美）旅行团全军覆没”“A市出现新冠大规模暴发”“A市马上要封城了”等信息，引发公众恐慌。

注：经省疾控中心第三代测序技术分析及基因比对，本起疫情中，林某胜咽拭子标本基因序列覆盖97.77%，属于VOC/Delta（B.1.617.2进化分支），与武汉参考株（NC_045512）序列相比有35个变异位点，与X市张某序列呈高度同源性，主要变异位点全部一致。其余18例病例中共测序10例，其基因序列与林某胜基因序列共享35个变异位点。

◆附件2

演练脚本

表 6–22 A 市新冠病毒感染疫情处置应急演练脚本

序号	解说词	参演台词	屏幕展示PPT
1	演练开始		
2	（演练工作人员向指挥长报告现场准备就绪）		演练方案首页
3		【指挥长】 各位领导、专家： 大家好！我是本次演练的指挥长。为全面贯彻落实国务院联防联控机制疫情防控有关要求，根据市委、市政府工作部署，进一步检验我市新冠病毒感染疫情防控“平急转换”指挥体系的反应能力，全面查漏洞、补短板，充分做好冬春季新冠病毒感染疫情防控应急准备工作，现开展A市新冠病毒感染疫情处置应急演练。 本次演练由常务副市长、市指挥办主任担任总指挥，副市长、市指挥办副主任担任副总指挥，特邀省卫生健康委员会、省疾控中心专家以及××大学教授担任点评专家。 让我们以热烈的掌声欢迎各位领导和嘉宾的到来。	疫情概况 防控场景 演练目的
4	【导调】 本次演练采取桌面演练和压力性提问相结合的方式展开，共设八个科目，分别是：来A市人员排查；应急响应、组织与指挥；第一现场流行病学调查；社区管控和风险人员排查；人员转运和隔离点服务保障；集中医疗救治；核酸筛查；新闻发布与舆情控制。		演练形式与科目
5	【导调】 请指挥长向总指挥报告演练准备情况。	【指挥长】 报告总指挥，A市新冠病毒感染疫情处置应急演练准备就绪，请指示。 【总指挥】 演练开始！	

续表

序号	解说词	参演台词	屏幕展示PPT
6	科目一：来A市人员排查		
7	【导调】 现在开始科目一“来A市人员排查”演练。 10月16日，西北某省会城市X市通报一例本地阳性病例，为该市隔离酒店工作人员张某。经省、市疾控专家分析研判，X市来（返）A市人员对我市存在疫情输入风险。市教育防控专班开展学校内人员风险排查，市文旅体育防控专班开展涉X市旅游团体排查，市哨点监测专班进一步开展医院、药店等监测哨点排查，市涉疫人员排查专班立即组织开展X市来（返）A市人员的排查工作。 【导调】 下面进行压力测试提问，由导调宣读问题，请总指挥指定市指挥办有关单位或区指挥办回答问题。每题回答限时3分钟。 【导调】 问题1：X市返A市人员到达车站、机场后应实施哪些防控措施？		科目一信息 背景信息
		【总指挥】 请交通运输防控专班回答。 【交通运输防控专班】 我是交通运输防控专班×××，现在由我回答问题。 机场方面，将从X市抵A市的航班纳入重点管控名单，实施“四个固定”措施（固定保障区域、固定保障车辆、固定保障人员、固定测温），旅客落地做一次核酸检测。铁路方面，X市所在省份来（返）A市人员，抵达后引导其在站场免费做一次核酸检测，或24小时内就近做一次核酸检测。 回答完毕，谢谢！	问题1
	【导调】 问题2：对近期涉疫X市旅行团，市文广旅部门应采取什么应对措施？		

续表

序号	解说词	参演台词	屏幕展示PPT
		【总指挥】 请文旅体育防控专班回答。 【文旅体育防控专班】 我是文旅体育防控专班×××，现在由我回答问题。 针对X市当前疫情，文旅体育防控专班认为应重点做好四个方面的应对措施。 第一，第一时间启动“熔断”机制。立刻终止已到达X市的A市旅游团队行程。 第二，针对我市已组团前往X市但还未出行的旅游团队，立刻要求其停止出游安排，并指导旅行社做好相关解释工作。 第三，针对从X市已出发返回A市行程中的旅游团队，要指导旅行社立即摸排团队游客信息，了解并掌握游客健康状况，团队返A市时间、交通方式等，梳理游客目的地城市或区域。掌握上述信息后，文旅体育防控专班第一时间推送至隔离转运专班、涉疫人员排查专班等相关工作组、工作专班，并配合相关部门做好抵A市团队处置工作。 第四，针对滞留在X市的旅游团队，要求相关旅行社服从属地疫情防控管理，做好滞留人员信息摸排，跟进了解游客健康状态，并做好情绪安抚工作。得到当地疫情防控部门评估允许，相关旅游团队确定返A市时间后，第一时间向A市文旅部门报备行程安排、人员信息、目的地城市或区域等信息。文旅体育防控专班及时向隔离转运专班、涉疫人员排查专班等相关工作组、工作专班报备。 回答完毕，谢谢！	问题2
	【导调】 问题3：如何组织商场、超市、居民小区和企事业单位开展X市旅居史自主排查？	【总指挥】 请A区指挥办回答。 【A区指挥办】 我是A区指挥办×××，现在由我回答问题。 我区将按照防疫四方责任要求落实好X市旅居史自主排查工作，具体做到以下四点。一是落实属地责任，区疫情防控指挥部接到X市发生疫情消息后将通过多渠道，包括但不限于短信、广播、电视、官方社交平台账号等方式向全区群众发放X市来（返）A市人员需要到社区主动登记的通告。同时，要求各镇、街道落实属地责任，主动组织社区三人小组按照社区网格开展排查。二是落实主管部门责任，要求各主管部门对管理的市场、商场、学校、企事业单位开展自主排查。此外，要求区涉疫风险人员排查专班对接上级部门，及时接收上级下发的线索并马上组织三人小组上门核查。三是落实单位主体责任，要求各单位自行开展内部排查并及时上报情况。四是落实群众个人责任，通过多种宣传方式，力争在全区	问题3

续表

序号	解说词	参演台词	屏幕展示PPT
	【导调】 科目一演练完毕。	营造群众主动登记、注意个人防疫、积极发现报告、减少聚餐聚会的良好氛围。 回答完毕，谢谢！	
8	科目二：应急响应、组织与指挥		
9	【导调】 现在开始科目二“应急响应、组织与指挥”演练。 2021年10月17日14时，第三方检测机构反馈：在X市来（返）A市人员排查采集样本中发现2例核酸阳性。核酸阳性人员为：林某胜，男，65岁，退休人员，现住址为A市X区荣庆大厦1608室；王某洁，女，62岁，退休人员，现住址为A市X区荣庆大厦1608室。接报后，市指挥办主要领导及市卫生健康委员会、市公安局和市疾控中心主要负责同志立即前往现场指挥部。 【导调】 下面进行压力测试提问，每题回答限时3分钟。 【导调】 问题4：启动应急响应后，涉疫辖区如何快速组建现场指挥部？哪些人需提前到达现场？哪些是决策人员？现场指挥部组成部门及职责分工如何？	【总指挥】 请B区指挥办回答。 【B区指挥办】 我是B区指挥办×××，现在由我回答问题。 按照相关文件规定,一是成立现场指挥部。区指挥部迅速完成常态化管理和应急机制的转换，第一时间启动战时指挥体系，在疫点周边（X区荣庆大厦）设立现场指挥部，由区委、区政府主要领导任指挥长。现场指挥部应在常态化指挥体系下提档升级，根据工作职责，综合组、疫情防控组、医疗救治组、基层组织组、集中隔离酒店管理服务组（包括集中隔离酒店驻点专班、集中隔离人员转运专班、	科目二信息 背景信息 问题4

续表

序号	解说词	参演台词	屏幕展示PPT
		集中隔离酒店保障专班）、宣传信息组、防控物资保障组、生活物资保障组、社会稳定组、督查督办组等工作组，以及交通运输防控专班、哨点监测专班、流调溯源专班、核酸检测专班、涉疫人员排查专班、城中村防控专班（视疫情发生所在场地而定）等工作专班进入战时状态，分别由一名区领导担任组长。现场指挥部要建立健全每日例会制度，评估疫情发展态势，研究制订防控措施，及时向上级部门报告工作进展。 属地街道、派出所要根据区疾控中心反馈的信息，立即定位初筛阳性人员并就地实行隔离，对其居住楼栋和公司所有人员迅速落实现场管控，所有人员只进不出；街道协调居委会立即做好涉疫场所基本情况、人员底册等信息采集与摸排工作，流调溯源专班牵头疾控、公安等部门按照“前端混编、后台合署”模式，根据密接等重点人群数量迅速调配多支区级流行病学调查队伍，同时赶赴现场、同时开展调查、同时处置疫情。做好快速落实核酸检测复核、快速调查人员轨迹、快速管控“四个关键点”（包括初筛阳性病例发现点、居住点、工作点、活动停留点）、快速甄别管控目标人群与综合研判工作。 二是快速统筹处置资源。各工作组、工作专班迅速进入战时状态，现场指挥部统筹调度流行病学调查资源、集中隔离转运资源、核酸检测资源、管控区域生活与医疗资源、人力资源等，确保各项资源与各方力量迅速集结。及时调度流行病学调查资源。根据两名阳性检出者活动情况及密接等重点人群数量，迅速调度流调溯源队伍开展现场调查处置工作。调度集中隔离转运资源。原则上按照1：100的比例启用隔离房间，首发病例可按1：500的比例启用隔离房间，配备足够的工作人员。调度核酸检测资源，包括采样和检测人员、耗材和试剂、第三方检测力量。调度医疗资源，48小时内清空定点医院中的其他病人，用于保障病例救治。调度封控、封闭区域的生活及医疗服务等各类保障资源。调度足够数量的党员干部、民兵、志愿者等，做好人力资源保障。 回答完毕，谢谢！	
	【导调】 问题5：现场指挥部应做好哪些防控资源调动准备？	【总指挥】 请疫情防控组回答。 【疫情防控组】 我是疫情防控组×××，现在由我回答问题。	

续表

序号	解说词	参演台词	屏幕展示PPT
	【导调】 科目二演练完毕。	启动应急响应后，现场指挥部应立即部署以下工作。 1. 立即调派市疾控中心、市公安局等队伍和X区疫情防控应急队伍，按照“三同时”原则开展流调溯源并做好前期处置工作。 2. 立即调度市120转运专班，安排负压救护车辆，做好转运阳性检测人员的转运隔离治疗工作。调度市医疗救治组做好专家会诊及救治工作准备。 3. 立即调度疫情防控专家组开展疫情风险研判工作。 4. 立即调度公安、交通、卫生健康、物资保障组以及社区力量，按照社区防控方案组建工作组，迅速做好社区管控和重点人员追踪管理等各项准备工作。 5. 立即调度X区核酸采样队伍开展重点人群核酸排查；调度X区和市核酸检测专班，通知后备梯队做好准备，配备相应的采样物资和送检车辆等，通知X区涉疫街道做好核酸采样场所、志愿者等扩大核酸筛查的各项准备工作；通知有关核酸检测机构，做好核酸检测准备工作。 6. 立即调度公安、政数等部门，根据流调结果做好对重点人群赋码的有关工作。 7. 立即调度X区转运隔离管理专班，做好对密切接触者及次密切接触者等需要转运和集中隔离的准备工作，并按照1∶100的比例原则准备好集中隔离场所。 8. 立即调度市、区哨点监测专班、疫情防控组各链条单位，加强发热门诊（室）、药店等哨点监测，强化有关公共场所和特殊机构的防控措施。 9. 立即调度宣传组做好疫情信息发布和舆情管控工作。 10. 立即调度市级层面应急队伍做好进一步流调、核酸检测、跨区转运隔离、社区管控保障等增援准备。 回答完毕，谢谢！	问题5
10	科目三：第一现场流行病学调查		
11	【导调】 现在开始科目三“第一现场流行病学调查”演练。 疫情发生后，市、区两级指挥办高度重视，立即启动应急响应，进入战时状态。		科目三信息

续表

序号	解说词	参演台词	屏幕展示PPT
	流调信息显示：林某胜、王某洁两人为夫妻关系，都是退休人员，家住X区荣庆大厦，10月8日起外出到L市和X市旅游，同行人员包括导游在内共8人，14日返回A市，返回A市后在住址附近活动，其间接触过3个朋友和儿子一家3口，17日在社区来（返）A市人员核酸排查中检出阳性。 【导调】 下面进行压力测试提问，每题回答限时3分钟。 【导调】 问题6：公安部门在流调过程中应主要开展哪些工作？		背景信息
		【总指挥】 请C区指挥办回答。 【C区指挥办】 我是C区指挥办×××，现在由我回答问题。 公安、疾控部门按照“前端混编，后台合署”模式组建流行病学调查队伍，严格按照“三同时”原则（同时赶赴现场、同时开展调查、同时处置疫情）开展调查处置工作，根据有关流行病学调查工作指引等要求，落实常态和战时运行模式的各项机制和措施。 回答完毕，谢谢！	问题6
	【导调】 问题7：截至17日19时，此起疫情涉及2名阳性病例、15个密接、10个重点场所，按提级流调要求，需16支流调队伍，如何紧急调度和组织流调人员？		

续表

序号	解说词	参演台词	屏幕展示PPT
	                        【导调】 科目三演练完毕。	【总指挥】 请流调溯源专班回答。 【流调溯源专班】 我是流调溯源专班×××，现在由我回答问题。 （一）队伍紧急调度方面 1. 我市目前共有市级流调人员306人，区级流调人员1 179人。此次疫情中，包括阳性病例和高风险密接在内，需要16支流调队伍，按照“区级主导、市级补充”的原则，只需调度市级流调队支援该区，成立市区联合流调指挥中心，联合作战，即可快速完成流行病学调查工作。 2. 根据文件要求，我市发生本土疫情时，全市流调队伍立即进入全员战备状态，当市级流调队员投入总人数超过200人时，按照“片区优先，全市统筹”的原则，市流调溯源指挥中心即可从其他区紧急调度区级流调队伍进行支援。 3. 当市、区两级流调队伍投入总数超过800人时，由市疾控中心向省疾控中心提出支援请求。 （二）队伍组织方面 抽调的流调队伍到达受援片区后，按照市区联合流调指挥中心的统一安排开展工作，扁平化运作；跨市支援的流行病学调查队伍到岗后，由市疾控中心进行统一管理，跨市队伍所需流调装备由疫情发生区提供保障。 回答完毕，谢谢！	问题7
12	科目四：社区管控和风险人员排查		
13	【导调】 现在开始科目四“社区管控和风险人员排查”演练。 经流行病学调查，我市确定重点场所10个，涉及机场、农贸市场、医院、学校、商场、超市等，其中封控区10个，管控区13个。 封控区内Y餐厅共三层，可容纳1 000人同时就餐；A市第十六中学为省级重点学校，共有学生3 000人，其中走读生1 200人，住宿生1 800人；永胜华庭小区共有居民5 000人，有血透析患者6名、精神疾病患者5名、临产孕妇10名；管控区永胜肉菜综合市场占地2 000平方米，共有300个档口，日人流量约1万人次。		科目四信息 背景信息

续表

序号	解说词	参演台词	屏幕展示PPT
	【导调】 下面进行压力测试提问，每题回答限时3分钟。 【导调】 问题8：根据当前流行病学调查情况，如何精准划定封控区、管控区范围？	【总指挥】 请D区指挥办回答。 【D区指挥办】 我是D区指挥办×××，现在由我回答问题。 常态化疫情防控期间，我区已要求各街道及时更新辖区内地图信息及居住场所和工作场所人员基本信息，接报本地疫情信息后，街道要及时提供以上地图和人员基本信息，作为封控区和管控区的划分参考材料之一。 根据文件要求，区疫情防控组接报后立即组织相关专家开展疫情形势分析和研判，科学精准划定封控区、管控区范围，明确分级分类管控措施、调整风险等级的标准或解封条件。 （1）封控区。阳性病例居住地所在小区及活动频繁的周边区域划定为封控区。拟将阳性病例林某胜、王某洁居住的A市X区荣庆大厦、Y区Y餐厅、F茶餐厅划定为封控区，同时根据阳性病例活动情况、以上场所周边区域实际环境和疫情传播风险的研判情况，将以上场所周边区域一并划定为封控区，实行“区域封闭、足不出户、服务上门”的管理措施。 （2）管控区。阳性病例工作地、活动地等区域人员具有一定传播风险，且对其密切接触者、次密切接触者追踪判定难度较大，将相关区域划定为管控区。根据阳性病例实际活动情况初步拟将阳性病例林某胜、王某洁活动区域A市H酒店、Y山、永胜华庭、A市第十六中学、D社区卫生服务中心、E超市6个区域划定为管控区，实行“人不出区、严禁聚集”的管理措施。管控期间发现核酸检测阳性者则立刻转为封控区。 以上区域防控范围划分经区防控办审核同意后由社区稳定组和社区防控组快速实施管控，并根据最新疫情形势动态研判疫情传播风险大小，适时调整分级分类管控区域和措施。 回答完毕，谢谢！	问题8
	【导调】 问题9：流调过程中重点场所、密切接触者和密接的密接信息如何快速流转、确保落实管控？		

续表

序号	解说词	参演台词	屏幕展示PPT
		【总指挥】 请E区指挥办回答。 【E区指挥办】 我是E区指挥办×××，现在由我回答问题。 区流调溯源专班接报后根据感染者的活动轨迹确定重点场所、暴露时段并甄别密切接触者和密接的密接，4小时内完成主要活动轨迹调查，初步判定重点场所并甄别密切接触者及密接的密接，快速实施管控。 回答完毕，谢谢！	问题9
	【导调】 问题10：封控区内如何将生活必需品及时配送给居民？	【总指挥】 请生活物资保障组回答。 【生活物资保障组】 我是生活物资保障组×××，现在由我回答问题。 市生活物资保障组接到社区管控通报后，迅速启动战时状态，召集各成员单位、区生活物资保障组、辖区街道、全市重点保供骨干企业召开形势研判会，预判应急保供需求，同时动态掌握属地管控人数、生活必需品日供应等保供情况，按照“区生活物资保障组先行保障，市生活物资保障组根据需要进行支援保障”的工作原则，做好生活必需品保供应工作。 第一，对10个封控区实行“区域封闭、足不出户、服务上门”的策略。其中，学校保障，一是由区生活物资保障组确定区重点保供餐饮企业提前按每日9 000份的供应量集中配送至预设的供应点。二是由区现场指挥部及街道在封控区预设保供点，组织志愿者队伍配送物资，采取网格化管理、分片包干模式落实末端配送至学校，为全校3 000名学生提供隔离期间就餐保障。永胜华庭小区保障，一是区生活物资保障组组织区重点保供骨干企业按小区内5 000人平均每4人为一个家庭的标准，提前准备生活物资保障套餐包1 250份每日送至预设供应点。二是由区现场指挥部及街道在预设保供点，组织专门志愿者队伍配送物资至小区，而后由小区物业或志愿者在做好防护措施的前提下送至各住户家中。 若封控区出现特殊区域配送困难，则由市生活物资保障组协调工信部门组织无人机、无人车等进行配送。	问题10

续表

序号	解说词	参演台词	屏幕展示PPT
		第二，对13个管控区实行“人不出区、严禁聚集”的策略，由辖区现场指挥部工作人员组织居民在预设供应点有序采购物资。区生活物资保障组，一要积极组织所属区未封控管控的农产品批发市场、农贸市场、超市，按管控区永胜肉菜综合市场人流量1万人次计算，以保障需求不低于三倍以上数量备货，加大粮油、肉、蛋、菜、奶等主要生活必需品的供应量。二要组织重点生活物资物流配送企业和电商平台做好配送衔接工作，批发市场、农贸市场、超市将生活必需品送至预先设定的供应点。三要对特殊群体设立一对一对口联系人和服务热线，辖区现场指挥部指定专人提供“一对一” 服务，保障特殊群体生活物资需求。 第三，若区生活物资组存在保障供应缺口和困难，及时向市生活物资保障组反映情况，市生活物资保障组根据实际需求组织市重点保供企业提供资源调配保障。 回答完毕，谢谢！	
	【导调】 问题11：封控区域内血透析患者、精神疾病患者和临产孕妇的外出就医需求如何保障？	【总指挥】 请F区指挥办回答。 【F区指挥办】 我是F区指挥办×××，现在由我回答问题。 一是成立现场医疗保障组，设置应急医疗点，为封控区域居民提供24小时基本医疗保障服务。 二是迅速摸清封控区域特殊患者底数，为特殊患者（包括6名血透析患者、5名精神疾病患者和10名临产孕妇）建立专门台账，为每位特殊患者制订医疗应急方案，做到一人一册一方案，并指定专人负责跟进。 三是指定辖区范围内具备能力的A医院为中高风险区域人员医疗救治医院（中高风险定点医院），专门收治中高风险区域需住院治疗的非新冠病毒感染患者。 四是统筹辖区医疗资源。必要时抽调二级或以上医院医务人员和学科骨干为A医院提供支援。从其他医疗机构增派相应设备（如CRRT等）增援A医院。必要时向上级卫生健康部门请求协调省、市属医院医疗团队接管病区。 五是由区防控指挥办协调区隔离转运组负责将确有外出就医需求的血透析患者、精神疾病患者或临产孕妇等特殊人群闭环转运至A医院就诊。 回答完毕，谢谢！	问题11
	【导调】 科目四演练完毕。		

续表

序号	解说词	参演台词	屏幕展示PPT
14	科目五：人员转运和隔离点服务保障		
15	【导调】 现在开始科目五“人员转运和隔离点服务保障”演练。 经市、区流调溯源专班调查核实，X区需要管控人员共1 104人，其中密接者315人，次密接者789人。 X区接到流调溯源专班转运1 104人的需求后，立即启动转运应急预案，动用本区储备酒店的500个床位，但仍面临604人无法在8小时内完成安置入住的困境。X区立即向市转运隔离专班汇报，请示将604人转运至其他区集中隔离点。 【导调】 下面进行压力测试提问，每题回答限时3分钟。 【导调】 问题12：当隔离人数超过X区储备酒店容量时，如何实现酒店快速扩容？	【总指挥】 请转运隔离专班回答。 【转运隔离专班】 我是转运隔离专班×××,现在由我回答问题。 X区短时间内要转运隔离人员1 104人，隔离酒店需求急剧增加，可以从以下三个方面实现酒店快速扩容。 一是区内自主扩容。目前每个区每日储备的房间数应不少于500间，X区应该第一时间按照属地负责原则，从区内的动态储备酒店中迅速扩容，这样就可以在区内优先解决315名密接者和185名次密接者共500人的安置。 二是组团片区扩容。X区还有604名次密接者需要入住酒店，超过X区的储备酒店容量。按照A市大规模人群跨区转运工作的应急预案，X区防控办应立即向市转运隔离专班请示，市转运隔离专班接报后，应立即组织专家评估，目前X区情况满足启动跨区转运预案的条件。该预案是将我市11个区分为3个转运隔离组团片区，每个片区由3～4个区组成，实施“分片保障、就近支援”措施，X区隔离酒店不足，将会优先在自己的组团片区内进行酒店扩容，随后根据需求也可以逐步扩充到其他组团片区，直至扩充到全市。这604名次密接者完全可以在一个组团片区落实隔离入住。	科目五信息 演练背景信息 问题12

续表

序号	解说词	参演台词	屏幕展示PPT
		三是分流扩容。如果遇到极端情形，酒店需求达到极限，我市所有酒店容量都不足，市转运隔离专班会立即向省隔离管理专班请求支援，向邻近地市分流。遇到更加极端的情况，政府也可征用全市大型体育馆、学校、广场等场所，紧急扩容为简易的隔离场所，作为分流过渡使用。 回答完毕，谢谢！	
	【导调】 问题13：X区如何使用“一码通”信息系统，确保604名人员信息在跨区转运环节及时准确流转？		
		【总指挥】 请G区指挥办回答。 【G区指挥办】 我是G区指挥办×××，现在由我回答问题。 流调溯源组使用“一码通”系统在电脑端批量导入信息。区防控办迅速组织社区三人小组上门核实待转运人员身份信息和隔离条件，并在“一码通”系统中确认信息，摸清人员底数。区防控指挥部转运隔离专班自评隔离酒店数量承受上限为500人，无法短时间内承接剩余的604人，通过电话紧急向市防控指挥部转运专班申请协助后，再将详细情况以书面形式报告并再次核对一码通人员信息，确保待转运人员信息正确无误。 转运分流环节中，随车医护人员和转运司机须做好二级防护。随车医务人员使用“一码通”系统的“社区转运分流工作台”创建车辆信息（具体操作流程为：点“新增车次”，输入“跟车人姓名、跟车人联系方式、车次号”，选择“送往区域”“送往酒店名称”“车牌号”“司机姓名”“司机联系方式”，检查无误后提交）。随车医务人员在“社区转运分流工作台”，点选“车次列表”的相应车次，进入扫码转运工作台。 待转运人员登车前，跟车医务人员需要给待转运人员测体温并询问症状，核实待转运人员信息，安排就座。扫描境内隔离人员“省健康码”/“市健康码”，成功后，“登车情况”数量新增1人，即完成登车操作。登车后，跟车医务人员需点“查看车次”核对人数信息，确认隔离人员全部上车后，点“发车”，提交成功即完成发车操作，隔离人员到达酒店后让酒店隔离员扫码后即可入住。 回答完毕，谢谢！	问题13
	【导调】 科目五演练完毕。		

续表

序号	解说词	参演台词	屏幕展示PPT
16	科目六：集中医疗救治		
17	【导调】 现在开始科目六“集中医疗救治”演练。 截至10月20日，全市累计出现19例本土新冠确诊病例，其中有1例重症。由市医疗救治组协调开展病例救治工作。 【导调】 下面进行压力测试提问，每题回答限时3分钟。 问题14：隔离病区内工作人员被感染，大量医务人员被判为密切接触者，医务人员紧缺，应如何解决？ 【导调】 科目六演练完毕。	【总指挥】 请市医疗救治组回答。 【市医疗救治组】 我是市医疗救治组×××,现在由我回答问题。 我组全面梳理了A市今年支援市定点收治医院抗击新冠病毒感染的省部属、市属医院医务人员977人，根据医院、专科、能力等特点，建立名册管理，包括医生292人、护士517人、医技36人、院感23人，作为支援定点救治医院的专家库。在紧急情况下，如果隔离病区工作人员出现意外暴露或者工作强度太大需要轮换休息，我组就组织相应的医院，迅速集结队伍，以院包科的形式，整建制接管定点医院隔离病区，确保医疗救治工作顺利衔接和有序过渡，确保医疗安全。同时，根据流调情况，对原有工作人员进行分类，采取相应的隔离防控措施。 回答完毕，谢谢！	科目六信息 背景信息 集中医疗救治内容 问题14
18	科目七：核酸筛查		
19	【导调】 现在开始科目七“核酸筛查”演练。 2021年10月18日21时，市指挥办疫情防控组立即组织专家研判，判断疫情极有可能呈现扩大趋势。为尽快排查阳性病例，切断传播途径，经市指挥办同意，决定在全市11个区启动全员核酸检测工作，核酸采样要求在两日内完成。		科目七信息 背景信息

续表

序号	解说词	参演台词	屏幕展示PPT
	【导调】 下面进行压力测试提问，每题回答限时3分钟。 【导调】 问题15：如何保证大规模人群核酸筛查不漏一人？		问题15
		【总指挥】 请H区指挥办回答。 【H区指挥办】 我是H区指挥办×××，现在由我回答问题。 区防控办接到大规模核酸筛查任务后，根据文件要求，迅速启动采样。 一、摸清底数。以公安户籍、七普人口数据和以往大规模采样数据为基础，以社区、村的网格为单位，经全面摸清，动态掌握我区全员人口底数为180万人。 二、合理设点。根据“方便就近”原则，按1 000～1 500人设置一个采样点的标准，全区共设置471个采样点。 三、采样队伍。区卫健局迅速从区属医疗机构、基层医疗卫生机构、民营医院抽调2 000名核酸采样人员，组成核酸采样队伍。 四、检测机构。选择与我区签订大规模核酸采样的第三方检测公司和区中医院作为本次大规模核酸筛查的检测机构。 五、通知采样。启动全员核酸检测后，所采区域实行临时管控措施。通过发布指挥部公告、发送手机短信、推送新媒体信息、上门联系等多种途径，向市民公布核酸检测时间和采样点信息。 六、核查人数。通过比对实际采样数据与摸排底数的数据差异，掌握实际采样情况。 七、查漏补缺。通过网格化检查，采取逐户逐村、逐单位逐社区扫楼的方式，对人员进行再次核查，确保不漏一人。发现漏检应及时通知安排补采，对行动不便无法自行前往采样点的人员，由村/居委登记造册，安排机动采样队伍上门采样。对于外出人员，通知其于当地进行核酸检测，并收集数据。 回答完毕，谢谢！	

续表

序号	解说词	参演台词	屏幕展示PPT
	【导调】 问题16：如遇全国同时启动大筛查，A市第三方检测机构被外省市调度，基础产能无法满足2天内完成全市全员核酸检测任务，应如何应对？ 【导调】 科目七演练完毕。	【总指挥】 请核酸检测专班回答。 【核酸检测专班】 我是核酸检测专班×××，现在由我回答问题。 一是启用方舱预备场所。紧急动用A市体育馆，A区、B区、C区体育中心，A市综合体育馆作为第三方检测机构方舱实验室建设场所，在24小时内将产能快速提升至20万～30万管/日。 二是动用城市检测基地和公立机构检测力量。压缩公立机构除核酸检测外的其他检测任务，将检验设备和检测人员紧急调配来助力开展核酸检测。各区交通运输局提供转运力量支持，承接采样标本的收取与运输任务，充分利用具备检测能力但缺物流能力的公立机构来壮大我市检测力量。 三是请求省指挥办抽调其他地市检测力量提供支援。 回答完毕，谢谢！	问题16
20	科目八：新闻发布与舆情控制		
21	【导调】 现在开始科目八“新闻发布与舆情控制”演练。 10月18日22时，微博、微信朋友圈出现“（夕阳美）旅行团全军覆没”“A市出现新冠大规模暴发”“A市马上要封城了”等信息，引发公众恐慌。 【导调】 下面进行压力测试提问，每题回答限时3分钟。 【导调】 问题17：请在发现疫情后5小时内发布一份微信公众号信息稿。		科目八信息 背景信息 问题17

续表

序号	解说词	参演台词	屏幕展示PPT
		【总指挥】 请I区指挥办发布一份信息稿。 【I区指挥办】 我是I区指挥办×××，现在由我回答问题。 A市I区发布官微平台立即向上级网信部门争取增推批次，做好发布准备。立即联系区防控办疫情防控组对接口径事宜，做好回应准备。经区防控办审核和上级防控办授权，I区官方微信平台5小时内主动发布阳性病例通报，及时回应社会关切。此外，滚动报道实时疫情数据、防疫指引。及时总结提炼媒体观点及网友观点，为领导决策和下一轮发布回应群众关切、答疑解惑做好辅助。信息稿如下。 关于I区两例返A市人员排查新冠病毒感染病毒核酸检测阳性的通报 20××年10月17日14时，I区接A市医学检验中心有限公司报告，来（返）A市人员排查采集样本中发现两例新冠病毒感染病毒核酸阳性。 接报后，I区立即启动疫情处置应急预案，迅速开展流行病学调查溯源、人员排查管控、核酸筛查、重点场所管控与终末消毒等工作。相关情况通报如下。 一、基本情况 患者1：林某胜，男，65岁，退休人员，家住A市X区荣庆大厦。 患者2：王某洁，女，62岁，退休人员，家住A市X区荣庆大厦。 林某胜、王某洁系夫妻，二人于20××年10月8日参加“夕阳美”旅行团（共10人，包含导游1人）赴L市和X市两地游玩，10月14日返回A市家中，17日因去过的X市发现1名阳性病例，遂由社区“三人小组”对其进行来（返）A市人员排查，10月17日核酸检测结果为阳性。 二、行程轨迹 10月8日，林某胜、王某洁二人从A市南站乘坐列车出发至L市，乘坐当地旅游大巴前往某石窟和某寺旅游。 10月11日10时从L市乘坐列车（L市东站—X市北站）到X市旅游，入住X市美丽宾馆（地址：X市长安路330号）。 10月13日上午去X市飞雁塔景区游览，11时至13时在大大餐厅飞雁塔店同团友4人聚餐，15时去N寺参观，19时在西南不夜城游览观光，21时返回美丽宾馆。 10月14日上午9时从X市乘坐飞机（X市某机场—A市某机场）返回A市，乘坐机场大巴到H酒店，从H酒店乘坐出租车返回家中。当日接待B市来A市的朋友。16：00—16：30时乘24路公交车前往Y山参观游览，19时和朋友在Y区Y餐厅聚餐，	

续表

序号	解说词	参演台词	屏幕展示PPT
		餐后，林某胜、王某洁同乘网约车（XA·3A61H）回家。 10月15日7：00—7：30，王某洁步行前往永胜肉菜综合市场买菜，于12：30在A市第十六中学校门口给在初中部上学的孙子送衣物。林某胜于当日9时步行去D社区卫生服务中心购买降压药，随后步行去E超市购买日用品。 10月16日7：00—10：00，林某胜、王某洁与其儿子、儿媳步行去F茶餐厅喝早茶，之后回家，当日无外出。 10月17日9时，社区工作人员上门采样。林某胜12时出现低热，自测体温37.5℃。14时，A市医学检验中心有限公司报告两人核酸检测结果阳性。 三、开展病例隔离治疗、社区管控和核酸检测 目前，林某胜、王某洁已转运至A市传染病医院隔离观察。截至17日19时，共甄别出15名密切接触者和X名次密切接触者，均已实施集中隔离管理，17日核酸检测结果均为阴性。 为确保居民身体健康，我区将对X区荣庆大厦、Y区Y餐厅、F茶餐厅等重点场所实行临时封闭管理，对管控区域立即开展全员核酸筛查，请大家积极配合政府和社区工作，有序前往核酸检测点进行核酸检测。 四、温馨提示 近期曾到过国内中高风险地区、重点关注地区和上述阳性者出现的重点场所的市民，请尽快向所在居委会报备，并就近前往社区卫生服务机构进行核酸检测。请广大市民群众不信谣、不传谣，进一步提高防范意识，做好个人日常防护，科学佩戴口罩，勤洗手，常通风，保持社交距离。如有发热等不适症状，应加强个人防护，尽量避免乘坐公共交通工具，及时到医疗机构发热门诊就诊。 I区新冠病毒感染疫情防控指挥部办公室 20××年××月××日 回答完毕，谢谢！	
	【导调】 问题18：针对网上出现的舆情信息，如何做好监测和应对？	【总指挥】 请宣传信息组回答。 【宣传信息组】 我是宣传信息组×××，现在由我回答问题。 1. 及时向有关部门核实情况。 2. 经核实“A市封城”的网传信息为谣言后，会同市委网信办、市卫健委等部门加强对该不实信息的监测，将监测到的谣言信息报请上级部门处置。 3. 将谣言信息通报公安等部门，协调线下处置。	问题18

续表

序号	解说词	参演台词	屏幕展示PPT
	【导调】 科目八演练完毕。	4. 及时部署A市日报、A市广播电视台、大洋网、中国A市发布等市属新媒体平台、全市各政务新媒体以及A市各自媒体平台发布辟谣信息，倡议广大市民不信谣、不传谣。 回答完毕，谢谢！	
22	专家点评		
23	【指挥长】 各位领导、专家，疫情处置应急演练全部科目演练完毕。下面，请专家组点评。 （点评完毕） 感谢各位专家。		
24	演练结束		
	【指挥长】 现在，请总指挥讲话。 （讲话完毕） 演练到此结束，谢谢大家。		

（林天骥）

第三节　疾病控制类（本地传染病疫情）

实例九：登革热突发公共卫生事件联合应急演练

（一）演练概述

登革热（dengue fever）是由登革病毒（dengue virus）引起，通过白纹伊蚊或埃及伊蚊叮咬传播的急性传染病，《中华人民共和国传染病防治法》将其定为乙类传染病。登革热是当前世界范围内传播速度最快的蚊媒病毒性传染病，极易大规模暴发、流行而演变为严重的突发公共卫生事件。

近年来，国内登革热疫情突发公共事件时有发生，为妥善处置登革热疫情，全方位提高登革热突发公共卫生事件的应急处置能力，确保居民的生命安全，特开展此项应急演练。本实例演练以一宗登革热本地疫情为背景，在A市某街镇设置模拟现场，根据背景信息设置医疗机构、机团单位、病家、病例所在小区等具体模拟场景，并安排工作人员扮演病例及其相关亲友和共同暴露人员。联合街道办事处（镇人民政府）、社区卫生服务中心、区疾控中心、医疗机构等多个机构，通过对个案调查、入户调查、外环境蚊媒评估与控制等各场景进行模拟实操演练，检验应急队员应急响应、现场调查、事故处理和个人防护的综合能力。

（二）演练方案

1. 背景

目前，A市已进入登革热流行期，多个区镇出现本地病例，防控形势严峻。为做好登革热疫情应急处置工作，检验各区登革热疫情应急处置能力，确保居民的生命安全，根据《中华人民共和国传染病防治法》《A市突发公共卫生事件应急预案》和《A市登革热疫情应急预案（2018年版）》等有关文件，结合A市居民实际情况，A市卫生健康委员会、市疾控中心等部门拟开展一次登革热疫情应急演练。为此，特制订本方案。

2. 演练目的

（1）检验登革热疫情发生时，在多部门联动情况下，应急队伍的启动、组织、协调和处置能力。

（2）检验A市应急队员在登革热疫情应急处置工作中的应急响应、现场调查、应急处理和个人防护的综合能力。

（3）对此次应急演练进行全方位综合评估，发现不足并及时予以调整，进一步完善联动机制，切实提高应急队伍组织协调能力和应急处置能力。

（4）强化应急队员实战意识，确保同类事件发生后应急处置工作能够迅速、准确、高效、有序地开展，从而保障人民群众生命健康，维护社会稳定。

3. 演练依据

《A市突发公共事件总体应急预案》《A市突发公共卫生事件应急预案》《A市突发公共事件医疗卫生救援应急预案》《中华人民共和国传染病防治法》《A市登革热疫情应急预案（2018年版）》《A市登革热防控工作方案（2015年版）》《G省登革热防控专业技术指南（2015 年版）》《登革热诊断、治疗、预防与控制指南》。

4. 演练时间和地点

9月下旬，具体时间、地点待定。

5. 组织与职责

（1）领导小组

总指挥：A市卫生健康委员会主任。

副总指挥：A市卫生健康委员会应急处处长、A市疾病预防控制中心主任。

（2）导演组

导演组由4～6人组成，成员为A市疾控中心相关人员。

职责：各参演队伍的衔接工作，协调各参演队伍，制订详细的工作流程与演练脚本，合理规划演练场地。

（3）演练执行组

演练执行组由4～6人组成，成员为A市疾控中心相关人员。

职责：演练诸环节参演人员的组织和安排，演练程序设定、排练，演练效果评估。

（4）综合保障组

综合保障组由3～5人组成，成员为A市疾控中心相关人员。

职责：准备演练相关物资、耗材，场景搭建等。

（5）演练评估单位与点评专家

①评估单位

职责：对演练准备、组织和实施等方面进行全程和全方位的技术点评。

②点评专家

职责：拟定应急演练评估方案；现场演练的评估、技术支持，并及时向领导小组、组织和策划小组反馈意见和建议；撰写演练总结报告等。

6. 观摩单位和人员

市卫生健康委员会应急处相关领导，各区卫生健康局、疾控中心以及街道办事处，相关社区卫生服务中心、市疾控中心及市卫生监督所相关人员，兄弟疾控中心相关人员。

7. 演练内容

（1）事件设定

9月21日，A市疾控中心收到本市M区疾控中心报告：该区人民医院称接诊1例发热伴头痛、肌肉酸痛病例，血常规显示白细胞低，血小板降低，登革病毒核酸检测阳性、NS1抗原检测阳性，院内专家会诊后确诊为“登革热临床诊断病例”，随即向区疾控中心报告。区疾控中心接到区人民医院报告之后，立即赶赴该医院展开调查，对患者进行了流行病学个案调查和采样检测。

①患者基本情况：张某，男性，48岁，私营业主，H社区居民。自9月12日下午自觉畏寒、发热，伴全身肌肉持续性酸痛，尤以腰背和双膝关节酸痛为甚，同时感到左侧颞部间歇性针刺样疼痛，自服“芬必得”，症状未见明显好转。9月15日，患者仍感发热，并且出现牙龈出血，即奔赴M区人民医院就诊。门诊测温39.2℃，血常规化验结果为：WBC 1.7×10^9/L，PTL 61×10^9/L，ATL 68U/L，AST 173 U/L；颈胸部皮肤潮红，双下肢皮肤见数枚细小出血点；凝血功能检查结果为：活化部分凝血活酶时间（APTT）31s，凝血酶原时间（PT）12s。

9月21日，M区疾控中心实验室检测出登革热病毒核酸阳性、NS1抗原阳性。患者近半个月均居住在当地、无外出史，近三个月无出国出境史。

②H社区基本情况：通过询问了解到，患者所在的H社区环境卫生状况一般，但绿化较好，居民庭院中有较多花盆、水缸、坛子等积水容器，蚊幼虫孳生和成蚊较多。且其邻近的几个社区环境卫生基本情况大致与其相同。

③M区登革热疫情情况：经过进一步入户调查，在H社区又发现登革热确诊病例2例，发病时间分别为9月5日和9月9日。

H社区居民李某（63岁，退休人员）和妻子（60岁，退休人员）于8月20—30日随旅行团赴新加坡、马来西亚、泰国旅行，8月31日返回家中，自述旅行途中曾被蚊虫叮咬。9月5日，李某因发热、头痛、肌肉酸痛、全身乏力，曾去M区人民医院就诊，门诊测量体温38.9℃，血常规化验结果为：WBC 3.1×10^9/L，PLT 109×10^9/L，CRP 2mg/L。患者未向接诊医生主动说明东南亚地区旅居史，以“上呼吸道感染”治疗一周后痊愈。其妻在李某发病后4天，即9月9日也出现了轻微感冒症状，但未就医。对李某及其妻子采集血液标本进行检测，结果显示2人登革病毒核酸、NS1抗原、IgM、IgG均为阳性。

（2）参演单位集结

参演队伍于上午10点集结完毕，演练现场指挥向演练总指挥报告，请示启动演练。演练总指挥宣布演练开始。

演练总指挥宣布演练开始后，各演练队伍解散，按演练场景需求穿戴防护装备，进入演练现场。

8. 情景设计

（1）演练启动

地点：演练现场。

时间：10：00—10：10，共10分钟。

内容：各队伍准备完毕，演练总指挥宣布演练开始。

（2）现场演练

10：10—11：15，共65分钟。

表6-23　演练情景说明

项目	情景1	情景2	情景3	情景4	情景5	情景6	情景7
演练地点	模拟区应急指挥办	模拟市疾控中心	模拟市应急指挥办	模拟现场	模拟现场	模拟现场	模拟会议室
演练内容	接区人民医院电话报告，其接收了一名疑似登革热病例，实验室检测结果显示登革病毒核酸阳性、NS1抗原阳性，已经进行网络直报，现在病人正在隔离观察。	市疾控中心接到下级疾控部门报告，称该区人民医院接收了一例疑似登革热阳性患者，市疾控中心迅速召开紧急会议，处置此次登革热疫情。	事态进一步扩大，后续在H社区发现2例登革热阳性患者，市政府紧急召开应急工作会议，成立应急工作小组。	进行流行病学调查。	在现场范围内开展早期蚊媒密度评估，包括室内孳生地评估、室外孳生地评估和成蚊密度评估等内容，并对疫点的蚊媒情况进行综合评价。	紧急杀灭成蚊；指导镇街开展消杀工作，提供技术支持，并开展消杀后效果评价。	召开各部门的讨论会议，宣布登革热疫情应急处置结束。
受练人员	区疾控中心人员。	市疾控中心人员。	市人民政府、市卫生健康委员会、市疾控中心人员。	区疾控中心、社区卫生服务中心。	区疾控中心、社区卫生服务中心、街道办事处人员。	区疾控中心、社区卫生服务中心、街道办事处人员。	市人民政府、市卫生健康委员会、市疾控中心、区疾控中心人员。

续表

项目	情景1	情景2	情景3	情景4	情景5	情景6	情景7
演练时间	5分钟	5分钟	5分钟	15分钟	15分钟	10分钟	10分钟
备注	模拟	模拟	模拟	模拟、操作	模拟、操作	模拟、操作	模拟

（3）演练结束

时间：11：15—11：30。

内容：宣布演练结束，请专家点评和领导指示。

9. 演练流程

具体如表6-24所示。

表6-24 A市登革热疫情突发公共卫生事件联合应急演练脚本

序号	场景	场景内容	解说词
1	队伍集结（10分钟）	队伍按方案设定列队集合在主席台前。领导讲话。	主持人介绍演练背景、参演队伍和观摩嘉宾。
2	总指挥宣布演练开始(5分钟)	总指挥宣布演练开始。 现场指挥长：报告总指挥，A市登革热疫情应急演练准备工作就绪，队伍集合完毕，请指示！ 总指挥：演练开始！ 现场指挥长：是！ 现场指挥长（面向参演队伍）：请各参演单位按方案进行演练。 各演练组队员有序退场，准备演练。	演练组队员退场时播放背景音乐。
3	主持人介绍情景设置(5分钟)	主持人介绍情景设置。	9月21日，A市疾控中心收到本市M区疾控中心报告，该区人民医院接诊1例发热伴头痛、肌肉酸痛病例，血常规显示白细胞低，血小板降低，登革病毒核酸检测、NS1抗原检测阳性，院内专家会诊后确诊为“登革热临床诊断病例”，随即向区疾控中心报告。

续表

序号	场景	场景内容	解说词
4	M区疾控中心接报（3分钟） 背景板：接报室	M区人民医院：喂，你好，我是区人民医院公共卫生科的，现在有突发登革热疫情向你们报告。今天下午2：30，我院接收了一名疑似登革热阳性病例，实验室检测结果显示登革病毒核酸阳性、NS1抗原阳性，目前病人正在隔离治疗，我院已经启动登革热疫情应急预案，正在组织各部门按照预案要求开展应急处置工作。特此报告，请指示。 M区疾控中心：好的，请你们做好该病人的隔离救治、院感控制以及相关处置工作，并随时报告事件进展情况。我们会马上向市疾控中心报告这次事件的情况。 M区人民医院：好的。	以下场景为M区人民医院向区疾控报告。
5	市疾控中心接报（2分钟） 背景板：接报室	M区疾控中心：喂，你好，我是M区疾控中心传染病预防控制科的。我们刚刚接到本区人民医院报告，今天下午2：30，该院接收了一名疑似登革热阳性病例，其NS1抗原检测为阳性，我单位进行样本复核结果显示登革病毒核酸阳性，目前病人正在隔离，区人民医院已经启动登革热疫情应急预案，正在组织各部门按照预案要求开展应急处置工作。特此报告，请指示。 A市疾控中心：好的，请你们指导区人民医院尽力尽快做好该病人的隔离以及处置工作，尽快对该病人进行流行病学调查，指导街道办事处进行现场处置，在你单位介入疫情处置后 24 小时内将疫情调查处置的初步报告、流行病学个案调查表和《疫情现场防控工作方案》上报市疾控中心，并随时报告事件进展情况。指导医院在诊断登革热病例后24小时内按相关规范进行疫情的网络直报。 M区疾控中心：好的。	以下场景为区疾控向市疾控报告。
6	市疾控中心接到下级疾控中心报告，迅速召开紧急会议，处置此次登革热疫情(5分钟) 背景板：接报室	A市疾控中心负责人：传防部、消杀部，M区人民医院发现一例登革热阳性病例。请你们启动登革热疫情应急处置措施，结合事件实际特征，组织传染病防控、检验、健康教育、蚊媒消杀等专业人员前往现场，指导镇街做好疫情处置，其他人员待命。 A市疾控中心登革热组组长：收到指示。我中心将指导区疾控中心组成三个应急小分队，具体如下：第一小组对病例进行详细的流行病学调查。第二小组在现场范围内开展疫点入户调查评估和外环境蚊媒密度评估。第三小组负责成蚊灭杀和清理孳生地。 A市疾控中心负责人：好，同时结合事件的性质、波及范围、发病人数、事件原因、已采取的措施、事件的发展变化、事态评估等形成初次报告、进程报告上报给市卫健委。最后在确认事件终止后2周内，对事件的发生和处置情况进行总结，上报市卫健委。 A市疾控中心登革热组组长：好的。	【对白开始前】 与此同时，市卫生健康委员会通知市疾控中心立刻对此次登革热疫情展开调查，A市疾控中心接到指示后，中心的主管领导、传防部共同制订处置方案，并将相应的情况通知C区、D区及F区工作人员，做好调查处置工作。

续表

序号	场景	场景内容	解说词
7	市突发公共卫生事件应急指挥部紧急召开工作会议，成立应急工作小组（5分钟） 背景板：市突发公共卫生事件应急指挥部	市突发公共卫生事件应急指挥部：各位，上午好，21日下午我市M区人民医院收治了一名登革热阳性患者，后市、区疾控中心立即启动应急预案，在后续流调中又陆续发现2名阳性患者。 市疾控中心：出现第一例病例之后，我单位与辖区区疾控中心迅速成立应急小组并展开调查，在后续调查中陆续发现H社区登革热确诊病例2例，发病时间分别为9月5日和9月9日。 具体为：H社区居民李某（63岁，退休人员）和妻子（60岁，退休人员），二人于8月20—30日随旅行团赴新加坡、马来西亚、泰国旅行，8月31日返回家中，旅行途中曾被蚊虫叮咬，同一旅行团的其他游客均为M区居民。9月5日，李某因发热、头痛、肌肉酸痛、全身乏力，曾去M区人民医院就诊，在门诊测量体温为38.9℃，血常规化验结果为：WBC 3.1×10^9/L、PLT 109×10^9/L，CRP 2mg/L。患者未向接诊医生主动说明东南亚地区旅居史，以“上呼吸道感染”治疗一周后痊愈。其妻在李某发病后4天，即9月9日也出现了轻微感冒症状，但未就医。对李某及其妻子采集血液标本进行检测，结果显示2人登革病毒核酸、NS1抗原、IgM、IgG均为阳性。据此，我们判定此次为登革热暴发疫情，并与相关医疗机构、社区卫生服务中心、镇街办事处迅速进行应急处置，包括疫点的确认与处置前期准备、入户调查、病例搜索，在现场范围内开展早期蚊媒密度评估，对疫点的蚊媒情况进行综合评价，指导镇街开展消杀工作并提供技术支持，以及开展消杀后效果评价。目前尚未发现新的病例。 市人民医院：目前我院已经收治所有现症病例，并进行住院隔离和救治，暂未出现重症以及死亡病例。 市卫生健康委员会：好，第一，市疾控中心务必要求辖区疾控中心做好技术指导，根据事情的后续发展迅速开展后续应急处置和风险评估，判定疫点与疫区，并采取相应的措施；第二，医院要做好登革热病例的监测、诊断和报告工作，继续做好病例收治工作，并落实院感防控措施。若出现重症病例，应做好重症病例的诊疗和救治。	下面这个场景为市突发公共卫生事件应急指挥部召开紧急会议，介绍事件起因，听取各部门的处置意见，并对此次事件的处置作出指示。
8	区疾控中心奔赴现场进行流行病学调查（10分钟） 背景板：医院	A市应急小组第一分队：你好！我们是M区疾控中心的工作人员，这是我们的工作证，请问您是张某吗？ 张某：是的。 A市应急小组第一分队：据检测，现在确认您感染了登革热病毒，现在需要对您进行详细的流行病学调查，请您配合。 张某：好的。 A市应急小组第一分队：现需要您提供现住址、工作单位及地址、职业。近14天有没有离开过A市M区，有没有出境旅游经历？ 张某：好的。我48岁，私营业主，住在M区H社区11栋205室，工作地点也在这里。最近没离开过A市，工作和生活都是在H社区附近。 A市应急小组第一分队：现在需要了解您的发病情况和临床症状。有无在其他地方就诊？之前有无感染过登革热？发病前后在本地的主要活动情况如何？工作或生活的地方有无其他人员出现类似症状？	下面我们将看到的场景是A市应急小组兵分三路到达现场进行疫情处置。 【对白开始前】 现在我们看到的是A市应急小组第一分队，他们已经到达张某就医的隔离医院，对张某进行细致的流行病学调查。填写流行病学个案调查表，确认疫情并开展初步的病例搜索和健康观察，同时，根据情况落实病例隔离措施，指导医疗机构落实院感防控措施。

续表

序号	场景	场景内容	解说词
		张某：好的。 （具体问题见附件4“登革热/基孔肯雅热流行病学个案调查表”。） A市就急小组第一分队进行细致的流行病学调查。填写流行病学个案调查表，确认疫情并开展初步的病例搜索和健康观察，同时，根据实际情况落实病例隔离措施，指导医疗机构落实院感防控措施。同时确定疫点，并划分出核心区及警戒区。进行入户调查和病例搜索。	
9	区疾控中心及社区卫生服务中心在疫点范围内开展入户调查评估和外环境蚊媒评估，并对疫点的蚊媒情况进行综合评价(10分钟) 背景板：H社区	A市应急小组第二分队在现场范围内开展疫点入户调查评估及室外蚊媒评估，入户调查评估包括入户准备、健康宣教、病例搜索、孳生地检查清理和蚊媒评估与建议。	区疾控中心在疫点范围内开展入户调查评估和室外蚊媒评估，并对室内外蚊媒情况进行综合评价。他们派出了应急小组第二分队来到病例居住的小区，开展以下工作。 1. 室内蚊媒评估：现场在疫点内选择4个点（根据疫点的具体住户数量和分布，选择能代表疫点内不同的居民类型的点）开展入户调查，调查疫点内约100户居民，检查每一户室内所有积水容器及蚊幼虫孳生情况，常见蚊媒孳生地的识别和检查可参考《常见的登革热蚊媒孳生地》，每户调查蚊媒孳生地情况在《登革热/基孔肯雅热蚊媒孳生地调查表》上如实登记，之后对100户汇总登记《媒介伊蚊孳生地监测调查统计报表》，并计算布雷图指数、容器指数和房屋指数。 2. 室外蚊媒评估：现场调查疫点室外区域的蚊媒孳生情况，重点关注绿化带、天台、飘台、废弃房屋、垃圾堆、河涌、蓄水池和停车场等重点区域，登记《登革热/基孔肯雅热蚊媒孳生地调查表》后，采用标准间指数和成蚊密度两个指标评价室外蚊媒密度。 3. 现场监测后联合使用布雷图指数、容器指数、房屋指数、标准间指数和成蚊密度5个指标对疫点的蚊媒情况进行综合评估，并将此作为对疫点处置过程中蚊媒控制措施落实情况的评价标准。

续表

序号	场景	场景内容	解说词
10	应急小组第三分队指导区蚊媒应急队紧急杀灭成蚊；指导镇街开展消杀工作，提供技术支持，并开展消杀后效果评价（10分钟）背景板：H社区	应急小组第三分队根据疫点情况计算消杀面积，选择消杀器械与方法，并据此做好人力物力概算、责任分工和制订好工作计划；指导街镇消杀力量做好消杀前准备工作，明确消杀过程中应注意事项，并开展消杀后效果评价。	【疾控中心指导区蚊媒应急队进行杀灭成蚊操作】 1. 病例家及所在楼栋紧急杀灭成蚊 （1）范围：病例家及所在建筑体室内。 （2）器械和方法：使用超低容量喷雾机进行喷雾。 （3）处理时间：疫情介入24小时内，室内紧急灭蚊组（社区卫生服务中心人员××人和登革热防控专业队伍××人）对病例家庭所在楼栋建筑体进行室内成蚊灭杀。一般在早上7—10时和下午4—7时进行。 （4）注意事项：灭蚊前，居民需签署“消毒杀虫工作告知书”，如果居民拒绝入户，让其签字备案；如果家中无人，由居委会协助联系，48小时内约定再次入户。 2. 外环境紧急成蚊杀灭 （1）范围：核心区和警戒区。 （2）器械和方法：使用超低容量喷雾机进行喷雾。 （3）处理周期和时间：疫情介入处置3天内做到首次全覆盖，连续3次，此后经消毒站灭蚊效果评估，结合卫生部门蚊媒密度监测结果以及疫情进展情况确定灭蚊频次，若经3次灭蚊后成蚊密度达标，则灭蚊频次为每周1次；若不达标或出现续发病例，则继续采取每天灭蚊1次的措施，并积极查找成蚊超标的原因，直至疫情稳定。一般在每天早上7—10时和下午4—7时进行。

续表

序号	场景	场景内容	解说词
			（4）工作量及人力安排：外环境紧急灭蚊组（消毒站人员××人、责任主体单位所聘请的PCO公司人员××人，共××人组成），按各自职责分工，对核心区相应区域和警戒区相应区域进行外环境成蚊灭杀工作。消毒站要制订灭蚊工作计划，工作计划要根据疫点范围实际环境特点而制订，切勿照搬模板、纸上谈兵，可以参照“宝世佳洁灭蚊药1米/秒步速，10 000平方米/升，30 000平方米/人·机·小时，每半天工作2小时”的标准，根据各责任主体总工作量估算各责任主体每次需要出动人数、器械数、药物量等。 （5）注意事项：每次灭蚊要统一行动，由外往里包围式灭蚊，要求每次全覆盖，不留死角，每次开展灭蚊工作前要张贴灭蚊告示。
11	应急小组第三分队指导镇街清除孳生地（5分钟） 背景板：社区	街道要制订疫点孳生地清除工作计划，明确责任单位、责任人、责任片区工作任务，并对孳生地清除质量进行自评。	1. 入户调查与室内孳生地清除 （1）范围：核心区和警戒区。 （2）方法：对核心区和警戒区范围内的居民家进行全覆盖检查，事先登记造册，翻盘倒罐，倾倒积水，清除卫生死角，清运垃圾。挨家挨户上门为居民清查积水，清查一户标记一户，登记在孳生地调查台账中，当时无法入户的要重复上门直至入户为止，最终使所有住户全部清查完毕，入户时要重点注意对天台、楼梯间和卫生死角等地的积水进行清除；对不能处理的积水和水生植物投放灭蚊幼缓释剂。每次开展室内孳生地清除工作前必须张贴室内孳生地清除告知书，告知内容包括工作时间、责任人和联系方式。

续表

序号	场景	场景内容	解说词
			（3）处理周期：由核心区向警戒区推进处理，前期每天进行，直到所有住户全部清查一次，要求3天内全覆盖核心区，7天内将蚊媒密度降至安全水平。 （4）工作量和人力投入：街道孳生地清除工作计划要根据疫点范围环境特点、人群分布等实际情况制订，切勿照搬模板、纸上谈兵，可参照“每2人组成1组，100户/组·天”的标准，根据各责任主体总工作量，估算各责任主体每天出动的人力，具体将工作区域根据实际情况分片包干到个人，分片不能笼统地以方位划分，而应根据实际楼层特点、责任主体等情况进行分片包干。 2. 外环境孳生地清除 （1）范围：核心区和警戒区。 （2）方法：对疫点核心区、警戒区外环境孳生地摸底并逐一登记造册，现场能清理的积水立即清理，现场不能清理的要及时反馈给街道，街道立即督促相应主体落实清理，对未按要求落实者及时通报至爱卫办，由爱卫办协调其上级主管部门并限期整改，必要时采取处罚、停工停课等措施。 （3）处理周期：由核心区向警戒区推进处理，从疫情介入当天开始，前期每天进行，直到所有单位和公共外环境全部清查一次；要求3天内全覆盖核心区，7天内将蚊媒密度降至安全水平。 （4）工作量和人力投入：根据核心区、警戒区外环境（包括机团单位、工地、学校、商场、公园、医疗机构、市场、特种行业等）对各责任主体总工作量进行人力估算和分片安排。

续表

序号	场景	场景内容	解说词
12	本次登革热疫情事件的总结报告（5分钟）背景板：市应急指挥部	市应急指挥部：根据各部门的调查和处理情况，截至目前，在发现最后一例病例之后已经连续25天没有新增病例，布雷图指数连续两周维持在5以下，根据处置专家组意见，本次登革热疫情事件顺利解决，未对城区居民的生命健康造成更大影响。在这里，感谢各部门的相互配合，同时，各部门要认真总结，针对此次发生的事件，建立相关的预警方案，防患于未然。另外希望各部门加大对此类事件的应急演练，提高默契度和配合能力。	【对白开始前】 市卫生健康委员会、市疾控中心等部门的负责人召开会议通报处理情况，下面由领导对此次事件进行总结报告。
13	总指挥宣布演练结束（1分钟）	总指挥：此次突发事件集中指挥、多部门参与、多单位配合，在各方的努力下演练工作圆满完成。请参演单位集合，下面请专家对演练进行点评，大家欢迎！	
14	专家点评（**7分钟**）	专家点评。	下面是专家点评环节，请专家对演练活动进行点评。
15	领导讲话（4分钟）	领导讲话。	下面是领导讲话环节，有请领导！

◆附件1

入户评估要求

对每一户按照“登革热疫点处置指引”中入户评估的要求，完成下列工作内容。

1. 入户准备：佩戴工作证，准备规范入户信息登记表格、宣传物资、孳生地清理物资、个人防护物资等。

2. 入户健康宣教：说明入户目的、告知疫情、了解居民疫情知晓率和前期入户情况、开展登革热防控宣传并派发宣传物资等。

3. 入户病例搜索：登记常住人口数量、询问健康状况以及可疑病例的登记排查等。

4. 孳生地检查清理：对孳生地检查、信息登记、现场处置和拍照采样等。

入户工作完成后，提出蚊媒评估与建议，包括汇总计算室内蚊媒密度、发现存在的问题与提出针对性的建议等。

◆附件2

表 6–25　登革热 / 基孔肯雅热蚊媒孳生地调查表

监测时间：______年______月______日　　　地点：__________区__________街道__________社区

气温：______℃　　　风力：____级　　　晴□　多云□　阴□　雨□（在对应框内打钩）

环境类型：居民区□　机团单位□　公园或绿化带□　建筑工地□　特种行业□　（在对应框内打钩）

地点	标准间（户）数	阳性间（户）数	有无遮挡	1		2		3		4		5		6		7		8		9		10		11		12		13		14		15		16*		17*	
				水生植物		玻璃容器		陶瓷容器		金属容器		塑料容器		一次性容器		花盆		花盆托盘		水池		废轮胎		树洞竹筒		灰斗		搅拌机		地表小面积积水		建筑构件		其中废弃容器		其中闲置容器	
				数	+	数	+	数	+	数	+	数	+	数	+	数	+	数	+	数	+	数	+	数	+	数	+	数	+	数	+	数	+	数	+	数	+

注：①*为1至15项中符合废弃容器及闲置容器的容器数归类合计。

②非居民区（如机团单位等）记录标准间数，居民区记录户数。

③按是否有建筑物遮挡填写“有”或“无”。居民住户按有无遮挡分别记录各类积水数和阳性积水数。

◆附件3

表 6–26　媒介伊蚊孳生地监测调查统计报表（参考式样）

调查地点：__________　气温：最高____℃，最低____℃　晴□　多云□　阴□　雨□

日期	调查户数	阳性户数	永久型容器		暂时型容器		合计容器		指数		
			数	+	数	+	数	+	BI	CI	HI

注：1. “+”指有伊蚊幼虫孳生的容器数。
2. 布雷图指数（BI）=合计阳性容器数/调查户数×100%
容器指数（CI）=合计阳性容器数/合计容器数×100%
房屋指数（HI）=阳性户数/调查户数×100%

日期：____年____月____日　　调查单位：____________　　调查者：________

◆附件4

登革热/基孔肯雅热流行病学个案调查表

区（县级市）：__________　　国标码：□□□□□□　　病例编号：□□□□□

病例类型：______　（1）本地感染病例　（2）输入型病例

一、基本情况

（一）患者姓名：__________　联系电话：____________

（若患者年龄<14岁，则填家长姓名）

（二）性别：______　□男　□女

（三）年龄：______岁

（四）现住址：________省（自治区/直辖市）________市________县（市/区）________乡（镇/街道）________村（居委会）________________________________

（五）工作单位：____

（六）工作单位地址：________省（自治区/直辖市）________市________县（市/区）________乡（镇/街道）________村（居委会）________________________________

（七）职业类别：________

（1）幼托儿童　（2）散居儿童　（3）学生　（4）教师

（5）保育保姆　（6）饮食从业人员　（7）商业服务人民　（8）医务人员

（9）工人　（10）民工　（11）农民　（12）牧民

（13）渔民（船员）　（14）干部职员　（15）离退休人员　（16）待业人员

（17）其他__________

（八）若为输入型病例，请填写以下内容

1. 国籍：________

2. 从何处何时入境至本地：____

3. 感染地停留时间：______年____月____日至______年____月____日

4. 入境口岸：________________________

5. 入境原因：________________________

（1）旅游　（2）商贸往来　（3）劳务或工作　（4）留学

（5）探亲访友　（6）就医　（7）其他__________

6. 入境后到经地区及停留时间

地点1：______________；时间：______年____月____日至______年____月____日

地点2：______________；时间：______年____月____日至______年____月____日

地点3：______________；时间：______年____月____日至______年____月____日

地点4：______________；时间：______年____月____日至______年____月____日

7. 输入病例就诊类型：________

（1）有本市停留史病例（超过一天） （2）直接就诊或入院病例 （3）中转病例

二、发病与临床症状

（一）发病日期：________年______月______日

（二）首发症状：____

（三）相关症状体征：

1. 发热（38℃以上）：________ （1）有 （2）无 （3）不详

若有，时间：____月____日至____月____日，最高体温____℃，（若未检测，可不填）

2. 关节痛：________ （1）有 （2）无 （3）不详

若有，时间：______月______日至______月______日，主要累及的关节为（可多选）：______

①手腕 ②脚踝 ③脚趾 ④手指 ⑤膝 ⑥肘 ⑦肩关节 ⑧脊柱 ⑨其他

3. 皮疹：________ （1）有 （2）无 （3）不详

若有，则起止日期：______月______日至______月______日

皮疹类型：______ ①斑丘疹 ②麻疹样皮疹条/线状 ③猩红热样皮疹簇状 ④红斑疹 ⑤皮岛样表现 ⑥其他__________

皮疹部位（可多选）：______ ①全身 ②躯干 ③四肢 ④面部 ⑤其他________

4. 出血症状：______ （1）有 （2）无 （3）不详

若有，则起止日期：______月______日至______月______日

出血类型为（可多选）：________

①结膜出血 ②鼻出血 ③牙龈出血 ④咯血 ⑤呕血 ⑥便血 ⑦血尿 ⑧月经过多或经期过长 ⑨颅内出血 ⑩胸腹腔出血 ⑪其他________

5. 皮肤出血点：______ （1）有 （2）无 （3）不详

若有，则起止日期：______月______日至______月______日

出血点为：______ ①散在瘀点 ②瘀斑 ③紫癜 ④注射部位出血 ⑤其他______

6. 其他临床表现表（备注栏中应进一步详细说明）

表 6-27　其他临床表现

临床表现	有无（1.有　2.无）	起始时间（××月××日）	终止时间（××月××日）	备注
头痛				
结膜充血				
颜面潮红				
肌肉痛				
骨关节疼痛				
眼眶疼痛				
明显疲乏				
恶心呕吐				
腹痛腹泻				
精神症状				
休克表现				
肝大				
脾大				
淋巴结肿大				
退热期前后病情恶化				

三、就诊经过

表 6-28　就诊经过

就诊日期	就诊医院名称	就诊类型（1.门诊　2.住院）	门诊或住院号	门诊或住院日期	备注

四、既往史

（一）既往疾病：________

（1）糖尿病　（2）高血压　（3）慢性支气管炎　（4）肝炎　（5）胃炎

（6）甲亢　（7）肾病　（8）风湿病　（9）贫血　（10）G6PD缺乏症

（11）其他疾病　（12）无

（二）既往是否患过基孔肯雅热：______　（1）是　（2）否　（3）不详

若有，则发病时间：______年______月

（三）既往是否患过登革热：______ （1）是 （2）否 （3）不详

若有，则发病时间：______年______月

（四）既往是否患过乙型脑炎：______ （1）是 （2）否 （3）不详

若有，则发病时间：______年______月

（五）既往是否注射过以下疫苗：____ 若有注射，则注射时间：______年____月

（1）黄热病疫苗 （2）乙型脑炎疫苗 （3）未注射过以上两种疫苗

五、发病前后活动情况

（一）外出史

1. 发病前2周内有无外出（离开本区县及出境旅游）史：____ （1）有 （2）无

若无，则跳至“（二）发病前后在本地的活动情况”

若有，则地点1：____________；时间：______年___月___日至______年___月___日

地点2：____________；时间：______年___月___日至______年___月___日

地点3：____________；时间：______年___月___日至______年___月___日

返回时间（或入境时间）：______年______月______日

同行团队名称（或旅行社名称）：____________________________________

同行人员1姓名：__________ 电话：__________________ 健康状况：__________

同行人员2姓名：__________ 电话：__________________ 健康状况：__________

同行人员3姓名：__________ 电话：__________________ 健康状况：__________

同行人员4姓名：__________ 电话：__________________ 健康状况：__________

同行人员5姓名：__________ 电话：__________________ 健康状况：__________

2. 外出期间是否有蚊虫叮咬史：________ （1）是 （2）否

若是，则叮咬地点1：____________ 地点2：____________ 地点3：____________

（二）发病前后在本地的主要活动情况（应注明具体地点，备注栏进一步详细说明）

表6-29 发病前后在本地的主要活动情况

	时间	家中	工作单位	公园	运动场所	市场	学校	医院	其他	备注
发病第六日										
停留时间（小时）										
发病第五日										
停留时间（小时）										
发病第四日										
停留时间（小时）										
发病第三日										
停留时间（小时）										

续表

	时间	家中	工作单位	公园	运动场所	市场	学校	医院	其他	备注
发病第二日										
停留时间（小时）										
发病当日										
停留时间（小时）										
发病前一日										
停留时间（小时）										
发病前二日										
停留时间（小时）										
发病前三日										
停留时间（小时）										
发病前四日										
停留时间（小时）										
发病前五日										
停留时间（小时）										
发病前六日										
停留时间（小时）										
发病前七日										
停留时间（小时）										
发病前八日										
停留时间（小时）										
发病前九日										
停留时间（小时）										
发病前十日										
停留时间（小时）										
发病前十一日										
停留时间（小时）										
发病前十二日										
停留时间（小时）										
发病前十三日										
停留时间（小时）										
发病前十四日										
停留时间（小时）										
发病前十五日										
停留时间（小时）										

是否有蚊虫叮咬史：________ （1）是 （2）否

若是，则叮咬地点类型为：______ （1）室内叮咬（多） （2）室外叮咬（多）

叮咬地点1：______________ 地点2：______________ 地点3：______________

六、接触者健康状况

（一）有无家庭其他成员/接触者出现过类似症状：______ （1）有 （2）无 （3）不详

（二）家中人口数：______人，出现类似症状人数：______人

（三）工作单位所在部门人数：______人，出现类似症状人数：______人

请将出现类似症状的家庭成员或接触者的相关情况填入下表。

表 6-30 出现类似症状的人员信息

姓名	与患者的关系	年龄	性别	发病日期	就诊情况	采样日期	备注

七、住所（病家）环境相关因素

（一）防蚊设备（可多选）：__________

（1）蚊帐 （2）蚊香 （3）纱门或纱窗 （4）灭蚊剂 （5）其他

（二）积水容器类型（可多选）：__________

（1）花瓶 （2）瓦盆 （3）铁罐 （4）碗碟缸 （5）池塘 （6）树洞 （7）竹桩 （8）假山 （9）盆景 （10）其他

八、病例地理信息

（一）现住址：经度：__________ 纬度：__________ 定位精度：____________

（二）工作地址：经度：__________ 纬度：__________ 定位精度：__________

九、病例血常规、血清学、病原学检测及相关临床检查结果（未做者请在“备注”栏注明“未做”）

表6-31 病例血常规、血清学等检查结果

采样日期	送检日期	检测日期	检测单位	WBC（$\times 10^9$）	中性粒细胞（%）	淋巴细胞（%）	血小板计数（$\times 10^9$）	凝血时间	AST	IgM	IgG	备注

（一）红细胞比容：________ （1）正常 （2）异常 （3）未做此项检查

（二）脑脊液：__________ （1）正常 （2）异常 （3）未做此项检查

（三）肝功能：__________ （1）正常 （2）异常 （3）未做此项检查

（四）尿常规：__________ （1）正常 （2）异常 （3）未做此项检查

（五）束臂试验：________ （1）阳性 （2）阴性 （3）未做此项检查

十、临床诊断

1. 类型：________ （1）登革热 （2）登革出血热 （3）登革热休克综合征

2. 轻重型：________ （1）轻症登革热 （2）重症登革热

3. 其他疾病诊断（包括并发症）：______________________________

十一、其他需补充内容

调查地点：________________ 调查单位：____________________

调查者：________________ 调查日期：______年______月______日

（鲁影）

实例十：登革热疫情处置技能比赛演练

（一）演练概述

登革热是由携带登革病毒的蚊虫叮咬人类而传播的一种急性虫媒传染病。登革热患者一般会在感染后3～14天内发病，症状包括发热、头痛、肌肉痛和关节痛，也可能出现麻疹样皮疹或出血症状。少部分患者病情可进一步恶化，发展为低血压休克，出现登革出血热，危及生命。Z市曾发生过登革热通过白纹伊蚊（俗称“花斑蚊”）的叮咬而传播的事件。近年来，由于交通便利，Z市与东南亚等登革热疫区的人员往来日益频繁，登革病毒因而容易通过往来人员传入Z市，一旦传入Z市，一些蚊媒密度较高的区域，病毒可通过蚊虫叮咬而在Z市本地传播。

近年来，Z市每年均有本地登革热疫情出现，本次比赛演练以一宗本地登革热疫情为背景。在Z市M区某城中村设置模拟现场，根据背景信息设置医疗机构、机团单位、病家、病例所在小区等具体模拟场景，安排工作人员扮演输入病例及其相关亲友和共同暴露人员。以市疾控中心、街镇办事处、区疾控中心和相关社区卫生服务中心为考核对象，进行比赛演练，考查各区疾病预防控制中心对于登革热疫情防控相关知识的掌握程度，现场考核各区对于登革热疫情处置的快速响应能力和规范处置能力，以求进一步促进我市登革热疫情处置及时性、有效性和规范性的提升。

（二）比赛方案

1. 背景信息

近年来，Z市登革热突发公共卫生事件时有发生，为妥善处置Z市登革热突发公共卫生事件，全方位提高登革热突发公共卫生事件的应急处置能力，确保居民的生命健康安全，根据《G省登革热防控专业技术指南（2015年版）》《Z市登革热疫情处置指引（2016年版）》系列、《Z市登革热与基孔肯雅热监测方案（2012年版）》《Z市登革热防控工作方案（2015年版）》等有关文件，结合Z市市民实际情况，Z市卫生健康委员会、市疾控中心等部门拟开展一次登革热疫情处置技能比赛。

2. 比赛目的

通过本次比赛，考查各区疾病预防控制中心对于登革热防控相关知识的掌握程度，现场考核各区对于登革热疫情处置的快速响应能力和规范处置能力，进一步促进我市登革热疫情处置及时性、有效性和规范性的提升。

3. 比赛依据

《G省登革热防控专业技术指南（2015年版）》《Z市登革热疫情处置指引（2016年版）》系列、《Z市登革热与基孔肯雅热监测方案（2012年版）》《Z市登革热防控工作方案（2015年版）》等相关文件。

4. 比赛时间和地点

比赛时间：20××年6月××日。

地点：笔试地点和现场考核地点均在Z市疾病预防控制中心。

5. 参赛人员及评委

（1）参赛人员：各区疾病预防控制中心分别派出一支参赛队伍，每队共有参赛人员4人。

（2）评委：Z市疾控中心专家（4～5人）、省疾控中心和其他地市疾控中心专家（3～4人）。

6. 比赛方式

（1）笔试：占总成绩的30%。题目类型包括选择题、填空题与问答题。考试内容将根据登革热的相关规范、方案和指引，考查登革热防控相关的定义、处置规范和技术要点等。每队派2位队员参加闭卷笔试，取2人分数的平均分纳入总成绩。考试时间为60分钟。

（2）现场操作比赛：占总成绩的70%，考核时间限定每队30～60分钟。比赛形式设定为模拟登革热疫情处置现场，考查疫情处置相关内容，由评委根据完成情况评价打分。考试过程中，评委可随时提问，受试者需现场作答。

考查内容分2个考核模块，各区在比赛开始前随机抽取1个模块内容进行考查。每个模块设立2个考点，每队4人分为2组分别参加2个考点的考核。每个考点设置评委2人。考查中所需用到的表格、监测工具等由各区自行事先准备。

7. 比赛内容

以Z市M区某城中村发生一宗本地登革热疫情为本次比赛背景。比赛分2个模块。每个模块的基本信息和考核要求将提供给受试者，工作人员信息由工作人员和评委掌握，评分要点供评委参考。

（1）模块一：流行病学调查与病例搜索

①基本信息

6月8日，Z市某医院网络报告一例登革热疑似病例。病例信息如下：张某，男，30岁。现住址为Z市M区某城中村，职业为某公司财务。

6月2日上午，患者无明显诱因出现发热，伴全身疼痛、乏力、腹泻等症状，无皮疹；自行服用维生素C、氨咖黄敏胶囊予以退热治疗，但症状未见缓解。5日，因四肢出现皮疹，患者自认为是过敏，前往药店购买过敏药，服用后病情仍旧反复。6日早上，患者前往社区卫生服务中心就诊，接受输液治疗一天，经治疗后症状仍未缓解。7日，患者前往Z市某医院就诊，医院诊断为“发热待查，疑似登革热”，并采集患者血标本排查检测。医院建议患者入院治疗，但患者拒绝，就诊后离开。6月8日，检测结果为登革病毒NS1阳性、IgM阳性、IgG阴性，医院立即以疑似登革热病例进行网络报告。

②考核要求

a．请受试人员（2人）前往考点A（疑似病例家中）开展流行病学调查，要求细致全面了解病例的发病、就诊经过及流行病学史，初步判断病例的感染来源（本地或输入），并完整填写病例调查个案表。同时，根据病例情况落实病例居家隔离措施，开展可能的共同暴露人群的搜索和健康监测。

b．请受试人员（2人）前往考点B（社区卫生服务中心门诊部）了解病例的就诊经过，同时开展初步的病例搜索，并指导其开展病例应急监测、落实院感防控措施。

③工作人员信息

由工作人员A扮演疑似病例张某，工作人员B扮演其同事陈某，工作人员C扮演社区卫生服务中心医生黄某。

a．张某独自租住在M区某村某路2号304室，其上班地点在M区某地铁口附近一财务公司，平时早上8：30出门，独自步行上班，晚上6：30下班，午餐和晚餐均在公司附近快餐店解决。

b．最近一个月内，张某未离开过Z市。张某发病前两周因准备参加注册会计师考试，除上下班之外未前往其他地方，晚上和周末均在家中复习。只有5月24日晚曾和单位同事外出吃饭，吃饭地点为公司附近一湘菜馆，饭后一同前往附近一家KTV唱歌。参加的同事为部门8人中的7人，有1人（陈某，电话12354678890）因病（发烧）未参加。

同事陈某的情况：5月15—20日曾与男友前往泰国旅行，在泰国期间有蚊虫叮咬史。归国后22—24日正常上班，24日晚开始发烧，伴眼眶痛和乏力症状，25日因病请假。发病期间曾前往GS医院治疗，予以输液抗感染治疗，29日症状消失后上班。

c．患者所在楼宇共5层，一共有出租屋N间，租客共X人。房东自住在顶层。患者家中偶尔有蚊子出现，有叮咬史，备有电蚊拍。公司附近有数个在建工地。

d．患者目前仍有低烧，自行在家中居家休息。

e．社区卫生服务中心医生黄某提供患者基本就诊病程记录，并提供门诊最近2周工作日志，其中，某村某路4号401室中一名3岁男童6月7日出现发热乏力症状，并于当日前往社区卫生服务中心就诊。院感措施方面：现场布置一间隔离病房，并设置若干基础防蚊措施（不足之处备检），同时提供社区卫生服务中心的灭蚊周记记录本供检查。

④评分要点

评委根据上述背景资料和考核信息，结合下列评分要点，对受试人员的考核情况进行评分，并在备注中给出评分或扣分理由。考核过程中，评委可随时就考核相关内容对受试人员进行提问。

表6-32　考点A（40分）

评分要点	满分	得分	备注
完整、准确地填写个案调查表基本信息、临床信息、就诊经过和既往病史。	5		
掌握患者发病前后活动史、蚊虫叮咬史，重点要求掌握外出就餐活动史。建议评委要求受试对象判断病例感染来源。	10		
掌握患者8位同事的健康情况并登记造册，开展共同暴露人群的健康监测。	5		
主动致电联系患者同事陈某开展调查，掌握其发病情况以及活动史并安排排查检测。	10		
判断患者情况是否需要进行居家隔离（评委可提问），若需要，则指导患者进行居家隔离，并出具“登革热轻症患者居家隔离通知书”，告知居家隔离注意事项，并留下联系电话等。	10		
总分	40		

表6-33　考点B（30分）

评分要点	满分	得分	备注
了解患者在该社区卫生服务中心的就诊经过，掌握临床信息。	5		
开展初步的病例搜索：包括询问临床医生了解近期发热病例或皮疹病例的接诊情况，查阅门诊日志。重点要求在门诊日志中查出患者居住地附近的疑似病例，并登记信息，以开展进一步排查。	10		
指导医疗机构开展病例应急监测：要求医疗机构重点关注近期就诊的发热伴血小板减少、发热伴白细胞减少、发热伴皮疹等症状的病例，加强血常规检测，并对疑病例及时送检排查。（评委可要求受试人员明确监测病例的定义）	5		
指导医疗机构落实院感措施：现场检查门诊部是否设有符合规定的隔离留观室，现场检查是否落实灭蚊周记指导：是否安排专人执行灭蚊周记制度，周记填写是否规范。	10		
总分	30		

（2）模块二：早期蚊媒密度评估与建议

①背景信息与考核要求

a．6月8日，Z市某医院网络报告一例登革热疑似病例。病例信息如下：张某，男，30岁。现住址为Z市M区某城中村，职业为某公司财务。区疾控中心已完成初步的流行病学调查，并已划定疫点范围。

b．受试队伍4人分成2组，其中2名参赛人员组成入户评估组，前往考点C（病例公司所在楼宇）开展入户调查。现场有其他疾病预防工作人员4人，街镇居委工作人员6人，请受试人员现场根据疫点核心区平面图，选点分组开展室内蚊媒密度评估。受试人员进入模拟住户家中开展室内蚊媒评估，其他入户检查结果由考方提供（提供其他组的模拟入户结果供受试对象计算布雷图指数）。要求入户组在调查过程中应仔细调查住户家中的积水和阳性积水，并采用规范表格记录；入户过程中应开展健康教育和病例搜索，同时了解前期居委会工作人员的入户情况。

c．受试队伍派出另外2名参赛人员组成外环境评估组前往考点D（病例所在小区外环境）开展室外蚊媒评估，评估要求全面细致，查清全部积水和阳性积水并做好详细记录，同时应根据标准间指数的定义准确计算标准间数，根据成蚊密度监测的要求合理选择成蚊监测点。

d．两组评估人员在评估过程中应做好蚊媒孳生地的信息记录、拍照和采样。参赛队伍完成评估后应汇总入户和外环境评估数据，使用数据指标对疫点的蚊媒情况进行综合评价，并据此指出当前疫点在蚊媒密度控制方面存在的问题，给出下一阶段防控建议，并出具书面督导意见书。

②工作人员信息

a．由工作人员D扮演疫点范围内的居民李某。李某家中常住人口5人，6月7日，李某儿子曾发烧并在社区卫生服务中心就诊。昨晚村委工作人员曾开展宣传工作：敲门后在门外告知登革热疫情，并派送宣传折页和灭蚊片，未入户检查孳生地。在模拟居民家中布置若干积水和阳性积水。工作人员在受试对象入户时向其询问灭蚊片的用法。

b．由工作人员E扮演疫点村干部，陪同受试人员开展外环境巡查。在考点D布置三个外环境现场，分别为地面公共区域、天台和地下车库。上述考点均在考试前做好围蔽，并提供平面图，同时事先计算好标准间指数供考核校对。现场布置若干积水和孳生地。村干部简要介绍疫点当前孳生地清除和灭蚊情况，准备灭蚊周记待查，并在灭蚊周记中设置若干填写不规范之处。

③评分要点

评委根据上述背景资料和考核信息，结合下表中的评分要点，对受试人员的考核表现进行评分，并在备注中给出评分或扣分理由。考试过程中，评委可随时就考核相关内容对受试人员进行提问，并根据受试人员回答情况进行评分。

表6-34　考点C（30分）

评分要点	满分	得分	备注
入户调查时使用的表格是否符合规范，入户物资是否齐全。	5		
核心区入户的选点是否覆盖不同的居民类型、户的定义是否明确（评委可提问）。	5		
发现全部积水和阳性积水并予以清除，做好登记、拍照和采样。采样要求至少采集一份。	10		
开展健康教育：包括疫情告知、提醒自我防护和及时就医，并回答居民关于如何使用灭蚊片的问题。	5		
开展初步的病例搜索（评委可要求受试人员明确病例定义）：要求问出李某家中儿童的发病情况并登记，将信息转给社区卫生服务中心跟进采样排查。	5		
总分	30		

表6-35　考点D（30分）

评分要点	满分	得分	备注
公共区域的标准间计算和孳生地调查情况：根据标准间计算结果与标准答案的接近程度和孳生地的发现率评分。	5		
天台的标准间计算和孳生地调查情况：根据标准间计算结果与标准答案的接近程度和孳生地的发现率评分。	5		
地下车库的标准间计算和孳生地调查情况：根据标准间计算结果与标准答案的接近程度和孳生地的发现率评分。	5		
指导开展灭蚊周记，检查灭蚊周记开展情况和填写的不足，提出整改意见。	5		
明确成蚊监测的选点和方法，明确蚊媒评估开展的频率（评委提问）。	10		
总分	30		

（3）书面督导意见书的撰写（10分）

必须包含“蚊媒评估结果”“当前蚊媒防控措施存在的不足”和“下一步改进建议”三方面内容。要求措辞严谨规范，在完成考点C和考点D的现场考核之后立即汇总撰写，20分钟之内上交。

◆附件1

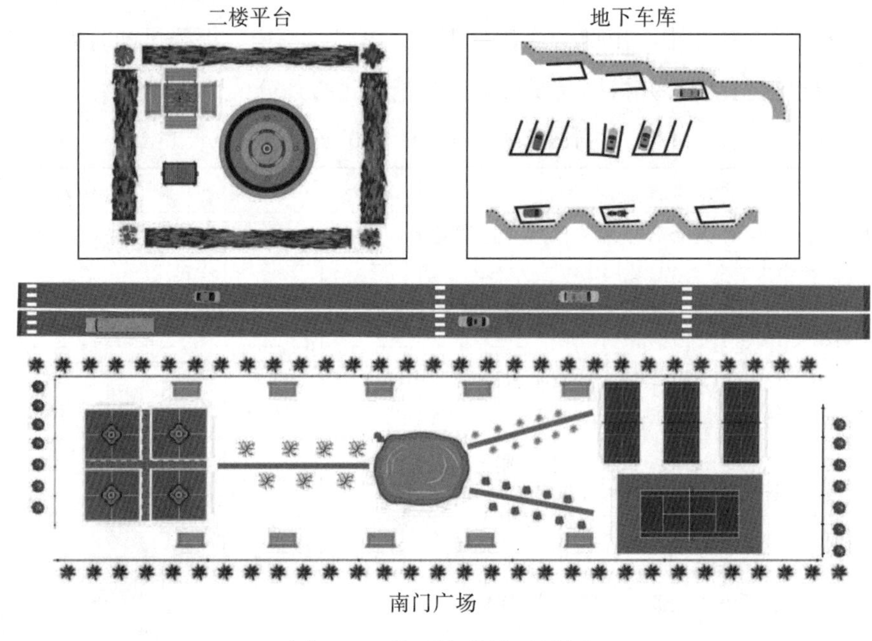

图 6-1　外环境考试区域图

◆附件2

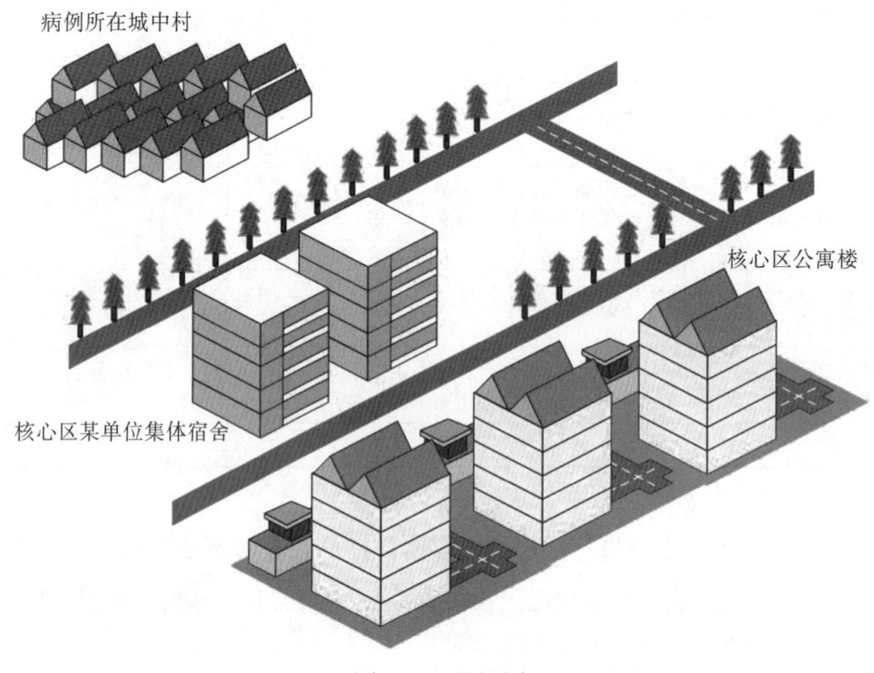

图 6-2　现场图

◆附件3

××区疾控中心登革热防控工作督导意见书

督导单位：　　　　　　　　　　　督导时间：

督导事由：

督导意见和建议：

1. 了解现阶段常态防控工作情况，并针对不足提出建议。

2. 检查《疫点处置工作方案》，查看是否已体现具体的工作任务及数量、时间进度、人力物力及器械药物投入需求概算等，是否已将责任分工细化到小组和个人。

3. 查看入户工作记录、灭蚊记录、宣传记录等工作资料。

4. 现场开展入户调查，了解入户率和入户质量，评估室内蚊媒密度，评价健康宣教和病例搜索的工作质量，针对不足提出建议。

5. 现场开展外环境巡查，现场调查疫点室外区域的蚊媒孳生情况，走访核心区和警戒区内的托幼机构、中小学、敬老院以及企业和工厂等集体单位，查找蚊媒孳生地，并检查灭蚊周记制度落实情况。通过外环境蚊媒密度的评估并查阅灭蚊工作记录，评价街道的灭蚊工作效果，并提出下一步灭蚊的重点和建议。

6. 了解医疗机构应急病例监测开展情况，提出监测建议。

疾控人员签名：

受检单位负责人签名：

（鲁影）

实例十一：人感染禽流感突发公共卫生事件联合应急处置演练

（一）演练概述

人感染禽流感是指禽流感病毒突破种属屏障所致的人类感染或疾病，属于人感染动物源性流感的一类，与暴露于禽类或被其污染的环境有关，涉及H5N1、H7N9、H5N6、H9N2等多种病毒亚型，部分亚型可导致人类患严重疾病甚至死亡，并且会造成一定规模的暴发。近年来，不断发生其他亚型从禽到人的跨种属传播偶发事件，如H10N3、H3N8等，可见禽间能感染人的流感病毒非常活跃。为全面提高防范和处置人感染禽流感事件的能力和水平，保证人感染禽流感疫情发生时能够迅速、高效、有序地进行应急处置，遏制疫情传播和扩散，最大限度减少疫情造成的危害和损失，保障人民身体健康与生命安全，特开展此项应急演练。本次演练以近10天内A市三个区相继各报告1例人感染禽流感病例为背景，通过视频展示和实时演练直播的方式展示A市X区病例的发现、报告、现场流调及近期全市人感染禽流感疫情的联防联控环节，检验市、区联防联控单位的应急处置能力。

（二）演练方案

1. 背景信息

近年来，H5N6、H9N2等亚型禽流感病毒感染人的事件时有发生，为全面提高防范和处置人感染禽流感事件的能力和水平，保证人感染禽流感疫情发生时，能够迅速、高效、有序地响应并进行应急处理，遏制疫情传播和扩散，最大限度减少疫情造成的危害和损失，保障人民的身体健康与生命安全，A市突发公共卫生事件应急指挥部拟开展一次人感染禽流感疫情联合应急处置演练。

2. 演练目的

模拟A市X区报告一例人感染禽流感病例，现场展示市、区联防联控单位对人感染禽流感病例的发现、报告、流行病学调查、溯源等过程，及该起疫情中禽类交易市场休市、督导等应急处置环节。

（1）检验卫生健康系统对人感染禽流感病例的发现、报告、流行病学调查及溯源等环节的应急处置水平和能力。

（2）检验农业农村部门在人感染禽流感疫情应急处置中对病例相关禽类应急监测和溯源的能力。

（3）检验市场监管部门、农业农村部门、卫生健康部门和城市管理综合执法部门在人感染禽流感疫情应急处置期间，对禽类交易市场落实“1110”措施的综合监管执法、督促市场开办方落实好休市各项工作的能力。

（4）检验A市人感染禽流感应急预案中各部门职责及Ⅲ级应急响应措施的科学性和全面性。

3. 演练依据

以《X省家禽经营管理办法》《X省活禽经营市场“1110”防控措施技术要求》《X省活禽经营市场临时性休市指导意见》《A市人感染禽流感应急预案》《A市人感染禽流感防控工作方案》等文件为依据，参照《人感染H7N9禽流感诊疗方案（2017年第一版）》《人感染H7N9禽流感疫情防控方案（第三版）》及相关技术文件，结合A市实际情况，按照“平战结合、快速反应，贴近实战、注重实效，突出重点、强化细节”的原则，制订本演练方案。

4. 演练时间和地点

（1）预拍摄时间：11月底前完成所有场景的拍摄。

（2）正式演练时间：12月10日9：00—12：00。

（3）主会场及观摩地点设在A市疾病预防控制中心。具体演练各场景地点安排如下。

①病例报告与流行病学调查：A市某人民医院。

②病家现场调查和消毒：A市疾病预防控制中心。

③禽类交易市场流行病学溯源、消毒：A市X区某肉菜市场。

④应急响应启动：A市疾病预防控制中心。

⑤禽类交易市场休市督导：A市X区某肉菜市场。

⑥风险研判与疫情终止：A市疾病预防控制中心。

5. 组织与职责

（1）领导小组

①总指挥：A市卫生健康委员会主任。

②副总指挥：A市卫生健康委员会应急处处长、A市疾病预防控制中心主任。

（2）导演组（4～6人）

A市疾控中心、A市某人民医院、A市动物卫生监督所、A市市场监管局等的相关人员。

职责：与各参演队伍衔接，协调各参演队伍，制订详细工作流程与演练脚本，合理规划设计演练场地。

（3）演练执行组（4～6人）

A市疾控中心、A市某人民医院、A市动物卫生监督所、A市市场监管局等的相关人员。

职责：演练诸环节参演人员的组织安排，演练程序设定、排练，演练效果评估。

（4）综合保障组（3～5人）

A市疾控中心、A市某人民医院、A市动物卫生监督所、A市X区市场监管局等的相关人员。

职责：各演练相关物资、耗材准备，场景搭建，等等。

（5）演练评估单位与点评专家

①评估单位

职责：拟定应急演练评估方案；现场演练的评估、技术支持，及时向领导小组、组织和策划小组反馈意见和提出建议；撰写演练总结报告；等等。

②点评专家

职责：对演练准备、组织和实施等方面进行全程和全方位的技术点评。

6. 观摩单位和人员

市卫生健康委员会、市市场监管局的相关领导；各区卫生健康局、疾控中心的分管领导与具体业务负责人；市疾控中心及市动物卫生监督所的相关人员，兄弟疾控中心的相关领导。

7. 演练内容

（1）演练方式

本次模拟演练采用视频展示和实时演练直播的方式进行。视频展示病例报告与流行病学调查、病家现场调查和消毒、应急响应启动和风险研判与疫情终止环节，实时演练直播展示禽类交易市场流行病学溯源、消毒及休市督导环节。

（2）演练背景

演练模拟A市X区居民何某因突发高热伴咳嗽、咳痰等症状，到社区医院就诊，经对症治疗后无明显效果，自觉气促、咳嗽加重。次日到A市某人民医院急诊科就诊，胸片显示患者肺部有大片阴影，血常规血白细胞水平下降，淋巴细胞水平升高，经专家组会诊，初步考虑为重症肺炎，病毒性肺炎可能性较大。医院将患者收院治疗，立即电话报告市疾控中心，并采集患者呼吸道标本送检，排查是否感染禽流感。

结合近10日内A市Y区和Z区相继各报告1例人感染禽流感病例的情况，A市、X区卫生健康部门、市场监管部门、城市管理综合执法部门、农业农村部门、疾控中心、某人民医院等单位对该起人感染禽流感事件联合开展应急处置工作。

（3）参演单位集结

演练队伍于12月10日10时集结完毕，演练现场指挥向演练总指挥报告，请示启动演练。

演练总指挥宣布演练开始后，各集结队伍解散，按演练场景需求更换服装和防护装备，进行视频展示和实时演练直播。

8. 情景设计

（1）演练启动

地点：演练现场。

时间：10：00—10：10，共10分钟。

内容：各队伍准备完毕，演练总指挥宣布演练开始。

（2）现场演练

时间：10：10—11：25，共75分钟。

表6-36　情景演练说明

项目	第一幕：病例报告与流行病学调查	第二幕：病家现场调查和消毒	第三幕：禽类交易市场流行病学溯源、消毒	第四幕：应急响应启动	第五幕：禽类交易市场休市督导	第六幕：风险研判与疫情终止
模拟地点	市某人民医院	市疾控中心	A市X区某肉菜市场	市疾控中心	A市X区某肉菜市场	市疾控中心
演练内容	病例就诊； 发热门诊医生接诊； 流行病学调查； 密切接触者医学观察	病家应急监测； 病家流行病学调查； 密切接触者医学观察； 病家消毒	调查溯源； 病例搜索，健康告知； 禽类和外环境采样； 禽类档口清洁消毒	启动Ⅲ级应急响应	禽类档口休市督导； 占道售卖活禽情况督导	联防联控会议讨论； 疫情终止
演练方式	视频展示	视频展示	实时演练直播+视频展示	视频展示+PPT	实时演练直播+视频展示	视频展示
参演单位	市某人民医院、市疾控中心、A市X区疾控中心	市疾控中心、A市X区疾控中心、YP街道社区卫生服务中心	市场监管部门、农业农村部门、疾控中心、YP街道社区卫生服务中心	市疾控中心	市场监管部门、城市管理综合执法部门、卫生健康部门、农业农村部门	市市场监管局、市城市管理综合执法局、市卫生健康委、市农业农村局、市某人民医院、市疾控中心
演练时间	20分钟	15分钟	15分钟	2分钟	15分钟	8分钟

（3）演练结束

时间：11：25—12：00，共35分钟。

内容：宣布演练结束，请专家点评和领导讲话。

9. 演练流程

具体见演练脚本。

表 6-37 A 市人感染禽流感突发公共卫生事件联合应急处置演练脚本

序号	演练内容		地点	参演人员、演练动作和对白	旁白
1	背景介绍		市疾控中心	演练背景信息	近年来，我国人感染禽流感病例时有报告。本次演练以近10天内A市三个区相继各报告1例人感染禽流感病例为背景。今天我们现场展示A市X区病例的发现、报告、现场流调及近期全市人感染禽流感疫情的联防联控环节。 演练模拟X区居民何某因突发高热伴咳嗽、咳痰等症状到社区医院就诊，经对症治疗后无明显效果，自觉气促、咳嗽加重。次日到A市某人民医院急诊科就诊，胸片显示患者肺部有大片阴影，血常规血白细胞水平下降，淋巴细胞水平升高，经专家组会诊，初步考虑为重症肺炎，病毒性肺炎可能性较大。医院将患者收院治疗，立即电话报告市疾控中心，并采集患者呼吸道标本送检，排查是否感染禽流感。
2	第一幕：病例报告与流行病学调查	环节1：病例就诊—预检分诊	A市某人民医院预检分诊点	参演人员：患者1人，患者父亲1人，某人民医院护士1人 【演练动作】患者（何某）在父亲的搀扶下来到医院预检分诊点，导诊护士（标准防护）接诊。 护士A：你好，请问你哪里不舒服？ 患者父亲：护士，他昨天开始发烧，咳嗽，有痰，今天还有点喘。 患者：是啊，好难受。（做咳嗽状，手捂胸口） 护士A：（从台面取出两个口罩和一个温度计），你们先把口罩戴上。（向着患者）请你测一下体温。（递过温度计） （镜头转向某人民医院门诊挂号处和预检分诊远镜头） 护士A：好了，时间到了。（患者取出温度计，护士看后放回并用酒精浸泡消毒）。体温39.5℃，我带你去发热门诊看看吧。 护士A引领患者及其家属到发热门诊就诊。	

续表

序号	演练内容		地点	参演人员、演练动作和对白	旁白
		环节2：发热门诊医生接诊	某人民医院发热门诊	参演人员：医生1人，护士2人，患者1人，患者父亲1人 护士A：李医生，有一个发热患者就诊，刚测量体温为39.5℃。 李医生：好的。（标准防护，示意患者坐下） 李医生：（看着患者问）你哪里不舒服？什么时候开始的？ 患者：（咳嗽……）发烧，咳嗽，有点喘，昨天开始的。 患者父亲：（补充）医生，他昨天开始高烧，还咳嗽，气喘。去家附近的社区医院看了，吃了退烧和止咳的药，没见好转。 李医生：我先检查一下。（用压舌板看咽喉，用听诊器听心肺）感觉胸口痛吗？ 患者：（点点头）痛。 李医生：（开血常规检查、X线胸片检查单）先做个血常规和胸片检查看看（递给家属），（对患者说）检查结束后你再回发热门诊等结果。 （镜头转向某人民医院采血中心、胸片检查室等） [片刻后，护士B（标准防护）把检查结果拿来交给李医生] 护士B：李医生，这是患者的血常规和胸片检查结果。 李医生：谢谢。（查看检查结果后，对患者说）你的血常规显示白细胞总数降低，胸片显示左下肺有大片阴影，考虑为肺炎，你是做什么工作的？近期去过哪些地方？ 患者：这两个月没做什么具体工作。两个月前做过一段时间的网约车司机。没有去过外地，一直在A市。 李医生：家里有没有养过鸡，或者近两周有没有去过菜市场？ 患者：没有。 李医生：有没有处理过活鸡或者生鸡肉？ 患者：没有。	

续表

序号	演练内容		地点	参演人员、演练动作和对白	旁白
				李医生：（转向家属）那家里有没有买活鸡自己处理过？ 患者父亲：没有，没有。医生，你快点给开点药吧，孩子咳得厉害。（患者咳嗽） 李医生：好的，（转向患者）需要再给你采一个咽拭子，因为现在是禽流感的高发期，所以要排查一下。 患者：好。 李医生：（转向护士B）你戴上N95口罩，给病人采一个咽拭子，马上送至市疾控中心排查人感染禽流感，我打电话跟医务科汇报一下。 护士B：要戴N95口罩？ 李医生：是的。现在是禽流感高发期，并且咱们市这几天已经报告了2例人感染禽流感病例，一定要做好防护。 护士B：好的。（护士B换上N95口罩对病人进行咽拭子采集，采集后将标本放置于标本架） 李医生：（对患者）考虑你的病情进展比较快，并且胸片显示有肺炎，所以我建议你现在入院治疗。（对护士B）你现在联系将标本尽快送到市疾控中心。 护士B：好的。 李医生：（打电话与医务科沟通）王科长，刚接诊了一个患者，根据临床症状和辅助检查结果，初步考虑为重症肺炎，病毒性肺炎可能性大。参照《人感染H7N9禽流感诊疗方案（2017年第1版）》，虽然暂时没有发现患者有明确的流行病学史，但结合当前正处于人禽流感高发期，且近期我市流感样病例增加明显，其他区报告了2例人感染禽流感病例，所以我已经采集患者咽拭子送市疾控中心，检测禽流感病毒核酸。也请王科长协调做好神经氨酸酶抑制剂的药物储备。	医务科王科长立即协调做好神经氨酸酶抑制剂的药物储备工作。随后李医生和市疾控中心取得电话联系，按照要求填写《人感染禽流感排查病例送检信息登记表》，并将标本送检。同时，将患者收院采取隔离治疗，给予神经氨酸酶抑制剂（达菲）抗病毒治疗。

续表

序号	演练内容		地点	参演人员、演练动作和对白	旁白
		环节3：流行病学调查	某人民医院ICU隔离病房、李医生办公室	参演人员：某人民医院医生1人，市疾控中心医生1人，X区疾控中心医生2人，家属1人 【演练动作】疾控中心医生（标准防护）携带流调物资进入某人民医院李医生办公室。 疾控中心医生A：李医生，你好。我们是A市和X区疾控中心的医生（出示工作证），我们来了解一下人感染禽流感患者何某的就诊经过。 李医生：你们好。患者病情进展迅速，双肺弥漫性渗出，双下肺实变，肺功能差，目前已在ICU隔离病房，现正对患者进行气管插管、呼吸机辅助通气。 疾控中心医生A：进展这么快！我们这位同事——刘医生跟你详细了解一下患者病情，并甄别医务人员中的密切接触者，采集咽拭子进行排查，然后要进行为期10天的医学观察。另外，还要重点检查咱们医院的院感防控。我们两个就重点对患者家属开展调查、信息登记和咽拭子采集。 李医生：好的。我跟刘医生具体对接一下。 （镜头转向某人民医院李医生和疾控中心刘医生，随后转向另外两位疾控医生对病人家属进行调查的场景） 疾控中心医生A：你好，我们是A市和X区疾控中心的医生（出示工作证），请问你是何某的父亲吗？ 患者父亲：对，我是何某的爸爸。 疾控中心医生A：我们想了解一下你儿子这次发病前后的具体情况。 患者父亲：（不耐烦状）情况已经跟李医生讲过了，你找他问问吧。我现在很累了，还得准备一些住院需要的东西。 疾控医生A：不会耽误你很长时间的。因为人感染禽流感是一种传染病，所以我们需要排查传染源，以免更多的人被感染。 患者父亲：传染病？	市疾控中心接到报告后，立即调查患者基本情况及发病就诊经过，并对标本开展检测。下午3点，实验室检出该患者H5N6禽流感病毒核酸阳性。 市疾控中心立即将患者信息及检测结果报告市卫生健康委员会，并电话通知报告某人民医院和X区疾控中心。提醒某人民医院做好院内感染控制和医护人员防护。市、区疾控中心兵分三路赶赴某人民医院、初诊社区医院、病家及相关禽类交易市场开展现场流行病学调查、密切接触者追踪、样品采集和病家消毒工作。 市、区疾控中心一队人员到某人民医院开展流行病学调查和标本采集工作。 疾控中心调查人员一行三人，一人通过接诊医生详细了解病人就诊经过，指导医院做好院感防控，另外两人对患者家属开展流行病学调查。

续表

序号	演练内容		地点	参演人员、演练动作和对白	旁白
				疾控中心医生A：是的。人类可能通过呼吸道传播或者接触被感染的禽类或禽类的分泌排泄物而感染禽流感，也可以通过接触被禽流感病毒污染的环境感染。所以我们现在需要调查了解你儿子这次得病有可能的感染源，及时消除感染源，以保护你们家人和更多人的健康和安全。 患者父亲：好吧，那你问吧。 疾控医生A：最近10天家里吃过鸡肉吗？ 患者父亲：没有。 疾控中心医生A：有没有买活禽或者生禽肉回来自己处理过？ 患者父亲：没有。最近半个月都没有。 疾控中心医生A：家里有没有人从事与禽类交易或者菜市场相关的工作？ 患者父亲：没有。 疾控中心医生A：家里一般谁负责买菜做饭？ 患者父亲：我爱人买菜做饭，都是在村里的菜市场买的。 疾控中心医生A：你儿子最近有没去过什么特别的地方？有没有可能接触过活禽？ 患者父亲：这个不了解。年轻人，成天跟一帮兄弟玩，天天凌晨两三点才回家，听他妈说一般睡到中午，有时候下午才醒。吃点饭，在家待一会儿，又出去跟兄弟朋友玩了。也不让我们问，哎……对了，发烧前一天，他开车跟几个堂兄弟去珠海、澳门那边儿玩了一天。 疾控中心医生A：近半个月，家里或者患者堂兄弟家里有没有其他人出现发热或者类似症状？ 患者父亲：我跟我爱人没有发烧。但是我爱人血压高，这几天也在这里住院。没听说家里其他人发烧。 疾控医生A：我们另外一组同事需要到您家里进行现场调查，并进行环境消毒，请您配合一下。	

续表

序号	演练内容		地点	参演人员、演练动作和对白	旁白
				患者父亲：家里没人在。我得在这里照看孩子，回不去，再说你们这样过去，邻居看见了多害怕，以后都得避着我们一家人了！ 疾控中心医生A：非常理解你的顾虑。请你放心，我们在调查和处理期间会保护你们的隐私，并尽量降低对周边邻居的影响。但是到你家进行调查和消毒是非常必要的。 患者父亲：（做犹豫状）你们开救护车过去吗？我儿子还没有结婚呢，开个救护车过去多晦气！ 疾控中心医生A：我们可以在村外或者村委就换车或者步行过去，你放心，你说的问题我们会尽量克服，但是当务之急就是要尽快到你家里进行现场调查和消毒，希望可以尽快明确感染途径，找到感染源，避免再有人被感染。 患者父亲：那……好吧。你们去吧，记得一定不要直接把救护车开到我家门口。其他事情到时候再说。 疾控中心医生A：谢谢你的配合。麻烦你联系一个亲戚或者邻居给我们开一下门。 患者父亲：好吧。我家地址是X区胜利路252号…… 疾控中心医生A：谢谢你的配合。我们现在还需要对你和你爱人采集一份咽拭子，排查人感染禽流感。检测结果出来后我们会及时反馈给你们。 患者父亲：好的。 （镜头转向疾控中心医生B，演示采集密切接触者患者父亲的咽拭子）	调查过程中，患者父亲担心邻居的想法，同时忙于照顾住院的儿子和妻子，不愿提供具体家庭住址，现场调查人员只能慢慢找突破口，通过介绍禽流感的危害和传染途径，让患者父亲放下戒备，配合调查。调查过程中，患者父亲一直否认患者和家里人员有禽类接触史。 疾控中心调查人员通过接诊医生和患者父亲对患者的基本情况、发病就诊经过、临床表现、实验室检查结果、诊断和转归情况、病例家庭及家居环境情况、暴露史、密切接触者情况等进行了详细的流行病学调查。同时，采集密切接触者的咽拭子，并指导医院每日采集患者上、下呼吸道标本和发病7天内急性期血清以及与急性期血清采集时间间隔2～4周的血清。

续表

序号	演练内容		地点	参演人员、演练动作和对白	旁白
3	第二幕：病家现场调查和消毒		市疾控中心	参演人员：区疾控中心医生1人，YP街道社区卫生服务中心医生1人，病家所在村村委1人，患者爷爷1人，患者大伯1人，患者伯母1人 【演练动作】村委带领疾控中心医生（标准防护）到患者家中进行调查和消毒。 疾控中心医生C：（对村委说）患者何某家有没有亲戚在一个村的？他爸爸要照顾他和他妈妈，没办法赶回来。 村委：有。何某爷爷和大伯家都住得不远。我联系他大伯吧。 疾控中心医生C：好的。暂时先别惊动何某爷爷，还不能确定他是否知道何某的病情。 村委：好的。（打电话给何某大伯）喂，老何，我是赵强，你侄子何某生病住院的事情知道吧？ 患者大伯：知道。刚刚我弟弟给我打电话了，说等会儿疾控中心的医生过来，让我配合一下。 村委：是的。现在我和疾控中心的医生已经到你弟弟家门口了。你过来一下吧。 （患者大伯、伯母到病家门口） 患者大伯：赵主任，你好。 村委：老何，这两位是疾控中心和社区卫生服务中心的医生，过来了解一些情况。 疾控中心医生C：（对患者大伯、伯母说）你们好，我们需要对家里和周边环境进行调查，并采集一些环境样本。 患者大伯：可以。不过因为事情发生得比较突然，我也没有我弟弟家的钥匙，比较麻烦。 疾控中心医生C：能征求你弟弟的意见，先行撬锁进行调查和消毒吗？现场调查结束后我们可以再给你们配一副新的锁，现在我们需要尽快查清感染途径。 患者伯母：这不太好吧！这要是撬锁进去了，万一以后家里有什么事情，我们说不清楚啊！	疾控中心另一组调查人员到患者首次就诊的社区医院开展调查，并甄别密切接触者，指导社区医院做好院感防控和终末消毒工作。通过与某人民医院现场调查的同事的沟通，了解了患者流行病学史，在得知病家具体地址后，立即赶往病家进行现场调查、采样和消毒工作。为了消除患者父亲的顾虑，调查人员把带有“疾病预防控制中心”字样的工作用车停到村委，步行至病家。

续表

序号	演练内容		地点	参演人员、演练动作和对白	旁白
				社卫医生D：我们可以先电话征求何某爸爸同意，并且现场也有村委的赵主任在。 患者伯母：他同意也不行，我们不好负这个责任的。 村委：要不这样吧，我打电话联系派出所，让派出所民警跟何某爸爸沟通，协助我们入户。 患者伯母：这样可以。必须有民警在场，要不然我们真的不方便，你们得理解。 疾控中心医生C：理解，也感谢你们的配合。另外，我们还想了解一下，患者家里或者这附近有没有邻居养鸡? 患者大伯：没有吧，没听谁说起过，也没留意有鸡叫声。 患者伯母：我怎么记得听过弟妹说养了鸡，还问我要不要呢？还是等会儿开门进去看看吧。 疾控中心医生C：你们家里或者患者爷爷家里养鸡吗? 患者伯母：没有。 疾控中心医生C：最近10天，家里经常来往的兄弟姐妹或者朋友有没有出现发热的? 患者伯母：没有听说。 疾控中心医生C：近10天内，你们一大家子聚过餐吗? 患者伯母：没有。平时大家忙工作，也没时间经常聚餐。 （镜头转向疾控医生在病家采样的场景） 疾控中心医生C：我们还想向患者爷爷再了解一下情况。不知道老人家是否知道孙子生病的事情? 患者大伯：我爸知道。我带你们过去吧。 疾控中心医生C：谢谢。 （镜头转向患者爷爷家，村委退场） 疾控中心医生C、社卫医生D：（对爷爷说）你好。 患者爷爷：你们好。辛苦你们了。 疾控中心医生C：应该的。我们还想向您再了解一下何某生病前有没有接触过禽类或者去过禽类市场。	在派出所民警和村委的协助下，疾控中心医生顺利进入病家开展现场调查。疾控中心医生巡查病家每一个角落，并对冰箱内壁、砧板、刀具、污物桶、厨房地面等进行涂抹采样，并到天台了解病家周边有无养鸡情况。为进行更细致的调查，疾控中心医生提出对患者爷爷也进行走访调查。

续表

序号	演练内容		地点	参演人员、演练动作和对白	旁白
				患者爷爷：这孩子，现在没上班，也没买过菜，应该没去过市场。 疾控中心医生C：刚才听何某伯母说，何某家可能养过鸡，不过刚才我们现场调查没有发现鸡圈。具体情况您了解吗？ 患者爷爷：养鸡？两三个月前的事情了吧。就买了几只，在天台养了一段时间，我还帮他们喂过鸡，不过很快就吃掉了。哦，对了，说起这个我想起来，前几天我让我二儿子，也就是何某爸爸，开车去买过几只活鸡。孩子说想吃鸡肉，我就让他爸爸去买了。 疾控中心医生C：（警觉状）买回来谁宰杀的啊？ 患者爷爷：我宰杀的。他们都忙。 疾控中心医生C：当时何某有帮忙吗？ 患者爷爷：没有。我做好才叫他出来吃的。 疾控中心医生C：何某当时在家？ 患者爷爷：在呢，就在对面屋里，我当时就在门口这里宰鸡，还看到他在玩手机。 疾控中心医生C：（警觉）哦！他休息的房间离你宰鸡的地方挺近的。 患者爷爷：对。孩子爸妈忙，他经常过来我这里吃饭，所以我给他留了个房间。 疾控中心医生C：何某爸爸开车去买的鸡？ 患者爷爷：对，就门口那辆。把鸡放在后备厢带回来的。 患者伯母：哎呀，那个车装过鸡啊？前天何某和我大儿子还开着去了珠海、澳门玩儿呢，有没有关系啊？ 疾控中心医生C：我们会对跟何某密切接触过的人采集咽拭子进行排查，并进行10天的医学观察，你放心。 社卫医生D：鸡肉还有剩余吗？	

续表

序号	演练内容		地点	参演人员、演练动作和对白	旁白
				患者爷爷：有。冰箱里还剩一点儿，打算留着周末给我小孙子吃的，他平时上学住校不回家。 社卫医生D：我们现在需要采集一些环境标本和冰箱剩余鸡肉的涂抹标本。 患者爷爷：好的。 （镜头转向疾控医生在病家采样的场景）	疾控中心现场调查医生心思缜密，不放过蛛丝马迹，在医院和病家的两组调查人员及时互通调查结果，相互印证，在与患者爷爷的谈话过程中发现了关键线索，确认患者存在活禽转运和宰杀现场的气溶胶暴露史。同时，又对患者经常逗留的生活环境（爷爷家）进行了采样，如冰箱、砧板、刀具、污物桶等，并对剩余生鸡进行涂抹采样。
4	第三幕：禽类交易市场流行病学溯源、消毒		X区某肉菜市场	参演人员：市场监管部门工作人员2人，区疾控中心医生1人，YP街道社区卫生服务中心医生1人，农业农村部门工作人员2人，市场管理人员和档口主各1人 物资：样品登记表、标本运输箱、N95口罩、连体防护服、鞋套、手套、医疗垃圾袋、病毒采样管、签字笔和记号笔等 拍摄疾控医生和农业农村部门工作人员到病例相关市场进行调查、采样、溯源和清洗消毒的场景。 【演练动作】市场监管部门工作人员：你好。我们是YP市场所的刘某某、王某某，近日A市报告了一例人感染禽流感病例，这个患者发病前在这里买过活鸡，根据市防控人感染禽流突发事件应急处置有关规定，我们要求你们市场所有活鸡不得擅自销售和运出市场，先配合市动监所和疾控部门做好鸡和环境的应急监测，对活鸡售卖区进行全面清洁消毒，请配合我们的工作，谢谢。 市场管理人员：好的。我们市场的禽类档口都在这个区域，一定配合你们的工作。 档口主：好的好的。	疾控中心、动监所工作人员到患者父亲购买活禽的肉菜市场进行病例搜索、应急监测、清洗消毒和禽类职业人群健康教育。 从市场管理人员处了解市场的规模，近期运货的货源、途径、数量，从业人员的健康状况、市场日常的运作等情况，就近一个月的死禽现象进行详细询问和记录。在市场方协助下，对禽类从业人员逐一登记造册，并进行健康宣教，嘱其出现发热（腋下体温≥37.5℃）及咳嗽等急性呼吸道感染症状时要及时就医，并主动告知医生禽类接触情况。 动监所采集活鸡泄殖腔涂抹标本，区疾控中心工作人员在外环境清洁消毒前采集外环境涂抹标本（包括禽类粪便、笼具、禽饮用水、污水、脱毛桶、砧板、刀具、运输车辆）进行应急监测。

续表

序号	演练内容		地点	参演人员、演练动作和对白	旁白
				农业农村部门工作人员：你好，我们是市动监所的工作人员。 疾控中心医生：我们是区疾控中心和社区卫生服务中心的工作人员。（出示证件）根据一例人感染禽流感病例调查，我们得知患者家人在患者发病前曾到你们这里买过活鸡。根据疫情防控的要求，我们需要对档口的环境进行采样检测，另外还需要了解一下你近期的健康状况。 农业农村部门工作人员：同时，我们也需要对档口的鸡进行采样检测，请你配合。 档口主：好的，你们采吧。 （市动监所和疾控部门工作人员分别开展应急监测采样。） 市场监管部门工作人员：采样后动监所和疾控部门的工作人员将指导你们对档口进行彻底的清洁和消毒，麻烦配合一下。 档口主：好的。 市动监所工作人员：你好。请问你近期从哪里进货？能给我看一下进货凭证吗？ 档口主：可以（出示进货凭证），我基本都是从江高批发市场进货的。 市动监所工作人员：每天进货和销售数量大概有多少？ 档口主：每天进货大概100只吧，基本可以卖完。 市动监所工作人员：你平时使用什么运输工具进货？ 档口主：我自己开面包车过去拉，把活鸡拉过来后，自己宰杀。 市动监所工作人员：如果偶尔当天没有卖完，剩下的鸡怎么处理？ 档口主：我都是宰杀了然后冷冻存放的。市场要求不能留活鸡在档口过夜。 市动监所工作人员：近一个月内有没有出现过鸡不明原因死亡的情况？ 档口主：当然没有。 疾控中心医生：请问你近10天内有没有出现过发热、咳嗽、咳痰等症状？ 档口主：没有。	

续表

序号	演练内容		地点	参演人员、演练动作和对白	旁白
				疾控中心医生：人感染禽流感是一种呼吸道传染病，发病患者常会出现发热、咳嗽、咳痰等症状，如果往后的10天内出现这些症状，一定要第一时间告诉社区医生，并及时就医，主动告知医生禽类接触情况。另外，我也会对你的信息登记造册，并每天通过电话了解你的健康情况，请你配合。 档口主：好的。 疾控中心医生：另外，为了更好地预防感染禽流感，你在日常工作中一定要穿戴好工作服、手套和口罩。 档口主：好的。 市动监所工作人员：我们已经采好样本，现在将对档口的鸡进行暂时封存。另外，你们要对档口环境进行彻底的清洁和消毒。 档口主：好的。我平时都洗得很干净，你看看。 市场监管部门工作人员：你们平时清洗和消毒的频率是怎样的？ 档口主：不是那个……那个“1110”嘛，我都是每天下班前清洗一遍，一个星期消毒一次，那不是（用手指），我就用市场发的高压水枪冲洗的，用旁边那个喷壶喷消毒水消毒的。 市场监管部门工作人员：你理解错了。我们是要求一天一清洗、消毒，一周做一次彻底的大扫除，清洗和消毒都要求彻底。 档口主：啊？这样啊。那我以后每天都清洗、消毒。 市场监管部门工作人员：有没有清洗、消毒记录？ 市场管理人员：有的有的，我们每天有人督促档口的人做的，这是记录，你看看。 市场监管部门工作人员：这记录里面包含了消毒时间、消毒所用药物名称、消毒人员和监督人员姓名，记录的项目还是比较完备的，不过，我看到缺少个别日期的记录，你看这里就少了两三天。	

续表

序号	演练内容		地点	参演人员、演练动作和对白	旁白
				市场管理人员：可能是监督人员没交接好。以后我们加强管理。 疾控中心医生：现在我们要再对档口进行一次彻底的清洗和消毒。 档口主：好的。 疾控中心医生：你先把档口内的粪便、鸡毛和下脚料什么的清理一下吧，装进垃圾袋。清扫粪便前先洒点消毒水，避免有扬尘。 市动监所工作人员：垃圾袋里面要加入消毒剂。 疾控中心医生：用高压水枪将笼具、案桌、脱毛桶、刀具、砧板、地面、下水沟渠和店面周边地面冲洗干净。要达到肉眼观察无血迹、鸡毛等异物，无粪便残留的标准。 市动监所工作人员：现在还要对清洗后的台面、地面、笼具等进行消毒，我们要求使用的是500mg/L浓度的含氯消毒剂。如果要用12.5%含氯消毒粉，用这个2克的量勺量取2克的漂白粉，加到500毫升的水中，搅拌均匀，正好是这个浓度。 档口主：好的，明白。我平时也是这么做的。 市动监所工作人员：平日你可以用喷壶喷洒，或者用布擦拭，或者拖地，让消毒水停留半小时再清洗一次就可以了。今天需要你进行一次全面的消毒。 档口主：好的好的。 市动监所工作人员（对市场管理人员）：把市场的消毒喷雾机拿过来，我们指导档口主做一次全面的消毒。 市场管理人员：好的。 疾控中心医生：另外，你们运输活禽的车也要进行清洗和消毒。 档口主：好好，没问题。 市动监所工作人员：这个是12.5%含氯消毒粉，1袋20克，加入10斤水，也就是5升水中，正好配成浓度是500mg/L的含氯消毒剂。（档口主按要求操作）对档口内所有的物体表面都进行喷洒消毒。	市场监管部门同市动监所和疾控部门工作人员指导市场方和档口主将档口内外禽类粪便、鸡毛和下脚料等垃圾污物清除干净，用垃圾袋将垃圾污染物密封，并加入消毒剂。使用高压水枪将笼具、案桌、脱毛桶、刀具、砧板、地面、下水沟渠和店面周边地面冲洗干净。（要求达到肉眼观察无鸡毛、血迹等异物，无残留粪便的标准）然后消杀人员使用超低容量喷雾机用500mg/L的含氯消毒剂对档口进行喷洒消毒，作用时间至少半小时。

续表

序号	演练内容		地点	参演人员、演练动作和对白	旁白
5	第四幕：应急响应启动		市疾控中心	PPT展示+医生网络报告场景+专家评估场景。	结合流行病学调查结果、临床症状及实验室检测结果，市疾控中心判定何某为人感染H5N6禽流感病例，加之之前10天内Y区和Z区也各报告1例人感染H5N6禽流感病例，达到10天内3个行政区均报告人感染禽流感病例的条件。市疾控中心及时将结果报告市卫生健康委员会，通知市某人民医院立即在传染病报告信息管理系统进行网络报告，X区疾控中心在突发公共卫生事件管理信息系统进行网络报告，并根据事件进展及时进行进程报告和结案报告。 市突发公共卫生事件应急指挥部组织专家进行综合评估，专家评估认为，在10天内，A市X区、Y区和Z区3个区报告人感染H5N6禽流感病例，按照《A市人感染禽流感应急预案（2018版）》，已达到较大人感染禽流感疫情标准，故向市指挥部提出启动III级应急响应的建议。市指挥部宣布启动III级应急响应，并根据《X省活禽经营市场临时性休市指导意见》组织实施全市禽类交易市场21天临时性休市。
6	第五幕：禽类交易市场休市督导		X区某肉菜交易市场	参演人员：市场监管部门和城市管理综合执法部门工作人员各2人；农业农村部门和卫生健康部门工作人员各1人；市场管理人员、禽类档口主、售卖活禽流动摊贩各1人 督导环节情形1 市场监管部门工作人员发现一档口休市前没有做好清洁消毒，现场可看到很多鸡毛、鸡粪等，另外，档口主也没有按照要求做到零存栏。现场通知档口主回来进行彻底清洁，并立即限制活禽移动并要求档口主宰杀。档口主不想回市场处理，借口说已经在回老家的路上。	活禽交易市场休市期间，要求全市活禽零售市场和没有设置活禽代宰区的活禽批发市场停止活禽交易，清空存栏，对经营场所、笼具、宰杀器具和档口等进行冲洗清洁、消毒。休市期间，卫生健康委员会、市场监管局、农业农村局及城市管理和综合执法局联防联控部门组成联合督导组，对活禽交易市场休市情况进行定期和不定期督导检查，疾控部门和动物卫生监督所进行休市评估。

续表

序号	演练内容		地点	参演人员、演练动作和对白	旁白
				【演练动作】市场监管部门工作人员：张场长，怎么这个档口还有活鸡，零存栏制度你们有没有落实啊，休市前，你们检查了没有？ 市场管理人员：检查了呀。 市场监管部门工作人员：那怎么还有鸡叫呢，你打开档口门，我们要再核查一下。 （市场管理员配合打开门） 市场监管部门工作人员：你看，档口内有2只活鸡，档口内也没清洗，满地都是鸡毛、鸡粪，你马上打电话，让档口主回来，把活鸡给宰了，活鸡不得运出市场。 市场管理人员：（做打电话状）陈某某，你怎么搞的，昨天不是告诉你了吗，要落实防控禽流感制度，你怎么没有打扫好卫生，到处是鸡毛、鸡粪，今天上面领导来检查了，你赶快回来，把档口内卫生彻底给我搞干净，把活鸡膛了，所有活鸡不能出市场！ 档口主陈某某：张场长，我现在不方便，已经在回老家的路上了。 市场管理人员：（打电话说）你骗谁呢，今早我还看到你呢，你马上赶回来！ 市场监管部门工作人员：（接过市场管理人员的电话讲）陈某某，我是YP市场所王某某，你抓紧时间回来对档口彻底进行清洗消毒，把活鸡宰杀了，如果你不落实，我们将依法对你的违法行为进行立案查处，如果真立案了，罚款力度挺大的，请您配合，谢谢！ 档口主陈某某：行，行，我马上回来！	联合督导组到活禽交易市场进行休市督导，在某市场活禽交易档口发现清洁不彻底情况，肉眼可见残留鸡毛等污物，并看到档口的角落处有两笼活禽存栏。
				市场监管部门工作人员：张场长，因为该档口未落实“1110”禽流感疫情防控措施，我们将依法对你们市场和该档口主下达责令整改通知，如果还不改正，我们就公事公办、立案查处了。 市场管理人员：好好好，我们马上改，马上改。	档口主赶回档口，在督导人员督导下，市场管理人员和档口主再次彻底对档口进行清洁、消毒，并将存栏活禽处理妥当。督导组随后对市场周边人流量较大的主要走道进行巡防，发现有一流动摊贩售卖活禽。

续表

序号	演练内容		地点	参演人员、演练动作和对白	旁白
				督导环节情形2 市场周边发现一流动摊贩售卖活禽。处置过程体现出城管执法人员文明执法、依法执法的特点。（备注：城管执法人员教育劝离流动商贩后，要安排其他部门执法人员对活禽是否有动物检疫合格证明进行检查或者采取其他活禽处置方式） 执法人员：您好！我是X区城市管理和综合执法局的执法人员×××，工号×××××××××。根据《A市市容环境卫生管理规定》第二十四条第一款的规定，任何人不得占用公共场所设摊经营、兜售物品，请即刻整改，马上离开。 流动商贩：好的，好的，我马上离开。 执法人员：如果我们再次巡查发现您回来继续占道摆卖，将依据《A市市容环境卫生管理规定》对您处以五十元以上二百元以下的罚款。 流动商贩：明白，我不摆了。	
7	第六幕：风险研判与疫情终止		市疾控中心	参演人员：市卫生健康委员会、市市场监管局、市农业农村局、市城市管理和综合执法局、市某人民医院、市疾控中心工作人员各1人 市某人民医院工作人员：收治人感染H5N6禽流感病例后，我院加强病例救治，及时给予病例神经氨酸酶抑制剂治疗，并在市卫生健康委员会的组织下，组织多医院多学科专家会诊，及时调整治疗方案，全力做好病例救治工作。目前我院收治的患者病情稳定，已解除隔离，转回普通病房。另外，我院加强院感防控，并组织院内培训，要求门诊急诊科医生对流感样病例重点询问禽类接触史，一旦发现人感染禽流感疑似病例，立即采样送检，并及时给予患者神经氨酸酶抑制剂治疗。	

续表

序号	演练内容		地点	参演人员、演练动作和对白	旁白
				市疾控中心工作人员：疫情发生后，疾控部门按照人感染禽流感防控方案和应急预案落实现场流行病学调查、疫点处置、密切接触者医学观察、样品采集检测工作，加强疫情和舆情监测，并对全市二级以上医疗机构、各区疾控机构和社区卫生服务中心开展培训，加强重症肺炎和流感样病例强化应急监测，定期进行疫情分析评估，提出防控措施和建议。3名患者解除隔离10天后无新发病例出现。疫情已经结束，建议终止响应。 活禽交易市场休市期间，全市未发生禽流感疫情，疫情关联的活禽交易市场外环境样本中未检出H5N6病毒核酸阳性，活禽市场外环境禽流感病毒污染率降至较低水平。 市市场监管局相关负责人：疫情发生后，我局牵头会同农业农村、卫生健康、城管部门强化对活禽交易市场落实“1110”措施的综合监管执法，督促市场开办方落实好休市各项工作，依法依规查处活禽交易市场清洁不彻底、未零存栏、活禽经营限制区内的市场违法违规销售活禽行为，并加强对人感染禽流感应急处置相关药品、医疗器械的质量监督，加强对餐饮单位的督导，落实其禽类产品的采购和加工要求，加强对生鲜及禽类产品进入批发、零售市场或生产加工企业后的质量安全监督管理。 市农业农村局相关负责人：疫情发生后，我局加强动物疫病监测，对疫情涉及的活禽交易市场开展活禽感染病毒应急监测，加强与卫生健康、城管等部门的信息互通，负责组织动物接种防疫疫苗、应急物资储备及相关技术培训，督促指导家禽养殖场落实动物疫病防控措施，指导动物养殖、屠宰环节的消毒灭源。休市期间，我市未报告禽类禽流感疫情，禽类病毒感染监测也未发现阳性。	截至目前，3名患者均解除隔离满10天，且全市活禽交易市场休市满21天，市卫生健康委员会组织市场监管局、农业农村局、城市管理和综合执法局联防联控部门和市某人民医院、疾控中心专家对终止应急响应和恢复活禽交易进行评估。

续表

序号	演练内容		地点	参演人员、演练动作和对白	旁白
				市城市管理综合执法局相关负责人：活禽交易市场休市期间，我局加强督导，依法查处占用道路、桥梁、人行天桥、地下通道等公共场所饲养、交易家禽的行为，做好禽畜、野生动物尸体的收集、运输和无害化处理。 市卫生健康委员会相关负责人：疫情发生后，卫生健康部门按人感染禽流感防控方案和应急预案落实现场流行病学调查、疫点处置、密切接触者医学观察、样品采集、病例救治，加强重症肺炎和流感样病例强化应急监测；狠抓落实“四早”措施，实行人感染禽流感疫情周报制度，并定期进行疫情分析评估，提出防控措施和建议；按照“四集中”原则，组织专家会诊，指导医院全力做好病人接诊、救治、院内感染控制等工作；加强对医疗卫生机构的监督。	此次疫情发生后，市卫生健康、市场监管、农业农村及城市管理和综合执法等各联防联控部门快速响应，有效沟通，联合防控。目前3例病例均解除隔离满10天，无新发病例出现，满足解除应急响应条件。另外，活禽交易市场休市21天内全市未发生禽流感疫情和家禽疫情，疫情关联的市场未检出H5N6病毒核酸阳性。 评估显示，活禽交易市场休市期间外环境禽流感病毒污染率降至较低水平，满足恢复活禽交易的条件。市突发公共卫生事件应急指挥部办公室向市指挥部提出结束应急响应和恢复活禽市场交易的申请。 市突发公共卫生事件应急指挥部宣布解除Ⅲ级应急响应。市疾控中心进行突发公共卫生事件结案报告。
8	专家点评			PPT展示点评专家姓名	下面请专家点评（每位专家点评10分钟）。
9	领导总结讲话			PPT展示领导姓名	下面请领导讲话。
10	演练结束，合照，退场			演练结束，各单位领导、嘉宾和全体参演人员合影。	演练到此结束，谢谢大家。请各位领导、嘉宾上台与参演人员合影留念。谢谢！

（马蒙蒙、刘艳慧）

实例十二：诺如病毒感染暴发疫情流行病学调查及处置演练

（一）演练概述

诺如病毒具有高度传染性，且传播速度快，是全球急性胃肠炎散发病例和暴发疫情的主要致病原，疾病负担重。A市每年均有诺如病毒感染暴发疫情，主要集中在学校、托幼机构和医疗机构等人员密集场所。为做好A市诺如病毒感染疫情防控工作，不断提高A市公共卫生应急专业人员和社区公共卫生服务人员应对胃肠道传染病突发公共卫生事件的处置能力，最大限度地预防和减少突发公共卫生事件及其造成的损害，拟开展此项应急演练。本次演练以某高校出现食源性传播引起的诺如病毒感染暴发疫情为背景，通过应急响应、病例流调、隔离场所消毒、食品卫生学调查、防控措施制订等各科目模拟实操演练，以提升应急队员应急响应、现场调查、疫情处置和研判的综合能力。

（二）演练方案

1. 演练背景

近年来，A市每年均有诺如病毒感染暴发疫情，为做好A市诺如病毒感染疫情防控工作，不断提高A市卫生应急专业人员和社区公共卫生服务人员应对胃肠道传染病突发公共卫生事件的处置能力和综合素质，最大限度地降低疫情危害，保障公众的身体健康和生命安全，维护社会正常秩序，A市卫健委决定组织市、区疾控部门开展一次诺如病毒感染暴发疫情应急演练。为此，特制订本方案。

2. 演练目的

（1）检验A市应急队员在诺如病毒感染暴发疫情应急处置工作中应急响应、流行病学调查、现场处置、疫情分析研判四个方面的综合能力。

（2）组织专家对此次应急演练进行全方位综合评估，发现不足并及时予以调整，切实提高应急队伍的应急处置能力和组织协调能力。

（3）强化应急队员实战意识，确保同类事件发生后调查处置工作能够迅速、准确、高效、有序地开展，从而保障人民群众身体健康和生命安全，维护社会稳定。

3. 演练时间和地点

演练时间：11月6日15：00—17:00。

演练地点：A市疾控中心综合报告厅。

4. 组织与职责

（1）成立演练工作筹备领导小组，加强组织领导。

组长：A市疾控中心主任。

成员：A市疾控中心传防部部长、C区疾控中心传防科科长。

（2）设立演练现场指挥部，负责演练的总指挥工作。

总指挥：A市卫生健康委员会主任。

演练执行指挥：A市疾控中心主任。

副总指挥：A市疾控中心传防部部长。

（3）现场指挥部下设3个工作组，具体负责演练方案制订、活动策划、组织协调、后勤保障和技术点评等工作。

①组织策划和协调组（3～4人）

成员：A市疾控中心、C区疾控中心工作人员。

职责：编制演练方案和脚本，演练现场组织、协调、指挥、调度，统一汇总各演练队伍情况，掌握演练总体进度安排。

②演练执行组（10～13人）

成员：A市疾控中心、C区疾控中心工作人员。

职责：演练诸环节参演人员组织安排，演练程序设定、排练，演练效果评估。

③后勤保障和信息组（3～5人）

职责：活动会务后勤保障、场地布置、车辆派遣及安全保障、通信联络、录像及摄影；演习协调、统筹督促各部门工作、演练文字图片新闻。

5. 演练评估单位与点评专家

（1）评估单位

职责：对演练准备、组织和实施等方面进行全程、全方位的技术点评。

（2）点评专家

职责：拟定应急演练评估方案；负责现场演练的评估、技术支持，并及时向领导小组、组织和策划小组反馈意见和建议；撰写演练总结报告；等等。

6. 观摩单位和人员

A市教育局、A市市场监督管理局、A市各区卫生健康局、疾控中心分管领导与具体业务负责人、兄弟疾控中心相关领导。

（三）演练场景设计

1. 演练背景

（1）11月6日12时，A市疾控中心接到该市C区疾病预防控制中心电话报告，称辖区TJ大学11月4日起胃肠病患者明显增多，仅11月5日夜诊的“腹泻、呕吐”病例就多达51例，请求市疾控中心提供技术支援。C区疾控中心6日上午对接诊医生进行了现场访谈。接诊医生表示，病例的临床表现以呕吐为主，严重者每天呕吐超30次，部分患者伴有腹泻症状，每天约2～3次，大便为稀便，少数患者伴有低烧症状。血常规检查显示，部分病例白细胞水平降低，其他未见异常。校医院诊断为“急性胃肠炎”。接报后，市、区疾控中心前往TJ大学开展现场应急调查并采取疫情控制措施。

（2）经市、区联合调查队联合工作，判定本起疫情为一起食源性传播引起的诺如病毒感染暴发疫情，现场采取了病例隔离、环境消毒、食品安全管理等措施，之后该起疫情连续3天新增病例数恢复到学校基线水平，疫情顺利结束，未出现重大事件。

2. 演练方式

本次演练由参演队伍现场实操，以专人讲解与实战演练相结合的方式进行。

3. 演练科目

科目一：应急响应和集结。

考核点：信息上报、应急队伍集结、流调队伍建设及物资保障等情况。

科目二：学校一般情况调查。

考核点：主要收集涉疫单位相关信息，包括人员情况、布局、餐食及水供应情况。

科目三：现场流行病学调查。

考核点：考核重点病例的流行病学调查、关键信息获取等工作。

科目四：现场消毒。

考核点：根据流行病学调查信息，开展隔离场所消毒工作，重点考核消毒剂的选择、消毒频率及具体消毒工作流程。

科目五：食品卫生情况调查及采样。

考核点：食品卫生调查重点（供餐方式、食堂环境卫生状况、厨工个人卫生等）、采样的数量、种类及采样方法。

科目六：防控措施制订及疫情研判。

考核点：结合流行病学调查情况，初步开展风险研判，制订防控措施，并进行信息报送。

（四）演练流程

1. 演练准备

演练队伍做好演练全流程准备。

2. 演练启动

接到演练开始指令后，立即启动演练。

3. 演练展开

参演队伍按照演练顺序进行现场操作。

4. 专家点评

由省、市疫情防控专家对演练进行点评。

5. 领导总结讲话

A市诺如病毒感染暴发疫情流行病学调查及处置演练脚本

演练时间：11月6日15：00—17：00

演练地点：A区疾控中心综合报告厅

主办单位：A市卫生健康委员会

参演单位：A市疾控中心、A市C区疾控中心

承办单位：A市疾控中心

表 6-38　A 市诺如病毒感染暴发疫情流行病学调查及处置演练脚本

序号	解说词（旁白/主持词）	参演台词	演练动作
1	开幕式		
2	背景音乐	参演单位、观摩单位人员签到，到指定位置就座。 总导演、导调、保障人员、道具、设备到位，通信测试就绪。	屏幕展示演练方案首页
3	【导调】 请各位领导、专家前排就座。	活动开始前5分钟，领导与专家前排就座。	屏幕展示演练方案首页
4	【导调】 尊敬的各位领导、各位专家，大家下午好！ 目前正值诺如病毒感染的流行期，为了进一步完善诺如病毒感染暴发疫情流行病学调查机制，检验流行病学调查应急响应、现场调查、食品卫生调查及风险研判等流程，提升全市诺如病毒感染暴发疫情流行病学调查能力和疫情应急处置能力，确保一旦发生诺如病毒感染性暴发疫情，我市卫生应急队伍能及时、高效、有序、科学做好处置工作，最大限度地降低疫情危害，保障公众的身体健康和生命安全，维护社会正常秩序，现开展A市诺如病毒感染暴发疫情流行病学调查及处置演练。		屏幕展示疫情防控相关图片 屏幕展示演练目的
5	【导调】 本次演练特邀省疾控中心首席专家担任点评专家，让我们以热烈的掌声欢迎各位领导、嘉宾的到来。 本次演练由市卫生健康委员会主任担任演练总指挥，市疾控中心主任担任演练执行指挥。 本次演练为实战演练，共有六个科目，分别是应急响应和集结、学校一般情况调查、现场流行病学调查、现场消毒、食品卫生情况调查及采样、防控措施制订及疫情研判。		
6	【导调】 下面，请演练执行指挥向总指挥报告演练准备情况。 【导调】 各演练组工作人员请就位，做好演练准备。	【演练执行指挥】报告总指挥，A 市诺如病毒感染暴发疫情流行病学调查及处置演练准备就绪，请指示。 【演练总指挥】演练开始！	工作人员提前准备好麦克风 工作人员回收麦克风放置在舞台备用

续表

序号	解说词（旁白/主持词）	参演台词	演练动作
7	科目一：应急响应和集结		
8	【导调】 现在请各科目演员就位。 11月6日，A市疾控中心接到该市C区疾病预防控制中心电话报告，辖区TJ大学近期报告的胃肠病患者明显增多，仅11月5日夜诊的“腹泻、呕吐”病例就多达51例，请求市疾控中心提供技术支援。 现在开始“科目一：应急响应和集结”演练。 【导调】 C区疾控中心通过涉疫学校校医开展了初步的流行病学调查，初步确认这是一起感染性腹泻暴发疫情，并迅速根据已有信息完成200字左右的初步疫情信息文本并发送。 【导调】 疫情核实后，市疾控中心派出应急队队员奔赴现场，联合C区疾控中心及社区卫生服务中心工作人员组成联合调查组开展调查。每支流调队伍由11～13人组成。其中流行病学调查岗位6～8人（其中1人担任综合协调工作），采样岗位4人，标本运送岗位1人。 【导调】 科目一演练完毕。	【C区疾控中心】市疾控中心吗？这里是C区疾控中心，C区TJ大学昨晚报告了51例急性胃肠炎病例。我们已经协调附近的社区卫生服务中心先前往该校采样。学校位于C区TH街5号，目前正在通过电话向该校校医了解信息，具体信息待进一步反馈。 【市疾控中心传防部部长】收到，请尽快将疫情初步核实的信息以文字形式发给我们，并组织开展现场流行病学调查。	屏幕展示演练背景信息 屏幕展示科目一标题页 屏幕展示疫情初步信息 屏幕展示物资清单
9	科目二：学校一般情况调查		
10	【导调】 现在开始“科目二：学校一般情况调查”演练。 应急队队员前往涉疫学校，对学校负责人开展一般情况调查。	【应急队队员】您好！请问您是TJ大学的校长吗？我们是疾控中心工作人员（出示工作证）。	屏幕展示科目二标题页 屏幕展示TJ大学基本信息

续表

序号	解说词（旁白/主持词）	参演台词	演练动作
		【校长】是的，我是校长，你们好！ 【应急队队员】今早C区疾控中心接到你们的报告，说学校出现了一起急性胃肠炎的事件，对吗？ 【校长】是的，今天早上8点多，校医院的医生向我报告最近两天出现了多个病例基线胃肠炎，尤其是昨天晚上，陆续有51名学生因为有胃肠炎的症状就诊，我们担心是食物中毒，所以马上向你们报告了！ 【应急队队员】好的，校长，您先不用太紧张，希望您能协助我们开展相关工作，尽快将疫情控制住。 【校长】好的，谢谢你们！ 【应急队队员】我们想了解一下学校的基本情况，需要问您几个问题，麻烦您配合一下。 【校长】好的，您请问。 【应急队队员】学校面积大概是多少，有几个校区，现在学校大概有多少名教职工和在校学生，多少个专业和班级呢？ 【校长】我们学校的总建筑面积约30万平方米，只有1个校区。现有全日制在校学生15 378人，设有7个学院，共224个班级，每个班40～50人，全职教师1 130人。 【应急队队员】学校有几个食堂，大概多少个档口，厨工有多少人？学生和教职工都在同一个食堂吃饭吗？ 【校长】学校有5栋独立的食堂楼，每一栋食堂楼都设有多个独立饮食摊档，合计83个档口347名全职厨工。每个食堂都有老师和学生就餐，也有部分老师是自己从家里带饭吃。 【应急队队员】好的，现在需要各食堂提供近一周的菜谱。 【校长】好的，这个我们都有备份，我让后勤主任给您拿过来。	

续表

序号	解说词（旁白/主持词）	参演台词	演练动作
		【应急队队员】好的，学校用水来源是哪里，有没有二次供水，近期水管网络维修过吗？ 【校长】校内使用的是SH市场供应的市政自来水，目前没有二次供水的装置，近期也没有维修过水管网络。 【应急队队员】师生和员工一般喝什么水呢？ 【校长】我们在住宿楼栋都设有统一的加热饮水机，教室和办公室里的也是一样的桶装水。 【应急队队员】麻烦您提供一下桶装水的厂家信息和产品批号。 【校长】好的，稍后由我们分管后勤的校长提供给您。 【应急队队员】学校最近有组织过大型的活动吗？像聚餐、运动会之类的。 【校长】没有。 【应急队队员】根据您掌握的信息，近段时间有类似情况出现吗？ 【校长】之前一直很正常。据校医反馈，一般每天都有3～4例胃肠炎病例，但是这两天特别多。 【应急队队员】除了目前就医的51名患者外，还有其他腹泻的病人吗？这些人员目前都是如何管理的？ 【校长】有的，目前我们正在组织校内排查。根据初步排查结果来看近期有200多人曾出现胃肠不适症状。 【应急队队员】目前老师和教职工中有人发病吗？ 【校长】有，10个左右。 【应急队队员】目前这些有不适症状的人是如何管理的？ 【校长】C区疾控中心的工作人员指导说这些人需要隔离治疗，我们已经启用了空置的宿舍楼用于隔离这些有不适症状的师生。那些排查到的学生，我们陆续都转入隔离宿舍了。	屏幕展示饮用水相关信息 屏幕展示基线水平

续表

序号	解说词（旁白/主持词）	参演台词	演练动作
	【导调】 通过与校长的交流，应急队队员了解了学校餐饮、供水、人口信息等基本情况，同时进一步与校方明确了此起事件疑似患者的病例定义，并要求校方协助填写调查病例一览表，以供后续工作分析使用。 【导调】 科目二演练完毕。	【应急队队员】好的，谢谢校长，我们已经初步掌握了此起事件的基本情况，麻烦您再安排工作人员填写一下《诺如病毒感染性腹泻暴发调查病例一览表》，然后把电子版发给我们，以便于进一步分析，同时我们也准备了一些海报、宣传资料，有必要的话可以在学校开展一次诺如病毒的宣教讲座，谢谢您的配合。 【校长】好的！ 【应急队队员】下面我们分成三组，一组去食堂，二组去隔离宿舍，三组去教学楼，麻烦安排对接人员带我们前往目的地。另外还需要现场采集一些标本，也需要安排人员布置一下。 【校长】好的！	屏幕展示病例一览表
11	科目三：现场流行病学调查		
12	【导调】 现在开始“科目三：现场流行病学调查”演练。 【导调】 根据初步获取的信息，应急队队员前往隔离宿舍对首例病例开展流行病学调查。	【应急队队员】你好，我们是疾控中心的工作人员，听校医说你从昨晚开始有点不舒服，我们想向你了解一些情况，大概占用你10分钟的时间，方便吗？ 【患者】可以的。 【应急队队员】请说一下你的姓名和年龄，目前在哪个班级？	

续表

序号	解说词（旁白/主持词）	参演台词	演练动作
		【患者】我叫张慧，今年21岁，我是大二历史系5班的学生。 【应急队队员】好的，麻烦提供一下你的联系方式。 【患者】好的…… 【应急队队员】请问你是什么时候开始感觉不舒服的呢？什么时候去校医院就诊的？ 【患者】11月4日晚上6点，我吃过晚饭后就觉得有点腹痛，后来连续腹泻了2次，之后还是不舒服，就吃了一次腹可安，但症状没有缓解，7点半到9点又腹泻了4次，吐了2次，身体虚脱，后来同学带我去了校医院，校医给我开了点药让回来吃，现在已经好多了。 【应急队队员】好的，你除了腹痛、腹泻外，还有其他症状吗？像是恶心、呕吐、发热、头痛之类的。 【患者】开始的时候有点低烧，大概37.4℃，其他的就没有了。 【应急队队员】好的，你在发病前3天内有没有接触过有类似症状的其他同学？同宿舍、同班级其他同学有没有不舒服的？ 【患者】没有，宿舍里也没有听说谁不舒服。 【应急队队员】最近在学校和宿舍是否打扫或清理过他人的呕吐物或腹泻病人的粪便？ 【患者】没有。 【应急队队员】好的，现在我们想了解一下你发病前3天，也就是11月2—4日的就餐情况，麻烦你回忆一下吃饭的地点和具体的餐食。 【患者】好的，不过前3天的我不一定记得清楚啊。	屏幕展示患者发病信息 屏幕展示患者近三天就餐情况

续表

序号	解说词（旁白/主持词）	参演台词	演练动作
		【应急队队员】可以根据你的支付记录回忆。另外，这是我们收集到的你们学校食堂过去一周的食谱，你可以参考着回忆一下。 【患者】嗯，好的，我昨天一天都是在一食堂吃的，早上吃的是白粥和炒面。中午吃了米饭、鸡蛋豆腐、白切鸡，晚上吃了米饭、番茄炒蛋、烧鸭。前天早餐也是在一食堂吃的，我吃了鱼片粥和肠粉，中午是在二食堂吃的米饭、焖鸭，晚上吃了米饭、蒸鱼、青菜。大前天，我的早餐是在学校超市买的面包和牛奶，中午在一食堂吃的砂锅饭，晚上自己在宿舍煮的面条。 【应急队队员】好的，感谢您的配合。除了在学校食堂吃饭以外，你还去学校以外的地方加餐了吗？ 【患者】没有，我们学校现在管理得很严格，不允许去校外就餐了。 【应急队队员】有没有吃过一些生冷的食物，像是沙拉、刺身、生蚝之类的？ 【患者】没有。 【应急队队员】你们平时喝水都喝什么水？ 【患者】学校提供的桶装水。 【应急队队员】你一般喝凉的还是热的，有没有喝过自来水？ 【患者】我都是加热后喝，没有喝过自来水。 【应急队队员】你一般饭前便后会洗手吗，洗手的时候用不用洗手液？ 【患者】这是肯定的，一般都用洗手液洗干净。 【应急队队员】平时喜欢吃生冷食物吗？ 【患者】我肠胃不好，很少吃。	

续表

序号	解说词（旁白/主持词）	参演台词	演练动作
13	【导调】 应急队队员已基本完成了首例个案的调查工作，掌握了患者在发病前的暴露情况，今天我们只模拟对其中一位患者开展个案调查工作。在实际工作中，需要对所有患者开展个案调查，尤其是重症病例发病厨工、教师等，病例数比较多的时候可以结合电子问卷等形式展开。完成病例调查后，快速开展病例特征统计，寻找病因线索。 【导调】 科目三演练完毕。	【应急队队员】你自己认为是什么原因导致不舒服? 【患者】不太清楚，可能是吃了不干净的东西吧，最近食堂的饭菜都是温温的，吃下去感觉不太舒服。 【应急队队员】好的，谢谢你的配合，那你好好休息吧，祝你早日康复! 【患者】谢谢!	
14	科目四：现场消毒		
15	【导调】 现在开始“科目四：现场消毒”演练。 消杀工作需两人一组，身穿化学防护服，做好个人防护，在消杀工作开始前，工作人员首先要向校方说明消毒的注意事项，工作人员需要使用含氯泡腾片配置浓度为1 000mg/L的消毒液，对于患者曾经居住的场所及隔离场所由里往外，以及其使用、接触过的物品和门把手进行擦拭消毒。擦拭消毒完毕后，工作人员再次配置含氯浓度为1 000mg/L的消毒液，使用常量消毒机，由一名工作人员先进入患者的居所使用报纸对饮水机、水杯等不能接触消毒水的物体进行覆盖，随后由另外一名工作人员进入居所内，由内及外对地面及重点位置喷洒消毒，边喷边退出病家门外，消毒完毕后，工作人员再次告知患者消毒后的注意事项，并填写相关登记表。 【导调】 科目四演练完毕。		消杀工作人员对病例所在房间进行喷雾和擦拭消毒 屏幕展示消毒过程
16	科目五：食品卫生情况调查及采样		

续表

序号	解说词（旁白/主持词）	参演台词	演练动作
17	【导调】 现在开始“科目五：食品卫生情况调查及采样”演练。 应急队队员前往食堂开展卫生学调查，主要了解食堂的管理模式、布局、供应餐次和食谱、供应范围，食品从业人员岗位、资质和数量，从业人员近期急性胃肠炎病史和厨工的个人卫生情况。现场工作人员分为两组，一组对食堂负责人开展流行病学调查，另一组开展环境和厨工采样。	【应急队队员】你是食堂负责人吗？我们是疾控中心工作人员，我们想向你了解一下食堂的一些情况。 【食堂负责人】好的。 【应急队队员】请你介绍下食堂的一些运营情况，包括档口数量、供应的餐次、范围以及工作人员的数量等。 【食堂负责人】好的，一食堂是外包的食堂，有20个档口，主要供应早餐、午餐、晚餐，时间一般是7:00到20:00，学生和老师都可以来用餐，现在有工作人员27人，有2人一周前回老家了，还没返工。 【应急队队员】一般每天各餐次有多少人来用餐呢？ 【食堂负责人】每餐都差不多，2 000多个人吧。 【应急队队员】餐具一般是怎么供应的，是自取还是统一发放？ 【食堂负责人】餐盘是统一发放的，筷子是自取的。 【应急队队员】餐具一般怎么消毒呢？ 【食堂负责人】我们食堂有两台红外线消毒柜，可以进行碗筷消毒。 【应急队队员】一般消毒多长时间，一次可以消毒多少套餐具？ 【食堂负责人】30分钟左右，一般可以同时对800～1 000套餐具进行消毒。	屏幕展示食堂内、外环境图片

续表

序号	解说词（旁白/主持词）	参演台词	演练动作
		【应急队队员】食堂一般供应什么菜式，像沙拉、刺身、海鲜之类的有吗？ 【食堂负责人】没有，一般就是蔬菜、肉类、烧腊、粉面汤。您说的沙拉、刺身这些不容易保存，食堂目前没有供应。 【应急队队员】每天的食品有留样吗？ 【食堂负责人】各个档口都有72小时内的食品留样。 【应急队队员】食堂一般用什么水呢？ 【食堂负责人】自来水。 【应急队队员】好的。食堂工作人员记录考勤吗？最近有人请假吗？ 【食堂负责人】有的，我们每天都有记录，最近一个月有2人请假回老家。这个是我们的考勤记录本。 【应急队队员】好的，麻烦再带我们到食堂档口和里面看一下。另外，工作人员需要现场采集标本。 【食堂负责人】可以的，您看需要我们怎么配合。	屏幕上展示一食堂近一周的菜谱
	【导调】 完成初步调查后，应急队队员走访了食堂的，发现食堂档口内工作人员未规范佩戴口罩，在加工烧腊、面点等入口食物时没有佩戴手套。工作人员还走访了重点岗位的厨工，调查发现，2名负责加工烧腊的员工在11月2—3日曾经出现过腹痛、腹泻症状，但是由于症状轻微，未向食堂报告。	采样环节 【应急队队员】我们需要采集食堂所有员工的肛拭子标本，另外还要采集一些留样食品和食堂的外环境。麻烦协调一下采样的场所，并通知厨工前来采样。 【食堂负责人】好的，我们食堂的卫生间可以作为采样地点。	

续表

序号	解说词（旁白/主持词）	参演台词	演练动作
	【导调】 应急队队员现场采集了食堂从业人员肛拭子标本50份，采集部分留样食品（5份）及厨房环境的涂抹标本（15份）送至C区疾控中心进行诺如病毒核酸检测。其中厨工标本一式两份，一份进行诺如病毒核酸检测，一份进行细菌学检测。对于阳性标本，会进一步送至市疾控中心进行基因测序。 【导调】 科目五演练完毕。		应急队队员模拟环境采样流程 采样结束后，标本交由标本运送人员送往C区疾控中心进行检测，其中阳性标本送市疾控中心检测
18	科目六：防控措施制订及疫情研判		
19	【导调】 现在开始“科目六：防控措施制订及疫情研判”演练。 现场处置结束，所有应急队队员及校方在校医办公室内集中进行汇总信息反馈。	【应急队队长】各位老师、应急队队员下午好，目前各个流调组都已经完成了初步的现场调查，我根据目前收集的情况向各位报告一下疫情情况。 根据C区疾控中心实验室检测结果，我们采集的35份病例的标本中检出21份诺如病毒GII阳性，根据现场调查和实验室检测的情况，可以判定学校发生了诺如病毒感染暴发疫情。通过翻查校医院门诊记录、走访宿舍和教室以及各班级主动上报，我们排查到符合病例定义的共有251例，病例以学生为主，专业和年级比较分散，发病时间集中在5日16点到23点。 【校长】好的，那疫情源头是什么呢? 【应急队队长】从病例班级分布上来看比较分散，但发病时间比较集中，怀疑有个暴露的时间点。我们初步调查了51例早期病例的就餐情况，以及他们同班同学的就餐情况，其中80%有一食堂的就餐史。没有发病的学生中这一比例仅为20%，所以初步怀疑可能和在一食堂就餐有关。	

续表

序号	解说词（旁白/主持词）	参演台词	演练动作
	【导调】 经过现场调查，锁定了疫情暴发的源头。疾控部门工作人员指导学校落实各项工作措施，C区疾控中心现场出具防控建议书。市、区联合调查组返回疾控中心，根据流行病学调查和实验室结果形成初步的流行病学调查报告并报送市卫健委。	【应急队队员】我们调查了一食堂的27名厨工，发现其中从事烧腊食品加工的两名员工，在11月2—3日有过轻微的腹泻和呕吐症状。 【应急队队长】是的，但是具体结果有待进一步调查分析。 【校长】好的，那我们现在该如何处理呢? 【应急队队员】虽然源头目前还无法完全明确，但是不影响疫情的控制，下一步建议采取以下措施。 1. 建立疫情信息报告制度，掌握疫情动态。2. 全面有效落实病例隔离。3. 落实外环境清洁、消毒工作。4.做好食品卫生管理，加强厨工健康监测。5.增强学生防病意识和加强健康行为管理。 【校长】好的，我马上布置下去，安排专人负责各项工作。 【应急队队长】从目前的形势来看，病例涉及的班级非常多，校方需要重视各项防控措施的逐一落实。我们会安排两名专业技术人员驻点学校，配合学校落实各项工作。 【校长】好的，谢谢，我们一定严格落实各项措施。	屏幕展示防控措施

续表

序号	解说词（旁白/主持词）	参演台词	演练动作
20	【导调】 11月7日上午，市、区疾控中心反馈实验室检测结果，应急队向疾控中心主任汇报目前的相关情况。	【应急队队长】报告主任，目前疫情处理工作已完成，全部患者均为轻症病例，均在学校划定的隔离宿舍内治疗，应急队员已指导学校工作人员做好患者消毒隔离工作。 【疾控中心主任】好的，疫情源头最终确定了吗？ 【应急队队员】根据现场调查和实验室检测结果，此起事件可以定性为一起诺如病毒感染暴发疫情，源头是食堂厨工感染诺如病毒后在加工烧腊食品时未佩戴手套，导致食品污染。我们在食堂厨工、留样的白切鸡和病例中都检测到同一类型的诺如病毒，都是GII.4悉尼株，加工白切鸡的厨工在学校疫情发生前曾出现过胃肠道感染症状。另外流行病学研究也提示，多数患病的学生和老师在发病前3天曾经吃过一食堂的白切鸡。 【疾控中心主任】很好，目前形势如何？ 【传防部部长】我们已经锁定了源头，目前学校也严格落实了各项防疫措施，我们也派驻了市、区疾控中心应急队员驻点该学校继续指导学校开展疫情防控工作，目前来看，疫情形势有所好转，我们也会密切关注疫情进展。 【疾控中心主任】很好，大家辛苦了，继续关注疫情态势，督促学校落实各项防疫措施，流调报告和进展报告尽快报送市卫健委。	

续表

序号	解说词（旁白/主持词）	参演台词	演练动作
	【导调】 科目六演练完毕。各位领导、各位专家，A市诺如病毒感染暴发疫情流行病学调查及处置演练结束，下面请本次演练执行指挥向演练总指挥报告演练情况。	【演练执行指挥】报告总指挥，根据现场流行病学调查、患者临床症状表现和实验室检测结果等，该事件可定性为一起因厨工感染诺如病毒后污染食物而造成的聚集性诺如病毒感染暴发疫情，事件正按照相关预案控制，现场调查和卫生学处理工作已完成。 【演练总指挥】好，现在A市诺如病毒感染暴发疫情流行病学调查及处置演练圆满结束。	
21	【导调】 各位领导、嘉宾，所有科目全部演练完毕。 现在进入专家点评环节。 请省疾控中心专家进行点评。 感谢两位专家的精彩点评。 【导调】 现在请市卫健委主任讲话。 感谢主任的讲话，演练到此结束，谢谢大家。		播放背景音乐，引导员引导两位专家上台 播放背景音乐，引导员引导市卫健委主任上台

（汪慧）

第四节　疾病控制类（输入性传染病疫情）

实例十三：输入性埃博拉病毒病病例联防联控应急演练

（一）演练概述

埃博拉出血热是由埃博拉病毒引起的一种急性出血性传染病，主要通过接触病人或被感染动物的血液、体液、分泌物或排泄物及其污染物等而被感染，临床表现主要为突起发热、出血和多脏器损害，病死率高达50%～90%。埃博拉出血热疫情防控中，及时发现、诊断和严格隔离控制病人以及落实密切接触者隔离医学观察是核心关键措施。本次演练聚焦启动医学观察场所，落实密切接触者隔离流程环节，检验输入性传染病联合部门协作以及医学观察场所运行落实情况。

（二）演练方案

××作为我市指定的医学观察场所，供传染病病例密切接触者集中隔离医学观察。为进一步完善我市重大传染病联防联控工作机制，检验输入性传染病联合部门协作以及医学观察场所运行情况，A市卫生健康委员会联合海关部门共同组织开展本次演练，具体方案如下。

1. 演练目标

本次演练模拟以我国在刚果民主共和国（以下简称“刚果金”）务工的某工厂工人中确诊1例埃博拉病毒病病例，该病例的接触者经飞机航班ET378分批入境我市回国为背景，市重大传染病联防联控成员单位获悉后立即响应，按照职责分工，开展接触者入境卫生检疫、疫情信息报告、医学观察场所启动/关闭、人员追踪和转运、医学健康监测等应急处置。演练旨在检验各联防联控成员单位应对境外输入性埃博拉病毒病疫情沟通协作机制，各联防联控成员单位应对埃博拉病毒病疫情应急处置能力和水平，以及A市医学观察场所启动运作管理工作方案的适用性和可操作性。

2. 演练依据和原则

以《关于印发埃博拉出血热防控方案（第三版）的通知》（国卫发明电〔2014〕

56号）、《埃博拉出血热诊疗方案（2014年第1版）》（国卫发明电〔2014〕69号）、《埃博拉出血热医院感染预防与控制技术指南（第二版）》《关于印发口岸埃博拉出血热留观病例与疑似病例转运工作方案的通知》（国卫发明电〔2014〕46号）、《埃博拉出血热防控行业人员个人防护指引》等文件为依据，结合我市实际情况，按照"平战结合、快速反应，贴近实战、注重实效，突出重点、强化细节"的原则，制订本演练方案。

3. 演练时间

20××年Q月28日（星期四）14：30—17：00。其中，14：30—14：50签到。

4. 演练地点

A市医学观察场所健康综合楼1楼大厅。

5. 参加单位

（1）主办单位：A市卫生健康委员会、A市海关。

（2）承办单位：A市疾病预防控制中心、A市国际机场海关。

（3）协办单位：A市医学观察场所、A市传染病医院、A市急救医疗指挥中心（A市120调度中心）。

（4）观摩单位

①市重大疾病联防联控工作单位：A市人力资源和社会保障局、A市交通运输局、A市公安局、A市文化广电旅游局、A市教育局、A市民族宗教局、A市应急管理局、A市商务局、市外办。

②市卫生健康委员会辖属处室及委属单位。

③市埃博拉病毒病定点收治医院。

④省、外地市相关单位：省卫生健康委员会、P市等地市卫生健康委员会以及疾病预防控制中心。

6. 组织架构

为加强演练组织管理，本次演练设置演练领导指挥小组。

总指挥：A市卫生健康委员会副主任。

副总指挥：A市卫生健康委员会应急处处长。

为落实演练工作，领导指挥小组下设三个工作组。

（1）导演组

组长：A市疾病预防控制中心主任。

成员：A市卫生健康委员会应急处主任科员、A市国际机场海关副处长、A市疾病预防控制中心应急部部长、A市传染病医院医务科科长、A市急救医疗指挥中心科长。

（2）演练执行组

组长：A市疾病预防控制中心应急部副部长。

成员：A市疾病预防控制中心消杀部副部长、A市海关科长、A市传染病医院急诊科护士长。

（3）综合保障组

组长：A市疾病预防控制中心应急部科员。

成员：A市疾病预防控制中心应急部科员。

7. 演练内容

（1）演练类型

本次演练采用视频展示和实战演练直播的方式进行。实战演练直播展示医学观察期间的日常工作、异常情况处置、清洁消毒工作等内容。

（2）演练背景信息

Q月29日，A市海关接中华人民共和国海关总署通报：近日，我国在刚果金务工人员中确诊1例埃博拉病毒病病例。该确诊病例的同行50名劳务人员将分两批乘坐ET378航班经A市国际机场口岸入境，其中第一批18人已于昨日入境，第二批32人将于今日入境，抵达A市国际机场。

A市海关接报后，立即向A市卫生健康委员会通报疫情，并通知相关部门做好卫生检疫准备。飞机停靠A市国际机场后，机场海关卫生检疫人员立即登机检疫和处置，并及时转运发热病例、接触者。发热病例被确诊为埃博拉病毒病病例后，A市卫生健康委员会立即组织联席会议，启用市医学观察场所，并组织市传染病医院、市120、市疾病预防控制中心等单位，联合对接触者开展转运交接、知情告知、健康监测、异常情况处置、信息通报、清洁消毒等防控工作，最终感染者治愈，接触者中未发现确诊病例，疫情得到有效控制。

8. 演练流程安排

演练全程约150分钟，具体安排如下。

（1）开幕式

时间：14：30—14：50，共20分钟。

内容：签到、参演人员集结、活动介绍，演练总指挥宣布演练开始。

（2）演练活动

时间：14：50—16：00，共70分钟。

内容：视频展示和实战演练直播。

（3）专家点评

时间：16：00—16：30，共30分钟。

内容：省、市卫生应急专家现场点评。

（4）领导讲话

时间：16：30—16：45，共15分钟。

内容：领导总结发言，宣布演练结束。

（5）合照

时间：16：45—17：00，共15分钟。

内容：各单位领导、嘉宾和全体参演人员合影。

◆附件1

表 6-39　A 市输入性埃博拉病毒病病例联防联控应急演练流程

项目	第一幕：发现疫情	第二幕：医学观察场所启用	第三幕：接触者转运	第四幕：医学健康监测	第五幕：医学观察场所关闭
模拟地点	国际机场 入境海关	联席会议办公室 市疾控中心	国际机场 接触者家 工厂宿舍	医学观察场所	联席会议办公室 医学观察场所
演练内容	疫情预警； 发现疑似病例、登机检疫准备； 登机检疫； 信息通报； 专区排查	联席会议讨论机制启动； 成立市医学观察工作组	机场、社区、工厂接触者转运； 车辆清洁消毒	知情告知、入住医学观察场所； 医学健康监测； 异常情况处置； 场所清洁消毒	联席会议讨论； 关闭医学观察场所； 后期工作
演练方式	预先拍摄	预先拍摄	预先拍摄	预先拍摄+实战演练直播	预先拍摄
参演单位	A市海关 市卫生健康委员会 市传染病医院	联防联控成员单位 市疾控中心	A市海关 市120调度中心 市传染病医院 医学观察场所	市卫生健康委员会 医学观察场所 市疾控中心 市传染病医院	联防联控成员单位
演练时间	15 分钟	5 分钟	10 分钟	30 分钟	10 分钟

◆附件2

表6–40　A市输入性埃博拉病毒病病例联防联控应急演练脚本

序号	活动项目	现场背景	演练内容	旁白
开幕式				
1	领导、专家、观摩人员、参演人员等签到		签到、引导就座。 会场播放演练背景音乐。	
2	主持人开场		致开场白，介绍观演领导及参演单位、观摩单位。	
3	队伍集结		请示领导，各参演单位人员在各自指定位置列队候场。	
4	介绍演练背景		主持人介绍本次演练活动背景、情境设计。	
5	宣布演练开始		**演练队长**：现在有请演练总指挥指示。 **总指挥**：我宣布，A市输入性埃博拉病毒病病例联防联控医学观察应急演练，现在开始！ **演练队长**：是！	
演练活动				
1	背景介绍	刚果金	【视频】刚果金相关报道	
第一幕：发现疫情				
2	环节1：疫情预警	国际机场	【视频】机场环境	Q月29日，A市海关收到海关总署通知，WHO和境外传染病哨点通报，在刚果金工作的某公司中国籍劳务人员中确诊1例埃博拉病毒病病例。经与其所属劳务公司核实，该确诊病例的同行劳务人员于近日分两批经A市国际机场口岸入境，其中已有18名劳务人员于昨日搭乘ET378航班经A市国际机场口岸入境，剩余32名人员将于今日乘坐ET378航班入境。 A市海关接报后，立即将相关情况通报A市卫生健康委员会，并通知机场海关按要求做好卫生检疫工作。接报后，机场海关通知机场运行控制中心，安排该航班停靠146号专用廊桥位接受卫生检疫，组织机上所有人员原位等待查验，未经海关许可不得开启舱门、不得上下人员、不得装卸货物和行李等。若有旅客在航行途中出现发热、头痛等不适症状，立即报告海关，并做好隔离和防护。

续表

序号	活动项目	现场背景	演练内容	旁白
3	环节2： 发现疑似病例、登机检疫准备	海关 办公室	【拍摄动作】海关值班人员在办公室接电话。 **海关值班人员：**收到。请转告该航班乘务员，给予该旅客口罩、手套等防护装备，将其安置在后舱独立区域，尽量远离机上其他旅客。 【拍摄动作】空乘人员对王先生采取相应防护措施。 【拍摄动作】登机检疫准备：登机检疫组（2人）、专区检疫组（6人 ）、卫生处理组（2人）穿戴好个人防护装备列队跑步冲向指定廊桥位待命。	13:30，机场海关接塔台通知，ET378航班申报有一名来自刚果金的中国籍旅客王某庆先生出现发热症状。 根据机场海关指示，空乘人员对王先生采取了相应防护措施。 同时，根据《口岸埃博拉出血热防控工作方案》，机场海关立即组织人员做好卫生检疫准备，分为登机检疫组、专区检疫组、卫生处理组。
4	环节3： 登机检疫	机舱内部	【拍摄动作】参演人员：乘务员、登机检疫组人员 （前舱门开启）登机检疫组人员：我单位接报，机上有一名发热旅客，请协助我们开展检疫查验。 **乘务员：**好的。 **登机检疫组人员：**请带我们见该旅客。 【拍摄动作】登机检疫组登机后，由空乘人员引领至发热病例王先生所在位置。登机检疫组对发热旅客王先生进行体温测量、流行病学调查和初步医学排查，并指导其穿戴一次性反穿隔离衣、N95口罩和外科手套。	14:55，航班ET378抵达，停靠146号廊桥位。
5	环节4： 信息通报	海关 办公室	【拍摄动作】参演人员：登机检疫组人员、分管领导 登机检疫组人员通过单兵音视频通话系统与分管领导沟通：航班ET378上发现一名发热旅客王先生，根据流行病学调查和医学排查，发热旅客王先生在刚果金工作半年，曾与此前确诊的埃博拉病毒病病例有密切接触史，现体温38.8℃，伴有头痛和乏力症状，符合口岸埃博拉病毒病疑似病例的定义，请指示！	

续表

序号	活动项目	现场背景	演练内容	旁白
			分管领导：立即启动埃博拉病毒病疑似病例机边直接转运流程，做好密切接触者甄别、测温、信息表填写等初步检疫排查工作，及时上报处置进展！ 【拍摄动作】参演人员：机场海关工作人员1名，市卫生健康委员会领导1名 **市卫生健康委员会领导：**收到。请立刻安排专业人员，将该疑似病例隔离，严防疫情扩散！联系市120转运该疑似病例至市八院，继续核实统计同机乘客和航班工作人员的信息和去向，务必明确这些人员的联系方式、住址或落脚点，若有失联人员可联系我处，由我处协调市公安局协助调查。同时加强航班入境卫生检疫，有后续情况请立即与我处联系。 **海关工作人员：**明白。 【拍摄动作】海关工作人员引领机上人员有序下机前往测温通道。体温正常且无异常症状的一般旅客自行办理通关手续入境，密切接触者前往检疫查验专区负压排查室进行信息登记，等待转运至指定场所。 【PPT】口岸埃博拉病毒病疑似病例、密切接触者的定义和判定标准。 【拍摄动作】待一般旅客与密切接触者离开后，发热旅客王先生由登机检疫组协助经后舱门转运至市第八医院隔离病房进行医学救治。 此外，对于昨日入境的18名同行劳务人员，海关已联系劳务公司，根据其提供的信息核查了入境检疫查验情况，暂无异常。后续会继续核实接触者的信息和去向。	A市海关立即将登机检疫信息通报市卫生健康委员会，机场海关同时立即通报市120机场运行控制中心、市移民局等相关联防联控单位。

续表

序号	活动项目	现场背景	演练内容	旁白
6	环节5： 专区排查		【PPT】图片展示卫生处理组对飞机客舱、货舱现场环境进行清洁消毒过程。	待发热旅客王先生、密切接触者、一般旅客等离开飞机后，卫生处理组工作人员根据《埃博拉出血热的卫生处理技术指南》的要求，对该航班客舱、货舱现场环境进行清洁消毒。
第二幕：医学观察场所启用				
7	环节1：联席会议讨论场所启动	联席会议办公室	【拍摄动作】旁白内容、视频小片段汇集。 【拍摄动作】联防联控成员单位召开联席会议。 【PPT】屏幕投影旁白。	接市卫生健康委员会通知，市疾控中心对王先生开展流行病学调查并做好医学观察场所的驻点准备工作；各区卫生健康局根据A市海关提供的名单和联系方式通知当地120中心和区疾控中心做好接触者调查、标本采集、转运工作；市医学观察场所做好腾空场所接受医学观察人员的准备。 同时，市传染病医院采集疑似病例王先生的血样，分别紧急送往A市海关和省疾控中心实验室，核实疑似病例病种情况。市疾控中心根据海关报送的信息，初步流调后最终识别18名同行劳务人员已入住的酒店和社区，市疾控中心将具体流调情况书面报告市卫生健康委员会。 29日晚，A市海关通报市卫生健康委员会，其P3实验室对病例血液样本核酸检测为埃博拉病毒阳性。省疾控中心检测结果同为阳性，上送国家疾控复核。市疾控中心在突发公共卫生事件信息系统进行报告。 市卫生健康委员会报市联席会议总召集人，经总召集人同意，组织召开市联席会议。经评估，乘客王先生为埃博拉病毒感染确诊病例，根据有关处置规范要求，将乘客王先生转运至定点收治医院——市传染病医院隔离治疗，并需要对接触者进行集中隔离医学观察。因隔离观察人数超过40人，达到市医学观察场所启动条件，经市联席会议总召集人同意，确定启动医学观察场所。

续表

序号	活动项目	现场背景	演练内容	旁白
8	环节2：成立市医学观察工作组	市疾控中心	【拍摄动作】市疾控中心接到通知后采取行动。	按照《A市医学观察场所启用运行管理工作方案（试行）的通知》（以下简称《方案》）中的要求，成立A市医学观察场所运行管理专项工作组（以下简称“市医学观察工作组”），负责市医学观察场所日常管理和启用、运行、关闭的统一领导。各有关单位按《方案》中的具体职责分工做好启用、运行相关工作。由市卫生健康委员会应急处组织建立微信工作群，各成员单位及时互相通报联络人员联系方式。 市医学观察工作组按照《A市医学观察场所启用、运行与关闭指引》，要求市疾控中心、市传染病医院、市医学观察场所组成医学观察驻点工作小组（以下简称“驻点小组”）。 接到通知后，市疾控中心分管领导和应急处骨干立即召开碰头会议，传达上级通知，明确分工，布置任务，携带物资出动。 市医学观察场所指定、通知集结地点，驻点人员携带物资于2小时内赶赴指定集结地点。
第三幕：接触者转运				
9	环节1：机场接触者转运	机场转运车辆	【拍摄动作】（无声表演）机场转运接触者。 【拍摄动作】（无声表演）转运车辆于医学观察场所指定地点消毒。	医学观察场所启用后，市卫生健康委员会协调交通委派出车辆转运机场接触者，同时市传染病医院派出医务人员跟随。 人员转运交接完毕后，转运车辆行驶至医学观察场所指定地点进行消毒处理。
10	环节2：社区接触者转运	接触者家里	【拍摄动作】参演人员：居委会工作人员1名，区疾控中心工作人员1名，接触者1名 **居委会工作人员：**（敲门）刘女士吗？你好，我是居委会的。区疾控中心工作人员找您有点儿事。 **接触者：**（开门）你好。	另外，此前入境的18名同行劳务人员已确认散入社区及工厂。市卫生健康委按照名单住址通知相关区卫生健康局，区卫生健康局协调120派救护车转运社区和工厂接触者，通知区疾控中心协助转运工作。

续表

序号	活动项目	现场背景	演练内容	旁白
			区疾控中心工作人员：女士您好，我是区疾控中心工作人员×××。今天我们上门是因为您29日乘坐的航班ET378上发现一名埃博拉病毒病病例，正好坐在您的座位旁边，您被确定为同机接触者。埃博拉病毒病是一种烈性传染病，病死率很高，您是确诊病例的接触者，根据《埃博拉出血热病例密切接触者判定与管理方案》及《突发公共卫生事件应急条例》，我们会送您去市医学观察场所隔离观察，隔离期限是一个最长潜伏期21天，在那里，您将得到免费的健康咨询和照顾，还有免费的饮食和住宿。为了您和家人的生命安全，请配合我们开展隔离工作，谢谢您。 **接触者**：好的。	
11	环节3：工厂接触者转运	工厂员工宿舍	【拍摄动作】参演人员：区疾控中心工作人员1名，工厂负责人1名，接触者6名 **区疾控中心工作人员**:（出示工牌）您好，我是之前联系您的区疾控中心工作人员，这是我的工牌。 **工厂负责人**：你好。 （两人边走边说，镜头转向工厂员工宿舍，接触者们正围坐在一起，听区疾控中心工作人员介绍埃博拉病毒病的危害性和医学观察隔离的必要性） **工厂员工接触者A**：你说的那个医学观察场所，吃喝费用怎么算？贵吗？ **区疾控中心工作人员**：医学观察期间的食宿都是免费的，其间涉及的健康监测也都是免费的。 **工厂员工接触者B**：那我工作怎么办？在那儿待21天，我工资就扣光了！ **区疾控中心工作人员**：这个您请放心，我们已经和工厂负责人协商好了，您的工作和工资不会受影响。 **工厂负责人**：是的。	随后区疾控中心工作人员在居委会工作人员和工厂负责人的协助下，采集工厂员工接触者触者血样，并将血样立即送往A市海关和省疾控中心实验室；对接触者家里和周围行经线路进行消毒处理；向接触者家人再一次解释情况，嘱咐其这段时间尽量减少外出，关注自身健康状态，若有不适立即前往医院就诊；向居委会和工厂转送埃博拉病毒病相关宣传手册，同时要求其对接触者家人做好健康监测工作等。 区疾控中心随后联系120调度中心，将接触者接送至市医学观察场所，并将情况简洁上报区卫生健康局，之后1天内完成详细书面报告。

续表

序号	活动项目	现场背景	演练内容	旁白
		转运车辆	【拍摄动作】参演人员：随车医生1名，密切接触者15名 【拍摄动作】随车医生引领接触者有序上车，坐在座位上。 **随车医生**：（上车后）大家好，我是本车的随车医生，大家可以叫我李医生。现在我跟大家简单说一下情况。埃博拉病毒病是一种烈性传染病，病死率很高，作为确诊病人的接触者，根据《埃博拉出血热病例密切接触者判定与管理方案》，我们现在将送各位前往市医学观察场所进行集中医学观察，届时，医护人员将为各位提供免费的健康咨询和指导，观察场所的饮食和住宿均是免费的。具体情况将由医学观察场所的工作人员为大家解说。现在给大家发放口罩、手套，请自行佩戴好（动作：随车医生发放口罩，接触者戴口罩）。如果有人觉得自己出现发热、头痛、恶心、结膜充血或其他不适症状，为了您的生命安全，请立即告诉我们，我们会将您送往医院及时接受治疗。 **接触者**：好的。	
第四幕：医学健康监测				
12	环节1：知情告知、入住医学观察场所	医学观察场所大厅	【实战演练】参演人员：驻点医生1名，护士1名，随车医生1名，接触者15名 【拍摄动作】将接触者转运至医学观察场所指定地点后，车上人员有序下车，由随车医生与驻点医生进行人员信息交接，核实医学观察人员身份，双方签名确认，一式两份。	转运车辆按照指定路线驶入医学观察场所，随车医生与驻点医生联系，并进行人员信息交接，核实医学观察人员身份，双方签名确认，一式两份。

续表

序号	活动项目	现场背景	演练内容	旁白
			驻点医生：大家好，我是医学观察场所驻点医生梅医生。接下来，我拣重点向大家介绍一下医学观察场所有关事宜，请大家注意听讲。这张是知情同意书，请大家稍后仔细阅读，如无意见请签名。晚些我们将派人收回知情同意书。（手持纸张）如果有不明白的或者有其他疑问，欢迎大家提出来。 **接触者：**好的。 **驻点医生：**另外，我们已经为各位安排好了房间，一人一个单间，请大家有序排队，领取你们的房卡和知情同意书，并签名确认。（工作人员递房卡和知情同意书给接触者，接触者签名） （领完房卡后） **驻点医生：**所有人都领到房卡了吧？好，那现在各位请随我来，我带大家前往房间休息。 （以下内容将用“医学观察人员”代指“接触者”）	
13	环节2：常规健康监测	医学观察隔离房间		埃博拉病毒病接触者的隔离期为最后一次与病例或污染物等接触之日起21天。 市医学观察场所按照相关预案、指引做好启用、运行准备工作。 知情告知后，知情同意书由疾控工作人员和医学观察人员双方签名确认。医学观察场所护士对医学观察人员及场所工作人员进行健康监测，对医学观察人员的健康监测为早晚各一次体温监测和体格检查。

续表

序号	活动项目	现场背景	演练内容	旁白
			【实战演练】参演人员：疾控工作人员1名，护士1名，医学观察人员1名 （医学观察人员进房间后） 疾控工作人员和护士敲门，简单介绍来意，即收集知情同意书并进行日常健康监测。 疾控工作人员于现场签名，并收集知情同意书。 护士现场监测体温，询问医学观察人员是否有不舒服的地方。然后登记情况。 疾控工作人员和护士转身一同离开（同步播放旁白），在门口进行手部消毒，换手套。通过半污染区、清洁区离开。	此外，本栋大楼内设有护士站，安保人员24小时值守。驻点疾控信息报送员收集整理各类驻点信息，完成当日医学观察场所信息专报，填写相关表格及文档，于当日下午5时前通过电子邮件报送市卫生健康委员会应急处和市疾控中心。
14	环节3：异常情况①	医学观察隔离房间	【实战演练】 **医学观察人员李某**：（躺在床上举手示意）医生，我有点难受，头晕，还想吐。 **护士**：请稍等。 【旁白+动作】护士拿起电子体温计，测量医学观察人员体温，显示38.7℃。护士即刻通知驻点医生。 【实战演练】穿戴防护服的驻点医生前往病房询问、检查李某情况，并登记相关信息。	异常情况①： Q月31日，医学观察期第三天，驻点小组发现医学观察人员中出现1例有不适症状的病例。 驻点医生应遵守标准预防和额外预防相结合的原则，做好个人防护，穿戴隔离衣或防护服、医用防护口罩、鞋套、手套、帽子等。

续表

序号	活动项目	现场背景	演练内容	旁白
			【实战演练】（无声表演）市传染病医院救护车转运发热医学观察人员李某。	经驻点医生检查，考虑李某的情况疑似埃博拉病毒病前期症状，建议送李某前往市传染病医院隔离排查治疗。 驻点小组组长接到通知后，立即电话报告市卫生健康委员会应急处。 市传染病医院救护车到达市医学观察场所，使用负压担架将发热医学观察人员李某送往市传染病医院负压隔离病房进行排查和治疗，并采集其血液样本，送往省疾控中心实验室检测。
				Q月31日晚，省疾控中心对李某血样的埃博拉病毒核酸检测结果为阴性。市传染病医院继续动态监测李某体温，密切观察病情，待李某体温恢复正常或发热超过72小时后核酸检测结果仍为阴性，可解除医院负压病房隔离，并送回市医学观察场所。
			【实战演练】(无声表演)房间消毒,监测消毒结果。	由医学观察场所工作人员开展疫点消毒工作，疾控中心工作人员对消毒后对环境进行采样，监测消毒结果。
15	环节4：异常情况②	医学观察房间外走廊	【拍摄视频】医学观察人员刘某自觉身体健康无异常，拒绝继续留在该场所。医护人员劝阻刘某。刘某并不听劝，且情绪激动,在门口大声喊叫，一度引起其他房间的医学观察人员围观、应和，现场混乱。 驻点小组组长见状立刻派人电话联系市医学观察场所负责人，告知现场突发事件情况，并根据《市医学观察场所后勤保障指引》致电安保队长，请求安保人员协助。 安保人员进入留观区域，制止刘某的吵嚷行为，礼貌克制地将刘某请回房间，同时疏散围观人员，劝告围观者回房。驻点小组工作人员随后进	异常情况②： R月8日，医学观察期第11天，驻点小组发现部分医学观察人员因长期隔离，心生不满，在医学观察场所吵嚷导致现场混乱。

续表

序号	活动项目	现场背景	演练内容	旁白
16			入刘某房间，安抚、劝解刘某，同时向刘某解释当前隔离观察对他个人及其家人和社会的必要性。必要时，向市医学观察场所申请心理医生进行协助。	
第五幕：医学观察场所关闭				
16	环节1：联席会议讨论	联席会议办公室	【拍摄动作】联防联控成员单位召开联席会议。 【拍摄动作】（对应旁白）小视频汇集。	R月18日，市医学观察工作组召开联席会议。 经联席会议讨论，此次输入性埃博拉病毒病病例已痊愈，所有医学观察人员在最长潜伏期21天内未出现新病例，疫情已得到有效控制，现况已达到关闭医学观察场所条件，作出解除人员隔离，关闭医学观察场所的决定。市疾控中心通过网络作突发公共卫生事件结案报告。驻点小组结合相关制度指引和联席会议要求，完成关闭医学观察场所工作。 由驻点小组疾控人员告知医学观察人员联席会议关于解除人员隔离、关闭医学观察场所的决定。市医学观察工作组为医学观察人员出具医学观察证明；市医学观察场所统一安排普通车辆将医学观察人员转运至指定地点。护士做好人员信息登记，并请医学观察人员签名。
	环节2：关闭医学观察场所	医学观察场所		市医学观察场所工作人员按照相关指引对留观区域进行彻底清洁、消毒。市、区疾控中心工作人员对消毒后的环境进行采样，监测消毒效果。消毒监测结果合格后，按照联席会议的决定，市医学观察组宣布关闭市医学观察场所，市干部疗养院按相关指引做好后续记录、登记、存档、报送工作，恢复至日常运营模式。最后批次驻点小组对剩余应急物资及医疗物资进行清点回收。 医学观察结束后，市医学观察工作组组织各成员单位对疫情防控和医学观察相关工作情况进行评估。评估内容主要包括疫情概况、应急处置情况、病人排查救治情况、接触者医学观察情况、所采取措施的效果评价、应急处置过程中存在的问题和取得的经验及改进建议。评估报告于事件结束后10天内以书面形式报送至市医学观察工作组。 现场演练结束。

续表

序号	活动项目	现场背景	演练内容	旁白
专家点评、领导讲话、演练结束以及合照				
17	专家点评		【PPT】展示点评专家姓名信息。	下面请专家进行点评（每位专家点评5分钟）。
18	领导总结讲话		【PPT】展示总结讲话领导姓名信息。	请A市卫生健康委员会副主任发表总结讲话。
19	演练结束，退场		【PPT】展示演练结束信息。	演练到此结束，谢谢大家。
20	合照		各单位领导、嘉宾和全体参演人员上台合影。	请各位领导、嘉宾上台与参演人员合影留念。谢谢！

（龙佳丽）

实例十四：中东呼吸综合征疫情应急处置考核演练

（一）演练概述

2012年9月，沙特首次报告了2例临床表现类似SARS的新型冠状病毒感染病例。2013年5月25日，世界卫生组织（WHO）将这种新型冠状病毒（MERS-CoV）感染疾病命名为“中东呼吸综合征”（Middle East Respiratory Syndrome，MERS）。MERS目前主要在中东地区流行，骆驼可能是MERS病毒的主要宿主，人与人之间可通过密切接触和近距离飞沫传播，医院内感染传播是MERS疫情暴发的主要原因。其潜伏期为2～14天，人感染MERS病毒后，临床可表现为无症状或轻度呼吸道症状，也可发展为重症，甚至死亡，病死率约35%。典型临床症状为发热、咳嗽和气短。肺炎较为常见，也可伴有腹泻等胃肠道症状。老年人、免疫缺陷人群和慢性病患者在感染后更易出现严重症状。目前尚无疫苗和特效治疗药物。

为做好中东呼吸综合征等输入性传染病疫情应对准备工作，推进疾控机构卫生应急处置能力规范化建设，检验基层传染病应急队伍的现场处置水平，本实例演练以考代练，重点考虑应急物资储备、现场应急处置两部分内容。其中，应急物资储备部分考核输入性传染病处置时应急物资储备情况；现场应急处置部分考核基于疫情背景信息，在规定时间内，各基层传染病应急队现场流行病学调查、疫点消毒处置、疫情信息撰写等能力。

（二）演练通知

本次演练为考核性质，演练正式开始前，分阶段拟定演练通知发给各基层传染病应急队，以便于各队做好准备。

1. 第一阶段

演练开始2周前向各区疾控中心发布考核通知，通知参考版本如下。

关于开展突发急性传染病类卫生应急队应急处置考核的通知

各区疾控中心：

为加强和规范我市突发急性传染病类卫生应急队伍规范化建设和管理，全面提升我市卫生应急处置能力和水平，现拟于11月20—21日开展突发急性传染病类卫生应急队应急处置考核。有关事项通知如下。

一、内容与时间

应急处置考核内容：重点考核呼吸道传染病现场疫情处置、应急物资准备、流行病学调查、密切接触者管理及疫点消毒等。

1. 参加考核与培训人员：全市11个区级突发急性传染病类卫生应急队成员与相关负责人共12人，以上人员包括参加考核人员。

2. 考核时间：11月20日8：30签到并进行分组抽签，9：00正式开始考核。（具体流程安排见附件）

3. 考核地点：A市B区。（具体地址提前一天通知联络员）

4. 考核方式：考核形式设定为在模拟的某种呼吸道类疾病疫情处置现场中，考核疫情处置相关内容，由评委根据完成情况评价打分。每队时间限定为60分钟。

考核设定2个评委组，两组同时进行，每组设定评委2人。考核现场不定队员数量，由各卫生应急队自行安排。

5. 各区卫生应急队需指定一名联络员。考核前一天，市疾控中心应急部将通知该联络员具体考核的病种。

二、相关事项

（一）请各区做好各项考核准备。

（二）参加考核人员食宿由市疾控中心统一安排。

（三）请各单位将联络员及参加考核人员名单回执于20××年11月9日16：00前发送至指定邮箱。

（四）联系方式

王某：12345678890　　　　李某：12345679980

◆附件

表6-41　11月20日考核流程安排

时间	内容
8:30—9:00	各区应急队签到，现场抽签并清点应急物资
9:00—12:00	现场疫情处置考核（上午组，1～6顺位）
14:00—17:00	现场疫情处置考核（下午组，7～11顺位）
17:00—18:00	考核总结（全体参与应急队员）

2. 第二阶段

演练开始2天前发布考核补充通知，明确考核内容，以便于各区疾控中心进一步做好考核准备，通知参考版本如下。

关于开展突发急性传染病类卫生应急队应急处置考核的补充通知

各区应急队联络员：

11月20日突发急性传染病类卫生应急队应急处置考核的补充事项通知如下。

一、报到时间、地点与签到事项

（一）报到时间

20××年11月20日（周二）8：30。

（二）报到地点

A市B区C镇WG酒店主楼1楼。

（三）签到事项

1. 鉴于本次考核参与人员众多，请各区应急队提前确定1名后勤负责人（要求不得由联络员兼任）。签到时，主动告知应急队工作人员信息，以便于后续进行餐饮、房间安排。

2. 签到时，各区联络员随机抽签确定考核组别与考核时间。

3. 各区联络员及后勤负责人签到时，请扫码加入应急处置考核微信群，以便于信息沟通。

二、应急处置考核

（一）模拟背景信息

本次考核病种为中东呼吸综合征（MERS），模拟一例中东返回人员经海关排查为疑似MERS输入性病例，区卫生行政部门获悉后指示传染病应急队展开卫生应急处置工作。

（二）考核方式与内容

本次考核重点为MERS疫情应急物资储备和现场应急处置。

第一部分：应急物资储备考核

1. 考核时间：20××年11月20日8：30—9：00。

2. 考核地点：A市B区C镇WG酒店主楼前停车场。

3. 考核方式：专家现场核查清点。

4. 考核内容：现场核查清点应急物资储备情况。考核应急队响应时各类物资储备的齐全性、有效性。

5. 其他事项

（1）各区应急队在考核区停车场只可停放1辆接受考核的应急队车辆，其他车辆请另行停放至酒店其他位置，建议现场处置物资集中存放在一辆车内以备考核。

（2）应急队车辆抵达指定位置后，请将应急物资有序摆放于车前，各队派人员负责解释说明，以便于专家物资核查。

（3）各区应急队在物资考核区人员安排与站位由各队自行安排，不作具体要求。

第二部分：现场应急处置考核

1. 考核时间：20××年11月20日9：15—18：30。

2. 考核地点：A市B区C镇WG酒店主楼会议室。

3. 考核方式：11个区按照抽签结果分为2组，上午、下午轮流考核，每组考核计时60分钟（可提前结束，不可超时），详情安排如表6-41所示。

4. 考核内容：现场流行病学调查、疫点消毒处置、疫情信息撰写。

5. 考核现场布局：见附件1。

6. 其他事项

（1）参加考核人员具体队员分工、进入现场人数由各区应急队自行安排。

（2）流行病学调查、疫点消毒处置、疫情信息撰写三个环节合计不超过60分钟，时间结束后所有队员离开考核现场。

（3）流行病学调查、疫点消毒处置环节各安排工作人员1人，分别模拟疑似病例、酒店（疫点）经理。

（4）疫情信息撰写环节在考核现场指定电脑上完成，从应急队以简讯形式向卫生行政部门汇报，字数不限，点评专家根据电脑上的文档内容进行评分。

三、相关事项

（一）请各区应急队做好各项考核准备，准时报告候考。

（二）参加考核人员食宿由市疾控中心统一安排，请住宿人员务必携带身份证件。

（三）现场应急处置考核环节所需耗材、设备请各队自行准备，撰写疫情信息所需电脑由市疾控中心应急处准备。

（四）应急处联系人

王某：12345678890　　　　李某：12345679980

（三）考核方案

近年来，中东呼吸综合征（MERS）、埃博拉出血热、基孔肯雅热等新发传染病在全球局部地区流行。我市作为“一带一路”倡议下沿线的港口城市，与世界各地商贸往来频繁，面临着各类传染病输入的严峻防控压力。为做好我市输入性传染病疫情应对工作，促进我市疾控机构卫生应急处置能力提升，检验近期各区成立的传染病应急队的现场处置水平，市疾控中心组织开展本次考核，并制订了本考核方案。

1. 考核目的

（1）检验各区传染病应急队应急组织、应急响应、团队协作等应急能力。

（2）考核各区传染病应急队针对MERS输入性疫情的现场应急处置能力。

2. 考核时间、地点与人员安排

（1）考核时间

20××年11月20日 8：30—18：30，其中，8：30—9：00考核应急物资储备，9：15—18：30考核现场应急处置。

（2）考核地点

A市B区C镇WG酒店。

（3）人员安排

考核对象：全市11区疾控中心传染病应急队。（具体上场实操人员各区自行安排）

考核评委：邀请省疾控中心专家组成考核组，分为A、B两个组，每组2名专家，同时计分。每组考核5～6个队伍（现场抽签确定次序），合计考核11个队伍。

现场工作人员：由后勤保障组统一安排。

3. 考核人员职责与分工

（1）领导小组：负责本次演练考核的统筹指挥，综合协调。

组长：A市疾控中心主任。

成员：A市疾控中心相关人员3～5人。

（2）点评专家组：负责本次考核的评分和点评，以及技术细节解释、方案修订完善和考核仲裁工作。

组长及成员：省疾控中心专业技术人员3～5人。

（3）考核业务组：负责落实考核组织协调，制订、修订、完善考核方案，协助考核评委组工作。

组长及成员：A市疾控中心专业技术人员3～5人。

（4）后勤保障组：负责物资准备、流程指导、协作评分统计、生活后勤保障等。

组长及成员：A市疾控中心专业技术人员3～5人。

4. 考核方式与内容

（1）模拟背景信息

20××年11月20日凌晨4：00，一位中国籍男子乘坐SV884航班从沙特利雅得抵达A市国际机场。入境卫生检疫时，红外监测显示其体温为38.9℃。海关对其采集咽拭子标本后放行入境。当日下午，海关通报实验室检测结果为MERS冠状病毒核酸阳性。

接报后，卫生行政部门指示区传染病应急队开展卫生应急处置。

（2）考核方式与内容

本次考核包括MERS疫情应急物资储备、现场应急处置两部分，其中，应急物资储备部分考核输入性传染病处置时应急物资储备情况；现场应急处置部分考核基于疫情背景信息，在规定时间内，各区传染病应急队现场流行病学调查、疫点消毒处置、疫情信息撰写能力。

第一部分：应急物资储备考核

1. 考核时间：20××年11月20日8：30—9：00。

2. 考核地点：A市B区C镇WG酒店停车场。

3. 考核方式：专家现场核查清点，11个队伍分为2组，同时进行考核。

4. 考核内容：现场核查应急物资储备情况。考核应急队响应时各类物资储备的齐全性、有效性。

5. 现场布局与考核表：考核现场分布示意图见附件1，应急物资储备考核表见附件2。

第二部分：现场应急处置考核

1. 考核时间：20××年11月20日9：15—18：30。

2. 考核地点：A市B区C镇WG酒店会议室。

3. 考核方式：11个区分为2组，上午、下午轮流考核（现场抽签决定次序），每组考核限时60分钟。

4. 考核内容：现场流行病学调查、疫点消毒处置、疫情信息撰写。

5. 现场布局与考核表：现场布局示意图见附件1，考核表见附件3～6。

第1环节：现场流行病学调查

1. 模拟场景：疑似病例隔离病房。

2. 考核方式：以现场操作演练为主，辅以现场提问，口述回答。

3. 考核内容：对隔离病房MERS疑似病例进行流行病学调查。考核表见附件3。

（1）应急队员分工配合。通过现场观察，考核应急队员分工合理性、配合协调性。

（2）正确穿脱防护服。通过现场观察，荧光剂检测，考核应急队员分区意识，防护服选择以及穿脱的规范性。

（3）疑似病例流行病学调查。现场观察应急队员流行病学调查信息获取准确度、逻辑性、分工配合度。

（4）标本采集、运输和保存。现场提问标本采集种类、运输保存方法，应急队员口述回答。

（5）密接者的判定与管理。现场提问密接者判定原则以及健康管理方式，应急队员口述回答。

4. 其他事项：该环节安排1人模拟疑似病例，并提供其发病进程、流行病学史等相关信息，模拟疑似病例的人员需熟记以上信息，以保证应急队员进行流行病学调查时能准确回答；若调查询问信息不在提供信息之内，可以随机作答；每个考场安排1名现场工作人员，负责引导现场处置流程推进。

第2环节：疫点消毒处置

1. 模拟场景：疑似病例居住酒店、模拟疫点。

2. 考核方式：以现场操作演练为主，辅以现场提问，口述回答。

3. 考核内容：对疑似病例居住酒店（疫点）进行消毒处理。考评表见附件5。

（1）防护服选择。通过现场观察，考核应急队员疫点消毒处置环节的个人防护。

（2）消毒前准备。通过现场观察和提问，考核消毒药械的选择、药剂的配置。

（3）现场消毒作业。通过现场观察应急队员对指定房间环境、空气进行消毒，考核消毒作业各技术细节的正确性、规范性。

（4）消毒后效果评价。通过现场观察应急队员消毒后效果评价操作，考核效果评价操作的正确性、规范性。

4. 其他事项：该环节安排1人模拟酒店工作人员，只在应急队员主动询问或提及时，提供酒店房间疫点的面积、高度等数据资料，否则不予主动提供信息。

第3环节：疫情信息撰写

1. 模拟场景：疾控中心卫生应急办公室。

2. 考核方式：考核撰写疫情信息的准确性。

3. 考核内容：以应急队角度撰写简要疫情信息，向卫生行政部门汇报。考评表见附件6。

（1）应急队员分工撰写流行病学调查疫情信息。现场观察应急队员信息汇总、分工合作意识。

（2）核实流行病学调查的准确性和规范性。评估流行病学调查信息的准确性和完整性。

4. 其他事项：准备笔记本电脑，让应急队员撰写简要疫情信息，字数不限。

4. 考核评分

（1）考核表制订

参照国家卫健委（原国家卫生计生委）办公厅《中东呼吸综合征疫情防控方案（第二版）》（国卫办疾控发〔2015〕34号）、《中东呼吸综合征病例诊疗方案（2015年版）》《中东呼吸综合征医院感染预防与控制（2015年版）》等文件内容，结合专家咨询意见，制订考核评分表。

（2）分值与评分

权重调整后合计100分，其中第一部分应急物资储备20分，第二部分现场应急处置80分（3个环节分别为30分、30分、20分）。4位考核组专家独立评分，取平均分为最终得分。汇总评分表见附件7。

◆附件1

考核现场布局示意图

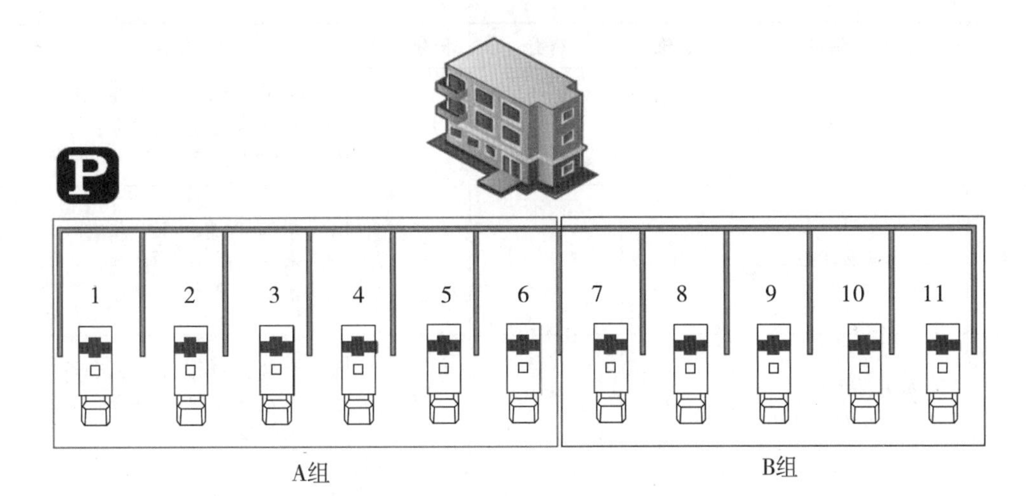

- 考核内容：应急物资储备情况
- 考核时间：20××.11.20 8:30—9:00

图 6-3　应急物资储备考核现场示意图

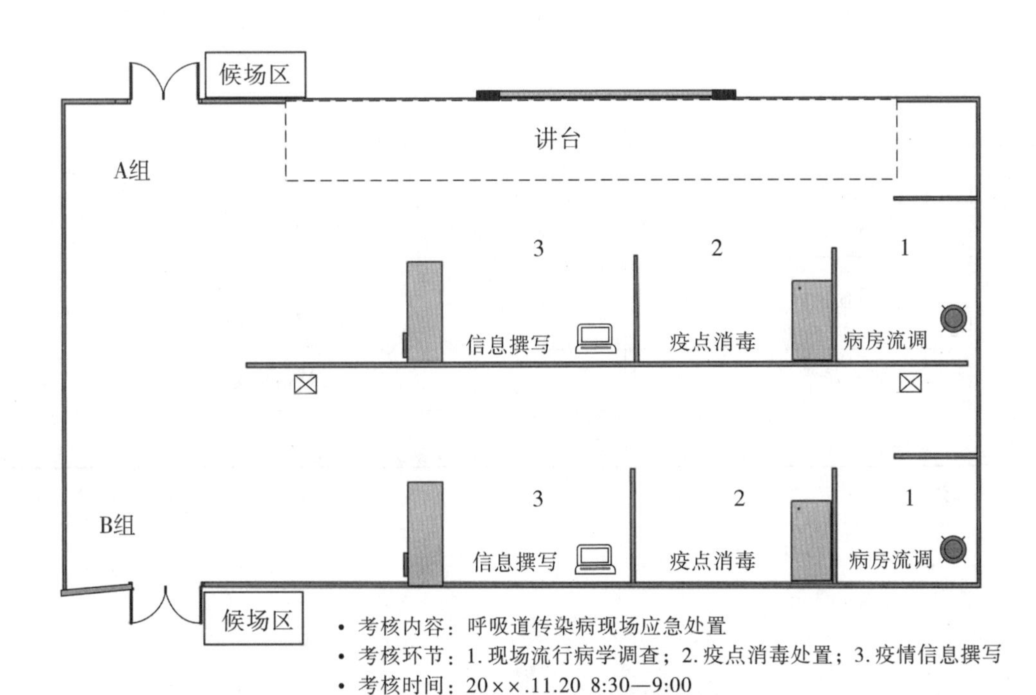

图 6-4　现场应急处置考核现场示意图

◆附件2

表 6-42　应急物资储备考核表

被考核队编号：

序号	考核物品	分值	得分	扣分原因	备注
1	医用防护服	10			1. 不够“2套以上”扣5分； 2. 未在有效期内扣5分； 3. 未带不得分。
2	化学防护服	10			1. 不够“2套以上”扣5分； 2. 未在有效期内扣5分； 3. 未带不得分。
3	N95医用口罩（1860或9132）	10			1. 不够“8个以上”扣5分； 2. 未在有效期内扣5分； 3. 未带不得分。
4	密封袋	10			1. 有破损扣5分； 2. 未带不得分。
5	相关记录表	10			1. 未带“采样记录表”扣5分； 2. 未带“消毒记录表“扣5分。
6	A级运输箱	10			1. 箱内无内置密封罐扣5分； 2. 未携带运输箱配锁扣5分； 3. 无内置专配密封袋扣5分； 4. 未带运输箱不得分。
7	量筒	10			未带不得分。
8	手部消毒液	10			1. 未在有效期内扣5分； 2. 未带不得分。
9	平皿	10			1. 不够“5个以上”扣5分； 2. 未带不得分。
10	规格板	10			未带不得分。
总分		100			

考核人：　　　　　　　　　　　　　　　　　　　日期：

◆附件3

表6-43　现场流行病学调查考核表

被考核队编号：

项目		评分标准	分值	得分	备注
（一）应急队伍整体	1. 队伍状态是否整齐有序	整齐有序得分	2		
	2. 人员分工是否合理	分工合理得分	2		
（二）穿防护服（清洁区）	1. 明确分区	分区明确得分	2		
	2. 选择在清洁区穿戴防护用品	1分	1		
	3. 戴N95口罩 1）检查是否破损，头带是否可用 2）动作规范，有按压鼻梁动作 3）气密性测试	每点1分	3		
	4. 戴一次性帽子 1）检查帽子完整性 2）头发完全裹入帽子里	每点1分	2		
	5. 穿防护服 1）检查防护服完整性，有无破损 2）穿防护服 3）拉拉链，贴密封条	每点1分	3		
	6. 戴防护眼罩 1）检查是否破损，系带是否可用 2）戴防护眼罩 3）检查防护服与眼罩之间是否有裸露皮肤	每点1分	3		
	7. 穿长筒水靴或一次性防水鞋套 1）检查是否有破损 2）穿水靴或鞋套 3）用防护服裤腿套住水靴或鞋套	每点1分	3		
	8. 戴手套 1）选择合适尺寸，检查有无破损 2）戴双层手套 3）外层手套套在防护服袖口外面	每点1分	3		
	9. 舒适性检查 检查防护着装，检查动作舒适性，包括举双手、弯腰、下蹲等	1分	1		
（三）个案调查（污染区）	1. 给患者戴一次性外科口罩	2分	2		
	2. 正确填写个案调查表	2分	2		
	3. 调查完毕后将调查物品放入密封袋	2分	2		
（四）脱防护服（半污染区）	1. 选择在半污染区脱防护服	1分	1		
	2. 展示洗消动作 1）调查人员洗消后脱防护服 2）调查物品密封袋洗消后由协助人员带出	每点1分	2		

续表

项目		评分标准	分值	得分	备注
	由工作人员往流调人员颈部、上腹部、下腹部、双手手腕喷荧光剂				
	3. 脱外层手套，放入医疗垃圾袋	1分	1		
	4. 脱防护眼罩 1）双手扶住防护眼罩往前轻拉，使防护眼镜离开眼眶，低头，往上脱离眼罩 2）放入医疗垃圾袋	每点1分	2		
	5. 脱防护服 1）先拉开防护服拉链，双手从头顶拉住头罩前缘，从前往后脱下头罩 2）脱掉防护服上部，袖子由里向外翻转，脱下防护服上衣部分 3）接着双手在防护服内部，从上往下，由里向外卷，直至脚踝，连同鞋套一起脱下 4）将防护服和鞋套卷好放入医疗垃圾袋	每点1分	4		
	6. 脱一次性帽子 1）手指反掏进帽子，将帽子轻轻摘下，里面朝外，卷好 2）放入医疗垃圾袋	每点1分	2		
	7. 脱去右手内层手套，放入医疗垃圾袋	1分	1		
	8. 摘口罩 1）左手扶住口罩，右手慢慢地将颈部的下头带从脑后拉过头顶，放到左手手背，再将上头带从脑后拉过头顶，放到左手手背 2）左手捏住口罩，取下，将口罩握紧 3）右手手指伸入左手内层手套，由内往外翻，包裹口罩 4）放入医疗垃圾袋	每个点1分	4		
（五）污染物处理	1. 打包医疗垃圾袋	1分	1		
	2. 洗手、消毒	1分	1		
（六）防护效果	检查流调人员身上是否沾染荧光剂	无沾染得分，有沾染酌情扣分	25		
（七）现场提问	1. 应该采集哪些标本？	答对得分	5		
	2. 如何采集咽拭子？	答对得分	5		
	3. 如何运输保存标本？	答对得分	5		
	4. 如何判定密切接触者？	答对得分	5		
	5. 如何对密切接触者进行追踪和管理？	答对得分	5		
总分			100		

考核人：　　　　　　　　　　　　日期：

◆附件4

现场流行病学调查提问大纲

一、应该采集哪些标本?

得分点：咽拭子、鼻拭子、鼻咽或气管抽取物、痰或肺组织以及血液和粪便等。

二、如何采集咽拭子?

得分点：用聚丙烯纤维头的塑料杆拭子同时擦拭待测人员双侧咽扁桃体及咽后壁，将拭子头浸入含3mL采样液的管中，尾部弃去，旋紧管盖。

三、如何运输、保存标本?

得分点：用于病毒分离和核酸检测的标本应尽快进行检测，24小时内能检测的标本可置于4℃保存，24小时内无法检测的标本则应置于-70℃或以下保存。如无-70℃保存条件，则于-20℃冰箱暂存。血清可在4℃存放3天、-20℃以下长期保存。标本运输期间应避免反复冻融。应设立专库或专柜单独保存标本。

样本采集后应尽快送往实验室，若呼吸道样本或血清运往实验室的运输中出现耽搁，适当的低温保存处理是非常重要的，建议在能获得干冰的地方采用干冰保存运输样本。

四、如何判定密切接触者?

1. 诊疗、护理中东呼吸综合征确诊、临床诊断或疑似病例时未采取有效防护措施的医护人员、家属或其他与病例有类似近距离接触的人员。

2. 在确诊、临床诊断或疑似病例出现症状期间，共同居住、学习、工作或其他有密切接触的人员。

3. 现场调查人员调查后经评估认为符合条件的人员。

五、如何对密切接触者进行追踪和管理?

得分点：现阶段，对确诊病例和临床诊断病例的密切接触者实施医学观察。对疑似病例的密切接触者，要及时进行登记并开展健康随访，告知本人一旦出现发热、咳嗽、腹泻等症状，须立即通知当地开展健康随访的卫生健康部门。

◆附件5

表 6-44　疫点消毒处置考评表

<table>
<tr><th colspan="2">项目</th><th>评分标准</th><th>分值</th><th>得分</th><th>备注</th></tr>
<tr><td rowspan="2">团队协作</td><td>1. 团队配合有序</td><td rowspan="2">差——2分，较差——4分，中等——6分，较好——8分，好——10分</td><td rowspan="2">10</td><td rowspan="2"></td><td rowspan="2"></td></tr>
<tr><td>2. 现场操作熟练</td></tr>
<tr><td rowspan="2">防护服穿脱</td><td>1. 选择合适的防护服类型</td><td rowspan="2">每点5分</td><td rowspan="2">10</td><td rowspan="2"></td><td rowspan="2"></td></tr>
<tr><td>2. 选择在正确的区域穿脱</td></tr>
<tr><td rowspan="2">消毒剂的选择与配置</td><td>1. 空气消毒器械和消毒剂的选择</td><td rowspan="2">每点10分</td><td rowspan="2">20</td><td></td><td rowspan="2"></td></tr>
<tr><td>2. 物表消毒器械和消毒剂的选择</td><td></td></tr>
<tr><td rowspan="3">现场消毒作业</td><td>1. 询问现场面积
2. 摆放作业指示牌</td><td>每点5分</td><td>10</td><td></td><td></td></tr>
<tr><td rowspan="2">消毒顺序：按先上后下、先左后右的顺序依次消毒</td><td>1. 消毒过程中有遗漏部分的扣10分</td><td rowspan="2">20</td><td rowspan="2"></td><td rowspan="2"></td></tr>
<tr><td>2. 消毒过程中消毒人员进出消毒场所均应对人员和器械进行消毒，未按规进行消毒的扣10分</td></tr>
<tr><td rowspan="3">消毒后工作</td><td>1. 告知现场人员消毒后1小时方可打开房门进行通风、清洗等工作</td><td>1. 消毒后未告知的扣5分</td><td rowspan="3">15</td><td rowspan="3"></td><td rowspan="3"></td></tr>
<tr><td>2. 消毒结束后对消毒器械进行消毒和清洗</td><td>2. 未对消毒器械进行消毒和清洗的扣5分</td></tr>
<tr><td>3. 消毒结束后填写现场消毒及采样记录</td><td>3. 无现场记录的扣5分</td></tr>
<tr><td rowspan="3">消毒后效果评价</td><td>消毒后对消毒场所采样进行效果评价</td><td>1. 方法错误的扣10分</td><td rowspan="3">15</td><td rowspan="3"></td><td rowspan="3"></td></tr>
<tr><td>1. 采用沉降法对空气进行采样</td><td rowspan="2">2. 布点要求：空气采样使用梅花布点法。布点数量少于5个扣5分</td></tr>
<tr><td>2. 采用擦拭法对物表进行采样</td></tr>
<tr><td colspan="3">总分</td><td>100</td><td></td><td></td></tr>
</table>

考核人：　　　　　　　　　　　　　　　　日期：

◆附件6

表 6-45　疫情信息撰写考评表

被考核队编号：

项目		评分标准	分值	得分	备注
一、流行病学调查报告撰写					
团队与行文	1. 团队配合有序 2. 行文准确流畅	差——2分 中——4分 好——6分	6		
基本信息	1. 姓名　2. 性别 3. 年龄　4. 职业 5. 工作单位　6. 现住址 7. 户口所在地　8. 国籍 9. 身份证号码或护照号码 10. 联系电话	每点2分	20		
临床发病信息	1. 发病时间 2. 发病地点 3. 临床症状、体征和并发症 4. 就诊情况 5. 临床与实验室检查结果 6. 既往健康状况 7. 疾病归转	每点2分	14		
流行病学信息	1. 发病前14天内逐日活动情况 2. 发病前14天内中东呼吸综合征病例接触史 3. 发病前14天内单峰骆驼、蝙蝠及其他动物接触情况 4. 发病前14天内境外旅居史 5. 入境后密切接触者	每点5分	25		
采样与实验室检测	1. 采集咽拭子 2. 实验室检测结果	提及给分，每点5分	10		
结论与风险评估	1. 输入定性 2. 感染地来源 3. 风险评估	每点5分	15		
采取措施及建议	1. 已采取的措施 2. 针对性建议	合理措施和建议各5分	10		
总 分			100		

考核人：　　　　　　　　　　　　　　　　日期：

◆附件7

表6-46　考核汇总评分表

被考核队编号	区属	第一部分（20分）	第二部分（80分）										权重合计得分	排名	备注
		应急物资储备	现场调查（30分）			疫点消毒（30分）			信息撰写（20分）			小计			
			专家一	专家二	得分	专家一	专家二	得分	专家一	专家二	得分				
1															
2															
3															
4															
5															
6															
7															
8															
9															
10															
11															
12															

评分人：　　　　复核人：　　　　日期：

（甄若楠）

第五节　其他类

实例十五：生物安全事件应急演练

（一）演练概述

布鲁氏菌病是由布鲁氏菌引起的人畜共患的一种常见传染病，是我国法定乙类传染病、二类动物疫病。临床表现为发热、多汗、乏力、关节疼痛、肝脾及淋巴结肿大等。主要传染源为患病的动物及其制品。潜伏期一般为1～3周，平均为2周，人感染的主要途径为经皮肤黏膜直接接触感染，经消化道引起的食源性感染和经呼吸道吸入被污染的飞沫、尘埃感染也时有发生，人群普遍易感。

2019年11月28—29日，中国农业科学院兰州兽医研究所口蹄疫防控技术团队先后报告4名学生布鲁氏菌病血清学阳性。根据官方通报，截至2020年11月，当地已对5.5万人进行了检测，检测人数达到事发区域的97.5%，省级复核确认阳性人员6 620人。本次事件导致的感染者规模、事件的严重程度超出人们的想象。根据官方通报，事故的起因是：2019年7月至8月，中牧兰州生物药厂在兽用布鲁氏菌疫苗生产过程中使用过期消毒剂，致使生产发酵罐废气排放灭菌不彻底，携带含菌发酵液的废气形成含菌气溶胶，扩散后被人体吸入或黏膜接触导致人体产生抗体阳性。本次演练以该事件为背景，模拟××市××区A生物制品厂发生布鲁氏菌泄露事件的处置，包括事件的发现与报告、流行病学调查和病例搜索、风险评估和成立现场指挥部、溯源和查因、事件的应急控制5个科目，采用现场直播及视频录播相结合的方式展示。通过本次演练，明确各联防联控工作成员单位应对生物安全事件的职责分工，检验各联防联控工作成员单位应对生物安全事件的协作处置能力，为制订生物安全事件处置应急预案提供参考依据。

（二）演练方案

1. 演练目的

明确各联防联控工作成员单位应对生物安全事件的职责分工；检验各联防联控工作成员单位应对生物安全事件的协作处置能力；为制订A市生物安全事件处置应急预案提供参考依据。

2. 演练依据与原则

本次演练参考文件与方案包括《中华人民共和国传染病防治法》（2013年修订）、《突发公共卫生事件应急条例》（国务院令第376条）、《实验室生物安全通用要求（GB 19489—2008）》《病原微生物实验室生物安全管理条例（2018年修订）》《人间传染的病原微生物名录》（2006年卫生部）、《可感染人类的高致病性病原微生物菌（毒）种或样本运输管理规定》（2005年卫生部）、《人间传染的病原微生物菌（毒）种保藏机构管理办法》（2009年卫生部令第68号）、《全国布鲁氏菌病监测工作方案》（国卫办疾控函〔2018〕141号）、《布鲁氏菌病诊断标准（WS269-2019）》等。

3. 演练时间与地点

演练时间：20××年××月××日××：××—××：××。

演练地点：××××。

4. 参演单位

（1）主办单位：××××。

（2）承办单位：××××。

（3）协办单位：××××。

（4）参演单位：××××。

（5）观摩人员：××××。

5. 演练内容

（1）演练方式

本次演练为综合性实战演练，主要采取现场直播和视频录播的方式展示。

（2）演练背景

××月××日，B医院和C医院分别接诊了2名发热、乏力、关节疼痛患者，新冠病毒感染、登革热、流感、风湿等常见病的实验室检测结果均为阴性，虎红平板凝集实验（RBPT）初筛布鲁氏菌抗体阳性，经核实，4人均为××区A生物制品厂的工作人员。医院初步考虑为人感染布鲁氏菌聚集性事件，遂立即上报。经市、区疾控中心调查，该药厂约有200名员工，主要从事兽用布鲁氏菌疫苗研发，流调发现4人中3人接触过实验兽用布鲁氏菌疫苗，另外1人未接触过，推测可能是接触暴露而感染。通过病例搜索发现，另有10名员工也曾出现过发热症状，经市疾控中心实验室初筛后均为布鲁氏菌抗体阳性。随后，舆论疯传该药厂实验室动物携带布鲁氏菌，大批员工和附近小区居民高度紧张，纷纷赶往医院求诊，造成人员恐慌。

接报后，市政府立即介入调查，成立工作组，启动应急预案，开展会议研判、病例救治、溯源调查、采样检测、应急处置、实验室卫生防护、科普宣传、媒体应对的防控措施。截至××月××日，累计采集该药厂员工和附近居民血清标本5 000份，实验室复核检测确认抗体阳性人员共100例。除14人有轻微发热症状外，其余均未出现明显的临床症状。专家组经调查认为，事故主要起因为：该药厂在兽用布鲁氏菌疫苗生产过程中使用过期消毒剂，致使生产发酵罐废气排放灭菌不彻底，携带含菌发酵液的废气形成含菌气溶胶，导致位于下风侧的人员吸入或黏膜接触后而感染，此次事件是一次意外的偶发事件，是短时间内出现的一次暴露，已经责令该药厂停止生产。

（3）演练科目

根据演练目的，主要展示以下5个演练科目，总演练时长约40分钟。

科目一：事件的发现与报告。

科目二：流行病学调查和病例搜索。

科目三：风险评估和成立现场指挥部。

科目四：溯源和查因。

科目五：事件的应急控制。

6. 生物安全事件应急演练脚本

表 6-47　生物安全事件应急演练脚本

序号	活动项目	现场背景	演练内容	旁白
开幕式活动				
1	领导、专家、观摩人员等签到		签到、引导就座。 会场播放演练背景音乐。	
2	主持人开场		致开场白，介绍观演领导和参演单位、观摩单位。	
3	活动背景、演练情景介绍		主持人介绍本次演练活动背景、情景设计。	
4	队伍集结		请示领导，各参演单位人员在各自指定位置列队候场。 **主持人**：主会场内，各参演单位已抵达集结现场。 **集结地演练队长**：报告！队伍已集结完毕，请指示！	
5	宣布演练开始		**领导**：我宣布，××市生物安全事件应急演练，现在开始！ **集结地演练队长**：是！	

续表

序号	活动项目	现场背景	演练内容	旁白
演练开始				
6	场景介绍	区疾控中心 某医院	【视频】背景介绍。 【拍摄动作】收治医院接诊疑似布鲁氏菌病患者，临床检测诊断为布鲁氏菌病(以下简称“布病”)，医院防保科通过报病系统上报区疾控中心。	10月10日，市疾控中心接到区疾控中心报告，B医院和C医院在同一周内分别接诊了2名不明原因发热、乏力、关节疼痛患者，经调查，4人均为A生物制品厂的工作人员，经医院临床检测诊断为布鲁氏菌病。布病为近年罕见传染病，医院防保科立即上报。
科目一：事件的发现与报告				
7	环节1： 疑似病例发现与报告	区疾控中心	【拍摄动作】市、区疾控中心工作人员在办公室做打电话状，区疾控中心工作人员上报布病情况。 **区疾控中心李医生：**你好，请问是市疾控中心吗？我是区疾控中心李医生。 **市疾控中心王医生：**李医生你好，请问有什么事情？ 【拍摄动作】市疾控中心工作人员神情严肃，仔细记录布病上报情况。 【拍摄动作】市疾控中心工作人员迅速将该情况报告科室负责人李科长。 **市疾控中心王医生：**李科长，我刚才接到区疾控中心的电话，反映B医院和C医院一周内各报告2例布病，而且4人来自同一生物制品厂。 **市疾控中心李科长：**生物制品厂？具体生产什么知道吗？ **市疾控中心王医生：**具体还不太清楚。 **市疾控中心李科长：**对于这种可疑聚集性的疫情要尽快开展调查。小王，你把小李和小陈都叫过来，我们一起开个会，布置一下工作。 **市疾控中心王医生：**好的。	市疾控中心工作人员接到区疾控中心电话报告，B医院和C医院各报告2例布病，这4人来自同一生物制品厂，怀疑为布病聚集性疫情，所在生物制品厂的具体情况尚不明确。 市疾控中心工作人员了解情况后，立即将此事报告给科室负责人李科长。

续表

序号	活动项目	现场背景	演练内容	旁白
8	环节2： 分配工作任务	市疾控中心	【拍摄动作】市疾控中心李科长和科员迅速反应，在会议室开会，并分配工作任务。 **市疾控中心李科长**：现在有一起疑似布病的聚集性疫情，小王，你简单介绍一下情况。 **市疾控中心王医生**：区疾控中心报告，B医院和C医院一周内分别报告2例布病，而且4人来自同一生物制品厂。 **市疾控中心李科长**：布病在我市是不常见的，尤其是聚集性病例，我市市内没有牧场，也不具备（动物）饲养环境，只有一些动物贩卖场所，所以这个非常重要。小王，你联系一下收治医院，我们马上出发去医院进行调查。 **市疾控中心王医生**：好的。 【拍摄动作】市、区疾控中心流调人员迅速反应，准备好疫情应急处置箱、样本箱等用物，准备出动。	科长召集科员开会并分配任务。
科目二：流行病学调查和病例搜索				
9	环节1： 流行病学调查	某医院	【拍摄动作】市、区疾控中心流调人员分别乘坐疾控中心应急车辆赶赴病例收治医院，开展流行病学调查。 【拍摄动作】市、区疾控中心流调人员出示工作证，开展流行病学调查，向接诊医生了解布病患者情况。 **市疾控中心流调人员**：王医生，你好。我们是市疾控中心和区疾控中心的医生（出示工作证），我们来了解一下两名布病患者的就诊情况和发病经过。 **收治医院接诊医生**：你好。我先介绍一下首发病例的情况……	市、区疾控中心流调人员接到任务后，分别赶赴病例收治医院，开展流行病学调查。
10		某医院	【拍摄动作】患者做腰酸背痛状，护士对患者进行咽拭子采样，并通过采集患者血液样本，血培养出布鲁氏菌。	据了解，首发病例反复发热3天，偶有关节疼痛，按普通感冒自行服用抗病毒口服液，未见好转，遂来医院就诊，其新冠病毒感染、流感、登革热、结核、风湿检测结果均为阴性，随后血培养出布鲁氏菌。

续表

序号	活动项目	现场背景	演练内容	旁白
		A生物制品厂	【拍摄动作】接诊医生向市、区疾控中心流调人员说明第二例布病患者情况。 **市疾控中心流调人员**：好的，请尽快将细菌样本送往省CDC进行菌种鉴定与分型，另外，我们会重点对患者进行流行病学调查和信息登记，并采集一份5mL的促凝血进行血清学检测，进行诊断。 **收治医院接诊医生**：好的。 【拍摄动作】市、区疾控中心流调人员对布病患者开展流行病学调查。 **市疾控中心流调人员**：陈某，您好，我们是市、区疾控中心的医生（出示工作证），根据目前的情况，我们分析您患的可能是布病，请问您对布病了解吗? **患者陈某**：不太了解，以前没听说过啊! **市疾控中心流调人员**：布病是一种人畜共患传染病，一般由动物传播给人类，所以我们想了解一下您这次发病前后的具体情况，以便找到可能的传染源和传播途径，这也是为您的身体健康着想，下面我们问您几个问题，希望您能配合。 **患者陈某**：好的，你问吧。	另一例患者和第一例患者症状类似，同样血培养出布鲁氏菌，问诊后，市疾控中心流调人员发现两位病患均来自同一生物制品厂。 市、区疾控中心流调人员一行3人在初步了解患者情况后，一人继续通过接诊医生详细了解患者诊疗经过，另外两人负责对患者开展个案调查。 调查发现，该患者为A生物制品厂的技术人员，具有典型的布病症状，反复发热，肌肉关节疼痛，发病前无旅行史，未曾食用羊、牛肉及乳制品。

续表

序号	活动项目	现场背景	演练内容	旁白
11		市传染病医院	【视频】介绍A生物制品厂生物安全实验室、生产车间等环境。A生物制品厂生产车间技术人员穿戴个人防护装备，实验室工作人员按照实验室规范进行作业。 【动画视频】动画展示4位布病患者的调查情况和分布情况。 【拍摄动作】市、区疾控中心流调人员对布病患者开展流行病学调查。 **市疾控中心流调人员**：若您的同事有相关的症状，建议第一时间去医院就诊，以得到及时的诊断和治疗。感谢您配合此次调查，您注意休息。 **患者陈某**：好的。 【拍摄动作】市疾控中心流调人员与收治医院医生进行病例讨论。 **市疾控中心流调人员**：王医生，根据流调情况，4个病例的症状非常符合布病的特点，我们初步推测患者可能是接触兽用布鲁氏菌疫苗而感染，我们中心可以做血清学检测，为了了解患者的感染情况，麻烦您尽快安排护	其就职的A生物制品厂约有200名员工，主要生产各种兽用疫苗，患者负责动物实验工作，把疫苗注射给动物，检测疫苗效果。 据了解，在一个月前，该厂曾生产过一批兽用布鲁氏菌疫苗，需对牛、羊进行动物实验，实验动物是通过正规途径采购的，实验过程均按照实验室规范进行操作，并做好个人防护，目前，一起做实验的同事未出现相关症状。 市、区疾控中心流调人员通过对4位患者进行详细调查，确定他们均为A生物制品厂的员工，其中2人为疫苗生产车间技术人员，1人为实验室人员，1人为管理人员。流调发现4人中有3人接触过实验动物，另外1人未接触过，推测可能是接触暴露而感染，具体是如何感染的仍需进一步调查。 市疾控中心流调人员结束流行病学调查后，与收治医院医生进行病例讨论。

续表

序号	活动项目	现场背景	演练内容	旁白
		××医院	士采集患者的促凝血5mL，我们尽快送检。 **收治医院接诊医生：**好的，我马上安排。 【拍摄动作】收治医院护士对布病患者采集5mL促凝血样本，随后送检。 【拍摄动作】市疾控中心工作人员对布病患者采集5mL促凝血样本进行血清学检测，初筛后，结果为布鲁氏菌抗体阳性。 【拍摄动作】市疾控中心流调人员向市疾控中心领导汇报情况。 **市疾控中心流调人员：**领导，有个情况要向您汇报一下，B医院和C医院分别报告了2例布病病例，调查发现他们来自同一生物制品厂，该厂生产兽用布鲁氏菌疫苗。 **市疾控中心领导：**感染来源明确了没有？传染了多少人？ **市疾控中心流调人员：**该厂的职工有200多人。发现的病例中有3人接触过实验动物，另1人未接触过，目前还没有发现其他报病情况，推测可能是接触兽用布鲁氏菌疫苗引起的，但具体感染途径不明。 **市疾控中心领导：**好的。请尽快核实疫情，查明原因和波及范围，形成书面报告上报。	市疾控中心实验室工作人员对采集的血液样本进行血清学检测。 经检测，4人布病抗体初筛均为阳性，确诊实验正在进行。确认同一疫苗企业短时间内出现4例可疑布病病例后，调查人员当即意识到事态严重性，电话向疾控中心领导汇报了该情况，并对该企业员工进行布病患病情况排查。

续表

序号	活动项目	现场背景	演练内容	旁白
12	环节2： 涉事企业病例搜索	A生物制品厂	【拍摄动作】市、区疾控中心工作人员组织对A生物制品厂的所有员工进行流行病学调查以及采样检测。 **市疾控中心医生：**大家好，今天我们来这里，主要是给大家进行布病健康监测。很多人可能对布病不太了解，稍后我们会给大家简单介绍布病的防病知识。另外，今天我们过来还有一个目的，就是采集大家的血液样本，进行血清学检测，请大家在右侧登记好个人信息，到左侧进行抽血检测。检测结果将在一星期后出来，谢谢大家配合。	市、区疾控中心组织人员对该厂所有职工进行流行病学调查和采样检测。 经核实，A生物制品厂主要从事疫苗的研发和生产，最近组织生产了兽用布鲁氏菌疫苗。该厂员工共220人，通过病例搜索、对所有员工进行血清学检测筛查，发现共有10人布病抗体阳性，未发现员工有反复发热等可疑症状。
科目三：风险评估和成立现场指挥部				
13	环节1： 现场指挥部启动风险评估会商会议	现场指挥部风险评估会商会议	【实战演练】成立事件应急现场指挥部和专责工作组，开展风险评估会商会议。 （主持人与分会场记者连线） **主持人：**市疾控中心负责人将初步调查情况报告市卫生健康委员会，市卫健委随即上报市政府，市政府接报后，立即按市突发公共卫生事件应急预案启动突发公共卫生事件Ⅲ级应急响应，成立现场指挥部和专责工作组。由市卫健委牵头，区政府和市、区各部门组成的现场指挥部，开展疫情研判、病例诊疗救治、现场溯源查因等处置措施。接下来，我们现场连线指挥部的记者，了解一下专家会商情况。 **分会场记者：**按市应急指挥部指示，已由市政府及市、区街道各级政府、各部门和技术部门的专家成立现场指挥部，各部门根据职责分工开展相关工作，以下是指挥部现场情况。	

续表

序号	活动项目	现场背景	演练内容	旁白
			现场指挥部总指挥：现场指挥部各成员单位领导和专家已到齐，下面由市疾控中心简单通报疫情和初步调查情况。 **市疾控中心地方病防控专家**：市、区疾控中心接到4例布病病例的疫情报告后，立即展开调查，已完成初步调查并形成书面报告。经调查，我们认为，该生物制品厂员工的布病聚集性疫情可能是由于吸入或接触暴露而感染发病的，具体的暴露原因、途径以及疫情波及的范围、规模有待进一步调查。 **现场指挥部总指挥**：刚才疾控部门已通报疫情概况，根据他们的初步调查、疫情处置建议及现场实际情况，下一步疫情应急处置有关职责分工已下发给各部门，下面由各部门根据分工发表意见。	
14			**现场指挥部总指挥**：感谢各位代表的发言，对于这起生物制品厂布病疫情突发公共卫生事件，市政府高度重视，请各职能部门抓紧落实防控措施，建立联络人制度，保持沟通，及时报告进展。各位还有没有补充？（稍作停顿）好的，本次会商会议结束。 **分会场记者**：主持人，您好，现场指挥部情况已播报完毕。	
科目四：溯源和查因				
15	环节1： 涉事生物制品厂检查	A生物制品厂	【拍摄动作】市农业农村局、市公安局、市市场监管局、市疾控中心、市生态环境局和市气象局的工作车辆进入涉事生物制品厂开展溯源和查因。	由农业农村局、疾病预防控制、市市场监管局、生态环境局、气象局、公安局等部门组成的联合调查组前往A生物制品厂，对该厂及周边社区的自然环境等情况开展溯源调查。

续表

序号	活动项目	现场背景	演练内容	旁白
16	环节2： 动物交易市场检查	牲畜交易市场	【拍摄动作】市市场监管局、市动物卫生监督所组织工作人员对涉事生物制品厂及其周边动物交易市场进行检查，重点排查是否有饲养和使用实验动物的人员和场所，市场是否有牛、羊动物售卖，动物卫生监督所人员对该区域内养殖场的牛、羊等动物开展布病排查，采集牛、羊等动物血液。	市市场监管局、市动物卫生监督所组织工作人员对A生物制品厂、附近企业及其周边动物交易市场进行检查，排查是否有饲养和使用实验动物的人员和场所，市场是否有牛、羊等动物售卖，动物卫生监督所人员对受威胁区内动物交易市场的牛、羊等动物加强检疫，核对检疫证，检查交易牛、羊等动物的临床健康情况，对该区域内养殖场的牛、羊等动物开展布病排查，采集牛、羊等动物血液，检测布病抗体。检测结果出来前，禁止该区域的牛、羊等动物转移。
17	环节3： 空气环境质量监测	A生物制品厂周边自然生态环境	【拍摄动作】市生态环境局在涉事企业周边设置采样点，监测该厂周边空气等环境质量。	市生态环境局工作人员对A生物制品厂及周边生态环境进行调查，设置采样点，监测周边空气等环境质量。
18	环节4： 涉事生物制品厂生产车间检查	A生物制品厂生产车间	【拍摄动作】联合调查组成员进入A生物制品厂的生产车间，开展溯源调查，查看每个车间的相关文件及记录，询问生产车间具体情况，并进行详细登记。 【拍摄动作】联合调查组成员在检查疫苗生产发酵车间时发现了一批过期的含氯消毒剂。 【拍摄动作】市疾控中心工作人员走进疫苗生产发酵车间，对相关车间环境、设备进行采样和检测。	联合调查组成员进入A生物制品厂，对生产车间及生物安全实验室开展溯源调查，对企业的GMP证书、生产文号、疫苗生产工艺流程，生物安全组织架构、质量管理体系文件、活动备案情况、工作人员的培训记录、菌毒株的管理及取用记录、感染材料的运输交接记录等进行调查，均未发现异常情况。 在联合调查组检查兽用布鲁氏菌疫苗生产车间时，发现近期生产过程中使用过一批过期的含氯消毒剂，可能致使生产发酵罐废气排放灭菌不彻底，导致企业员工感染发病。 市疾控中心工作人员对相关车间设备、环境进行采样和检测，确定车间等环境是否存在布鲁氏菌和污染范围。

续表

序号	活动项目	现场背景	演练内容	旁白
19	环节5： 气象监测	A生物制品厂周边自然生态环境	【实战演练】市气象局工作人员乘坐应急气象监测车辆抵达涉事生物制品厂，利用监测设备进行厂区内外实时气象监测。 **主持人：**联合调查组已深入涉事生产车间进行生物安全检查，与此同时，市气象局的工作人员正在进行厂区内外实时气象监测，接下来，我们连线现场同事，了解一下气象监测的情况。 **分会场记者：**您好！我们现在位于厂区南侧，市气象局的工作人员正在抓紧时间进行气象监测。 **市气象局监测人员：**（由其中一个部门负责人进行工作汇报，与主会场领导进行连线互动）报告现场指挥部，10月份以来，事发地的气象资料已通报指挥部，目前现场多云，气温为23℃，有偏南风2～3级，风向较稳定，气压1012.3百帕（hPa），有利于污染物向北扩散，报告完毕。 **主持人：**经过联合调查组调查，认为事故的主要起因为：A生物制品厂在兽用布鲁氏菌疫苗生产过程中使用过期消毒剂，致使生产发酵罐废气排放灭菌不彻底，携带含菌发酵液的废气形成含菌气溶胶，导致位于下风侧的人员吸入或黏膜接触产生抗体。	
科目五：事件的应急控制				
20	环节1： 专家组研讨病例医疗救治方案	收治医院	【拍摄动作】收治医院成立专家组，针对聚集性布病疫情，研讨病例医疗救治方案。 **专家A：**经过（对涉事生物制品厂）排查，新发10例布病确诊病例，考虑这是一起生物安全引起的聚集性布鲁氏菌病疫情。 **专家B：**如果发现的病例数越来越多，我们需不需要采取集中收治处理？ **专家C：**布病是一种慢性疾病，如果是普通病例，在病情不严重的情况下，一般来讲，病人是可以通过门诊服药康复的，不需要住院治疗，但收治医院一定要做好传染病管控。	卫生健康部门统一指挥协调，成立临床专家组。 开通绿色就诊通道，指定定点收治医院，进行病例诊疗救治。针对布病在我市罕见，制订了儿童、孕妇等不同人群的详细救治方案和阳性检测者的健康随访方案。

续表

序号	活动项目	现场背景	演练内容	旁白
			专家D：对于儿童和孕妇布病患者，是否有特殊的救治方案呢？ **专家C**：这个问题问得很好，布病治疗一般是以多西环素、利福平这类药物为主，这种药物对肝、肾的损害比较明显，对儿童、孕妇的损伤比较大，所以我们要看具体的情况，通过衡量患者的病情进展、药物的安全性，个体化地制订救治方案。 【拍摄动作】展示收治医院环境。	
21	环节2： 周边医疗机构、社区、居民家扩大排查	市疾控中心	【拍摄动作】市疾控中心工作人员针对溯源和查因情况进行会议讨论，为摸清疫情的波及范围开展扩大排查工作。	为进一步摸清疫情的波及范围，调查组通过运用AI拨号、热点地图、人工智能等技术，结合病例分布地图和入户调查等方式进行病例搜索，扩大排查范围。
		涉事生物制品厂周边医疗机构	【拍摄动作】市、区疾控中心工作人员，市卫生监督所工作人员一同前往涉事生物制品厂周边医疗机构。 市卫生监督所人员向医疗机构相关工作人员了解情况，进行执法检查。市、区疾控中心工作人员前往发热门诊，察看发热门诊日志，向门诊医生了解情况，排查可疑病例。	由市、区疾控中心、市卫生监督所组成的联合调查小组，前往涉事生物制品厂周边的医疗机构，查看发热门诊预检分诊、医院传染病漏报等情况，排查可疑病例。
		涉事生物制品厂周边居民区	【拍摄动作】由公安、居委会、社区卫生服务中心工作人员组成三人调查小组，前往涉事生物制品厂周边的社区居民家中进行入户调查。 **居委会工作人员**：邱阿姨，您好。我是居委会的工作人员，这位是社区医生，附近有一个生物制品厂发生了实验室布鲁氏菌泄漏事件，有些情况想跟您了解一下。 **居民**：好的，请进。 **社区医生**：布病在我们南方是比较少见的。我想跟您了解一些情况，需要对您进行抽血检测，希望您能配合我们的工作。	由公安、居委会、社区卫生服务中心人员组成三人调查小组，分别到A生物制品厂周边的居民区进行入户调查。

续表

序号	活动项目	现场背景	演练内容	旁白
		A生物制品厂周边社区	**居民**：可以。 **社区医生**：我想了解一下，您和您的家人近期有没有发热、肌肉酸痛等症状？ **居民**：没有。 【拍摄动作】市、区疾控中心、居委会、社区卫生服务中心组织工作人员，在A生物制品厂周边社区设定采样点，对居民进行血液采样。	开展布病防病宣教和病例搜索等工作，动员居民到指定采样点，采集样本，进行相关检测。 居委会、社区卫生服务中心在涉事生物制品厂周边社区设定采样点，对居民进行血液采样。
22	环节3：疫情应急处置	A生物制品厂出入口 现场指挥部风险评估会商会议 A生物制品厂周边肉类加工市场 A生物制品厂生产车间	【拍摄动作】市公安局工作人员设置警戒线，封锁涉事相关场所，控制现场秩序，在A生物制品厂的出入口实行人员出入管制。 由现场指挥部成员组成疫情应急处理工作小组，对事件进行会商研判，制定突发疫情控制处理措施。 【拍摄动作】市、区市场监管局工作人员与市、区疾控中心工作人员一同前往A生物制品厂周边肉类加工市场进行排查：市、区市场监管局工作人员检查动物检疫合格证明，市、区疾控中心工作人员向摊位老板宣传布病的预防控制知识。	在当地人民政府的统一领导下，成立由相关部门组成的疫情应急处理工作小组，公布对外联系电话，负责本行政区域内疫情处理工作的组织管理、指挥和协调，根据《中华人民共和国传染病防治法》（2013年修订）等有关规定，卫生健康、农业农村等部门立即开展相关疫情应急处置工作。通过调查，查明疫情波及的范围、规模、流行原因和传播途径，及时制订并采取突发疫情控制处理措施。 市、区农业农村局，市、区市场监管局、市动物卫生监督所对A生物制品厂和附近企业机构、社区、市场进行排查，检查是否有饲养动物和使用实验动物的情况，市场是否有牛、羊等牲畜售卖，并开展布病检疫。当地街道办在A生物制品厂附近社区的主要出入口设立动物检疫，派驻保安、公安干警、志愿者，限制牲畜等动物移出和带入检疫区域。

续表

序号	活动项目	现场背景	演练内容	旁白
			【拍摄动作】市、区疾控中心消毒杀虫队伍进入A生物制品厂生产车间进行消杀作业。 为确保环境设施消毒净化，按消毒工作规范，对相关车间环境、设备（包括生产车间流水线、疫苗发酵罐、实验室地面、操作台、门把手等）进行消毒前和消毒后采样。 随后，消杀队根据不同设施、环境和消毒对象，选用不同的消毒剂、消毒器具和方法进行消毒。	市、区疾控中心消毒杀虫队伍进入A生物制品厂生产车间进行消毒作业，为确保环境设施消毒净化效果，按消毒工作规范，在消毒前和消毒后分别采样进行消毒后效果评价。队员采集车间流水线、疫苗发酵罐、实验室地面、操作台、门把手等物体表面样品，车间、实验室等场所内的空气样品进行检测。
				消毒队队员根据不同设施、环境和消毒对象，选用不同的消毒剂、消毒器具和方法进行消毒。 对疫苗生产过程涉及的各种场所采用3%过氧化氢溶液喷雾开展空气消毒；对重点污染部位和电器等用经消毒药水浸泡的抹布擦拭消毒；对车间墙壁、地面等物表，用常量喷雾器喷洒含氯消毒剂进行消毒。
		A生物制品厂外环境	【实战演练】市、区疾控中心消杀队驾驶车载消杀车辆，控制遥控小坦克，对A生物制品厂生产车间外部的草坪、土壤、建筑等进行消杀作业。 **主持人：**在A生物制品厂生产车间的外部区域，消毒队队员对生产车间、厂区可能被污染区域进行消毒处理。接下来，我们现场连线同事，了解工作的开展情况。 **分会场记者：**你好！我现在在该厂生产车间大楼外，市、区疾控中心消杀队的工作人员正在紧急进行外环境消杀作业。	
				布鲁氏菌对多种消毒液敏感，为预防布鲁氏菌扩散，本次疫情卫生学处理中，使用含氯消毒剂常量喷洒方式，对室内环境物体表面进行消毒处理，

续表

序号	活动项目	现场背景	演练内容	旁白
				作用1小时，对室内空气采用过氧乙酸超低容量喷洒方式，开展空气消毒，作用1小时后开窗通风，用清水清洗物体表面。对室外环境用含氯消毒剂，采用常量喷洒方式对室外可能存在污染的物体表面、土壤、水体、建筑等进行消毒。消毒前后分别进行采样，以评价消毒效果，确保达到理想消毒效果。
23	环节4： 媒体应对与善后处理	××市人民政府新闻办公室	【视频】（市人民政府新闻办公室资料画面）市疾控中心新闻发言人就A生物制品厂生物安全事件和有关处置进展进行通报。	11月20日上午，市人民政府新闻办公室召开新闻发布会，市人民政府、市卫生健康委员会、市农业农村局、区人民政府等部门的相关负责人出席会议。发布会上就A生物制品厂生物安全事件和有关处置进展进行了通报。
			【视频】多部门联合开展一系列疫情处置工作。	事件发生以来，市政府高度重视，组织相关部门组成联合调查处置队伍，召开风险评估会商会议，启动突发公共卫生事件Ⅲ级响应，成立现场指挥部，开展病例搜索和医疗救治，对涉事企业采取封闭停产处理，多部门联合对事件展开溯源查因，并进行全面消毒应急处置等一系列疫情处理工作。
		A生物制品厂	【拍摄动作】展示A生物制品厂疫苗生产车间工作人员的工作场景及A生物制品厂内、外环境。 1. A生物制品厂疫苗生产车间的工作人员长时间在密闭的空间内作业。 2. 疫苗生产车间的发酵室中存有一批过期含氯消毒剂。 3. 发酵罐废气排放，生产车间的气压表显示异常状态。 4. 携带含菌发酵液的废气形成含菌气溶胶并向外排放。	【旁白】经过联合调查组调查和实验室研究，认为该事件的主要起因为：A生物制品厂在兽用布鲁氏菌疫苗生产过程中使用过期消毒剂，致使生产发酵罐废气排放灭菌不彻底，携带含菌发酵液的废气形成含菌气溶胶，导致位于下风侧的人员吸入或黏膜接触产生抗体阳性，此次疫情是一次意外

续表

序号	活动项目	现场背景	演练内容	旁白
			【视频】A生物制品厂生物安全事件疫情排查数据统计。 【视频】市人民政府新闻办公室资料画面。	的偶发事件，是短时间内出现的一次暴露，目前已经责令涉事生物制品厂停止生产。 截至11月10日，累计采集涉事生物制品厂和附近居民血清标本5 000份，实验室复核检测确认抗体阳性人员共100例。除14人有轻微发热症状外，其余均未出现明显的临床症状。 目前该事件已得到妥善处理，有关后续的处理工作，区人民政府将有序推进。 新闻发布会上，市人民政府新闻发言人以及相关专家对现场媒体记者的提问及社会关心的问题进行了回应，对病例和阳性感染者的企业赔偿等问题进行了通报、说明。
专家点评、领导总结讲话、演练结束退场以及合照				
24	专家点评		【PPT】展示专家姓名信息。	
25	领导总结讲话		【PPT】展示领导姓名信息。	
26	演练结束退场		【PPT】展示演练结束信息。	
27	合照		各位领导、嘉宾和全体参演人员合影。	

（马晓薇）